JN130179

X線、CT、心電図、エコー、
MRI·MRAで薬物治療に強くなる!

モダトレ

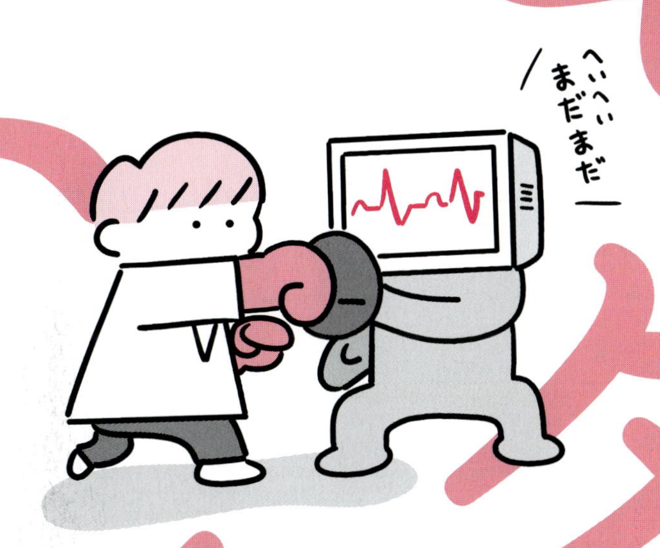

編著 梶原洋文
大分三愛メディカルセンター
薬剤部

じほう

執筆者一覧

● 編著

梶原　洋文　大分三愛メディカルセンター　薬剤部

● 監修

生山祥一郎　大分三愛メディカルセンター　糖尿病・内分泌内科部長・リウマチ科部長

一瀬　正志　大分春日内科循環器・エコークリニック　院長

上田　真也　大分三愛メディカルセンター　画像診断センター長　放射線科部長

大野　仁　大分三愛メディカルセンター　泌尿器科部長

中山　尚登　大分三愛メディカルセンター　副院長　脳卒中センター長

錦織　英史　大分三愛メディカルセンター　消化器病・内視鏡センター長

二宮　直俊　大分三愛メディカルセンター　整形外科部長

藤井　宏透　大分三愛メディカルセンター　副院長　内科部長 兼 呼吸器内科部長

［五十音順］

はじめに

近年薬剤師の業務は多様化しています。平成22年4月30日に発出された厚生労働省医政局長通知「医療スタッフの協働・連携によるチーム医療の推進について」において，薬剤師は主体的な薬物療法への参加が求められ，そして，平成24年の病棟薬剤業務実施加算の新設により，薬剤師はより臨床的な場面での薬物治療への貢献が期待されるようになりました。これらの変化に伴い，皆様が実臨床の現場で他職種から期待されていることの一つとして，選択している薬物治療が有効か否かの評価があるのではないでしょうか？

ここで言う評価には，副作用の評価だけでなく，純粋な意味で現在の病態に対して薬物治療が有効か否かの評価も含まれています。そのためには，まず正確な病態を把握することが重要です。そして，それに基づいて変動する病態の変化が選択した薬物治療により期待されているものなのかを日々判断していかなければなりません。このように文章として書くと，薬剤師としては当たり前のことのように感じます。しかし，実際にこれらを業務で行う上において，戸惑いを感じている方が少なからずいるのではないでしょうか？

皆様が薬物治療評価をする際の客観的データとして身近なものと感じているのは，採血，尿検査データ，バイタルサイン等と思います。一部の施設ではフィジカルアセスメントを導入しているかもしれません。

もちろんこれらは重要な情報です。しかし，医師が病態把握，薬物治療の選択，フォローアップにおいて利用している情報はそれだけではありません。その中には各種画像検査，心電図等の生理検査等のモダリティ（医用画像機器）による評価があります。これらは当然ですが，意味もなく検査されているわけではなく，採血，バイタル検査と同様に総合的な臨床判断を行うための一つの必須のツールとして検査されています。

これを我々薬剤師が利用しない手はないかと思います。逆にモダリティを利用しないという選択肢は，程度が違いますが，あえて採血データをみないで，薬物治療の評価を行っていくということと同様ではないでしょうか？　ここに先程申し上げました，戸惑いの要因の一つが隠れているのではないかと私は思います。

イメージがつきにくいかもしれませんので，例を挙げると，薬学教育の中でも登場するシシリアンガンビット分類は心エコーや心電図で得た情報，評価を大前提とした各薬剤選択の基準となる必須な情報が記載されています。これらの評価がないままで，この分類を利用して薬物治療貢献を！というのは無理があります。

もっと身近な例では，貯留した胸水に対して，利尿薬を使用した際の効果判定としての胸部X線の活用です。胸部X線を確認すれば一目瞭然である場合が多いのですが，これを活用しないとなると，胸水の評価は途端にハードルが高いものとなります。このように，多くの領域において，画像，生理検査が薬物治療への貢献のために必須となる場面があります。

本書では各領域において，モダリティを実際に薬物治療へどのように活かすのか，正確な病態評価にどのように活かすのかについて例を挙げて解説しています。

学習していく上で，一点注意していただきたいのは，これらの評価はあくまで薬物治療への貢献のために利用するという薬剤師としての目標が大前提にあるということです。このことを忘れると，自身の職種が一体何かを見失う可能性が高くなります。筆者として皆様にはこの大前提を絶対に忘れることないよう，是非お願いしたいことであります。

本書をきっかけとして，各種モダリティが採血データ等と同様に薬剤師の総合的な薬物治療への評価の一つとして利用され，少しでも皆様の業務の充実に貢献できるのであれば，このうえない幸せです。

最後に私事で恐縮ですが，本書のきっかけをつくってくださいました，JCHO大阪病院循環器内科 大八木 秀和先生への感謝と，多大なる負担をかけた家族への感謝，そして，薬剤師として，医療人として，本領域の必要性も含め，薬剤師の臨床業務とは何かを気づかせてくれた，わが子「太智」への生涯通じて一時も忘れることのない感謝の念をここで述べさせていただきます。

ありがとう太智。お父さん，約束通り頑張っているよ！

2019年7月

梶原 洋文

Contents

第1章・胸部編

Contents

第2章・胸部以外の臓器編

第１章・胸部編

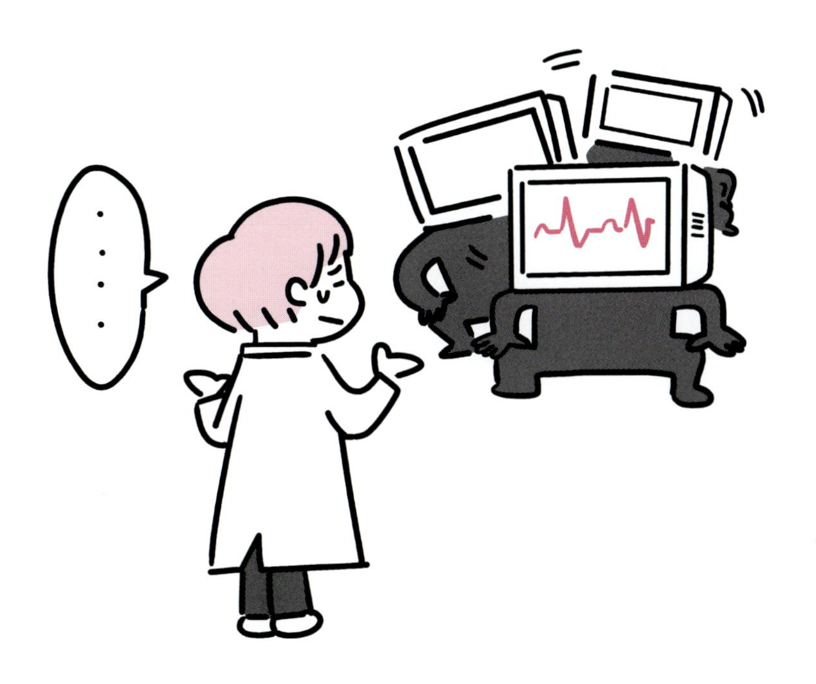

Question! 01

胸水がある胸部Ｘ線はどちらでしょうか？

①

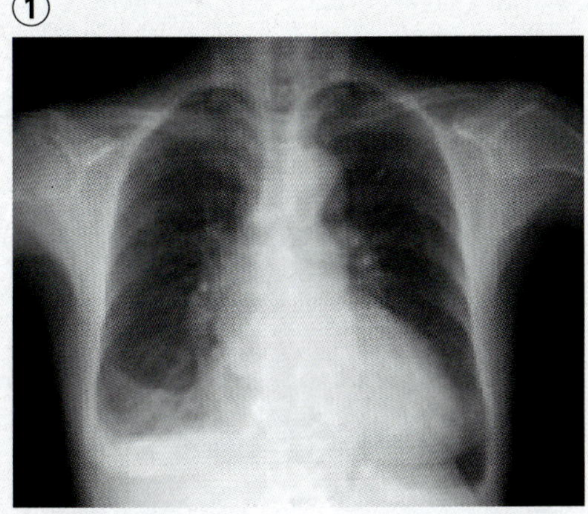

②

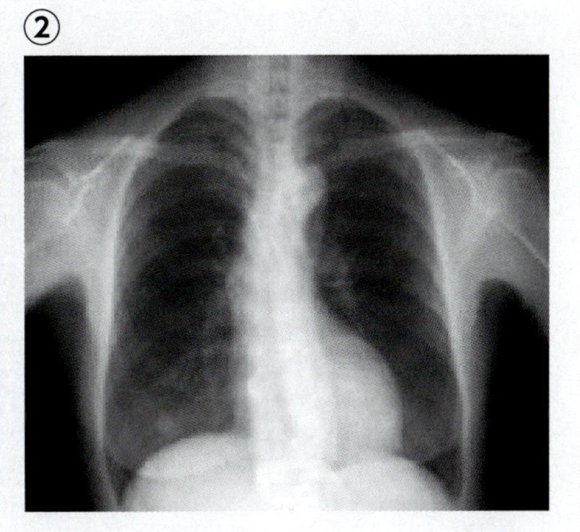

循環器系疾患の入院で多く目にするのは心不全です。そして，その治療薬の主体はやはり利尿薬です。薬剤師としてその効果判定は，何をどのように行っていくべきでしょうか？　尿量？　血液検査ではBNP？　バイタル？　フィジカルアセスメント？　これらだけではなかなか難しいですし，医師もこれらだけで判断せずにもっと重要なツールを軸として効果判定しています。それが胸部Ｘ線です。

そこで，胸部Ｘ線での胸水の見方のごく入門を説明します。まずはみることの意義を明日から経験していただくために，細かい理論，解剖学的な要素については他書に譲ります。

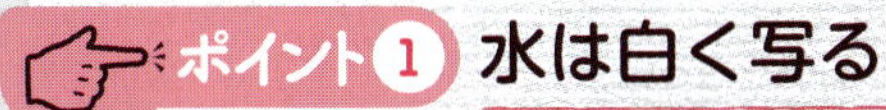

水は白く写る

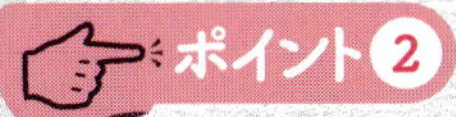

水は体位で移動する

正解は①です。何となく違うのはわかるけど，というのが素直な印象かと思います。胸水をみるうえでのポイントをあえて2点のみに絞って解説します。

ポイント1 水は白く写る

水は白く写るので，もちろん胸水も白く写ります。**図1**右の画像に比べて，左の画像は○印で囲んだ部分のシャープさがなくなっているのがわかると思います。この白さが胸水です。

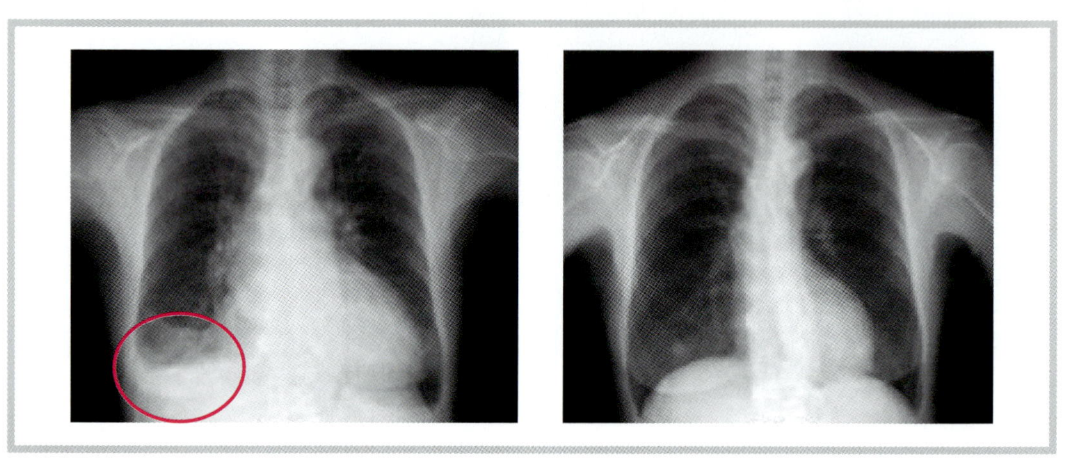

図1 胸水

ポイント2 水は体位で移動する

もう1つ胸水をみていくうえで必要なのは「水は体位で移動する」です。これはどういうことかというと，胸部X線撮影時の体勢は大きく分けて，立って（立位）撮るか，寝たまま（臥位）撮るかです。水は重力で下に行くので，体勢によって**図2**のように移動します。

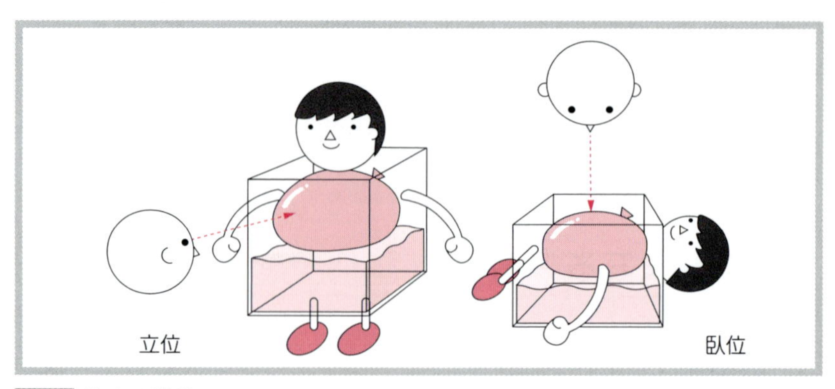

図2 胸水の移動

ではどのように胸部X線は変化するでしょうか。水は白く写るということを知っておけば想像がつくかと思いますが，極端な例を出すと**図3**のようになります。

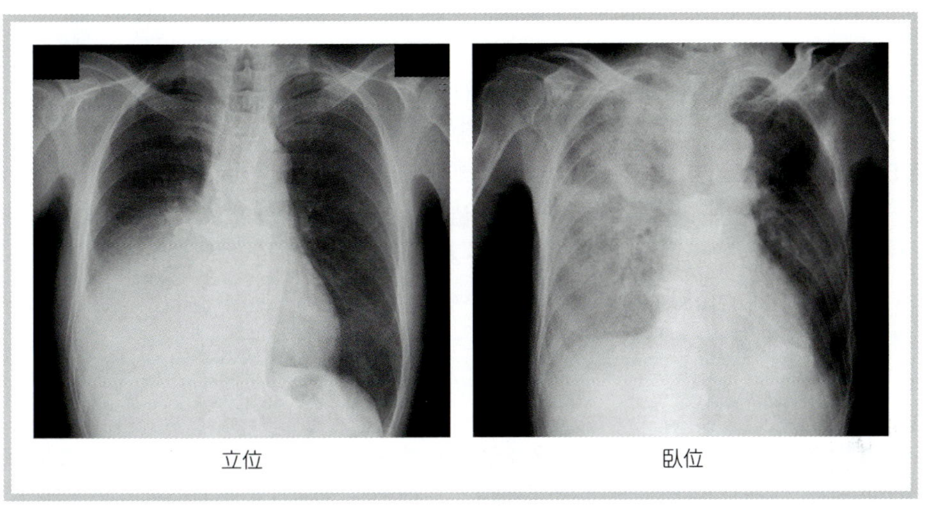

図3 立位と臥位の比較

写っているX線が立位か臥位かわからない？

それはご安心ください。立位か臥位かは記載されています（ただし，記載場所は各病院によってさまざまです）。さらに胸水をみていくうえで胸部X線にわかりやすい特徴的な像を示す場合があります。それは葉間胸水といって，X線の○印の部分のようにはっきりとした白い線を示します（**図4**）。発生の細かい理論は割愛します。興味がある方はぜひ調べてみてください。解剖学上理論的な像でとても勉強になります。

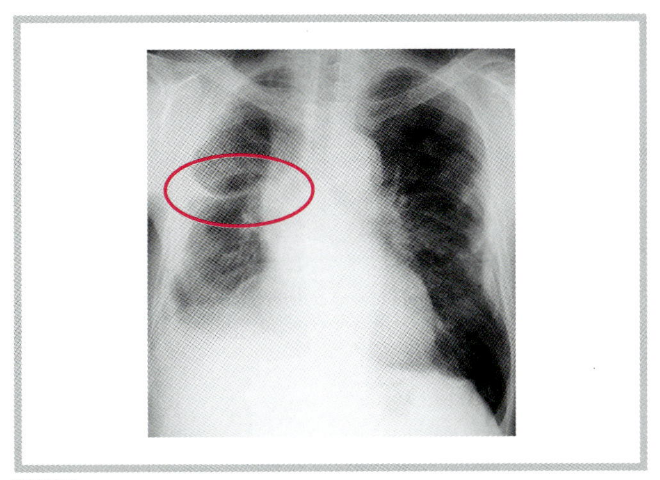

図4 葉間胸水

薬物治療でこう活かす！

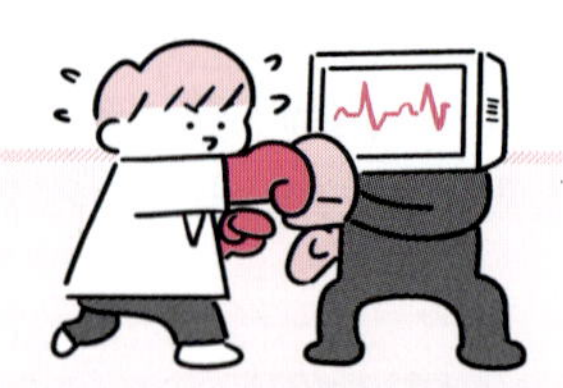

ここまでいかがでしたでしょうか？　では仮想的に自身の担当の患者さんが心不全で入院した際にフロセミドを開始し，当日と翌日の胸部X線（立位）を確認したとします（**図5**）。どうなったでしょうか？　フロセミドが奏効して胸水が消失していることが確認できました。画像をみてみるだけでも価値があると思いませんか？　この結果と血液検査，尿量，バイタル，フィジカルなどをあわせて服薬指導，薬物治療の効果判定を行っていくと日々の業務の幅がさらに広がります。明日から早速活用し，新しい視点で薬剤師業務を行うきっかけにしてください。

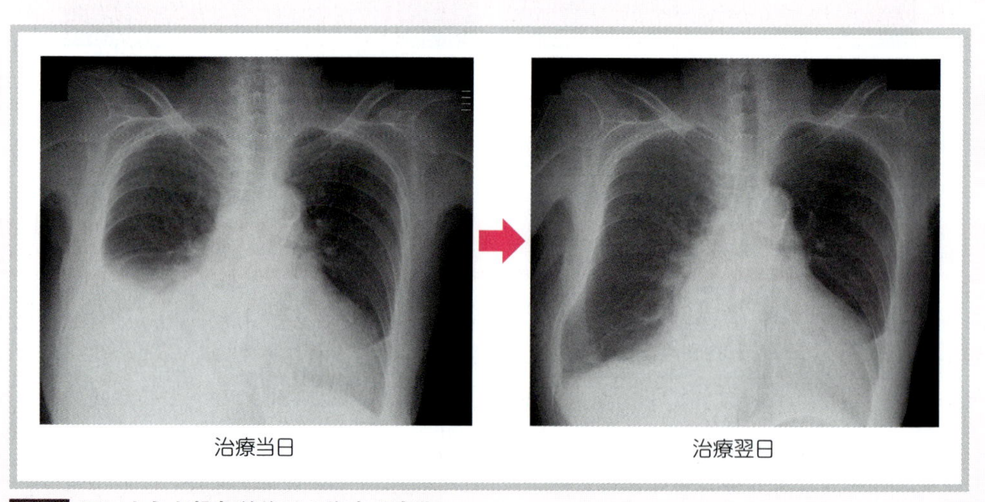

図5　フロセミド投与前後での胸水の変化

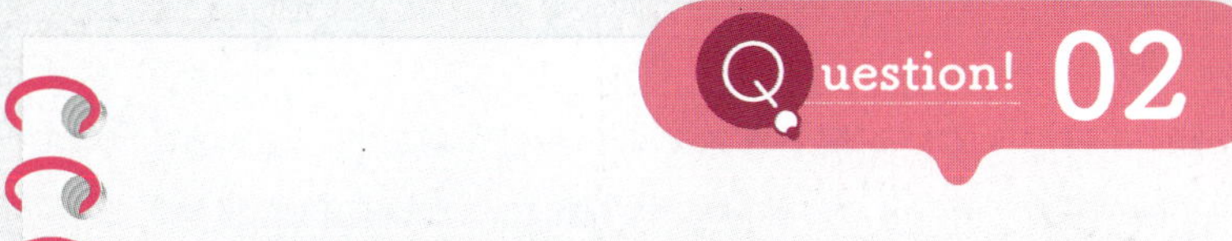

胸水がある胸部CTはどちらでしょうか？

①

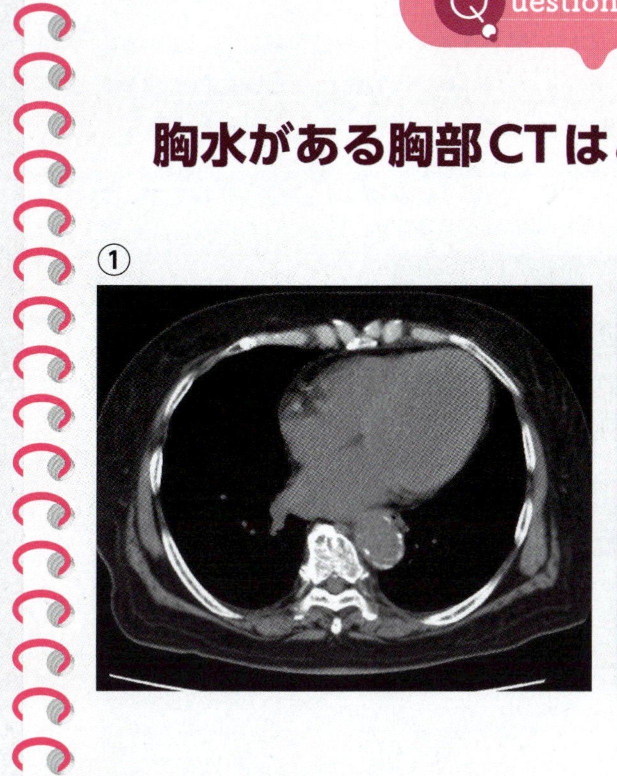

②

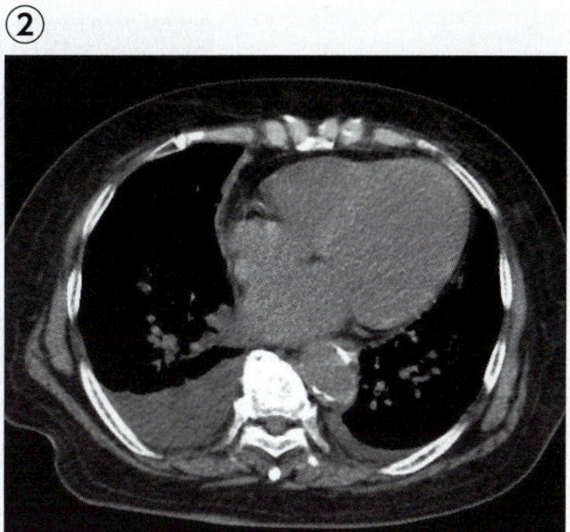

胸水は胸部X線だけでなく，胸部CTでも確認できます。胸水はCTではどのように見えるのでしょうか？　実はX線よりCTのほうが胸水をより視覚的に捉えやすいです。

ここは百聞は一見にしかず。より的確な効果判定のために，それぞれの胸水の画像を見比べてみて，その捉えやすさを実感してください。

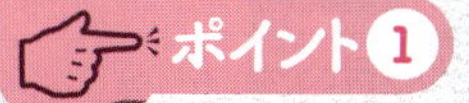

ポイント1 胸水は肺の中に存在しない

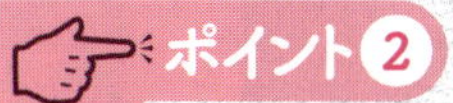

ポイント2 胸水は縦隔条件でみる

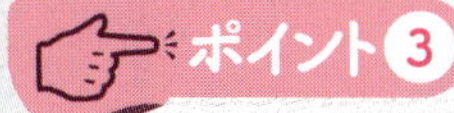

ポイント3 胸水は縦隔条件では灰色に写る

正解は②です。どうでしょうか？　一目ですぐに正解できるくらい胸部X線と比べてわかりやすいと思います。胸水の貯留は，②の画像の○で囲んだ部分です（**図1**）。水は体位で移動します（**図2**）。CTは臥位で撮影し，そしてその像は足側からみたものが写っています（**図3**）。したがって，図1の○の部分のように背中側に水がみえるわけです。

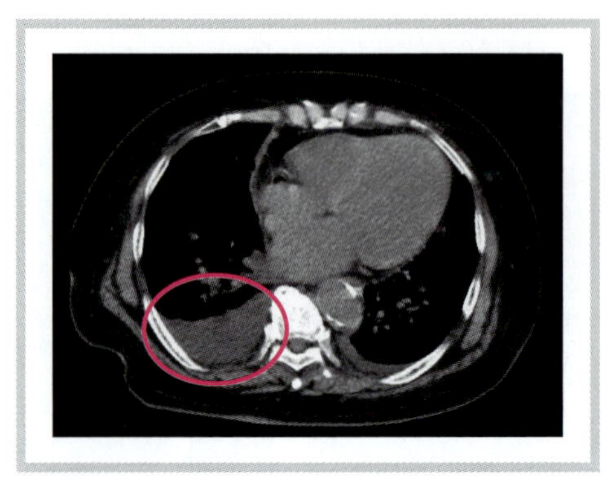

図1 胸水

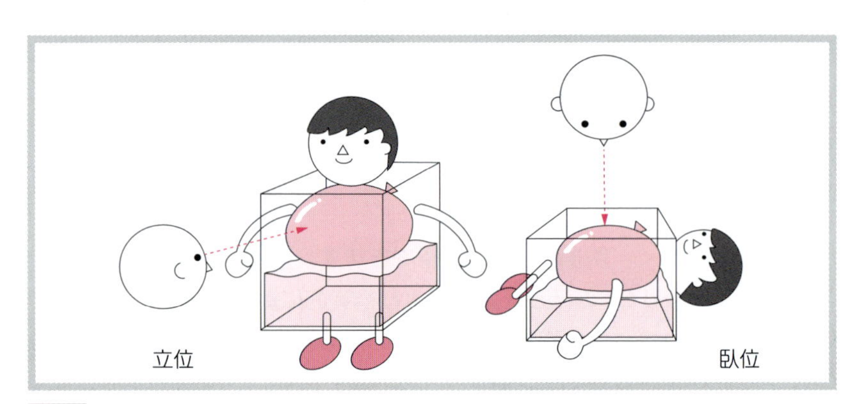

図2 胸水の移動

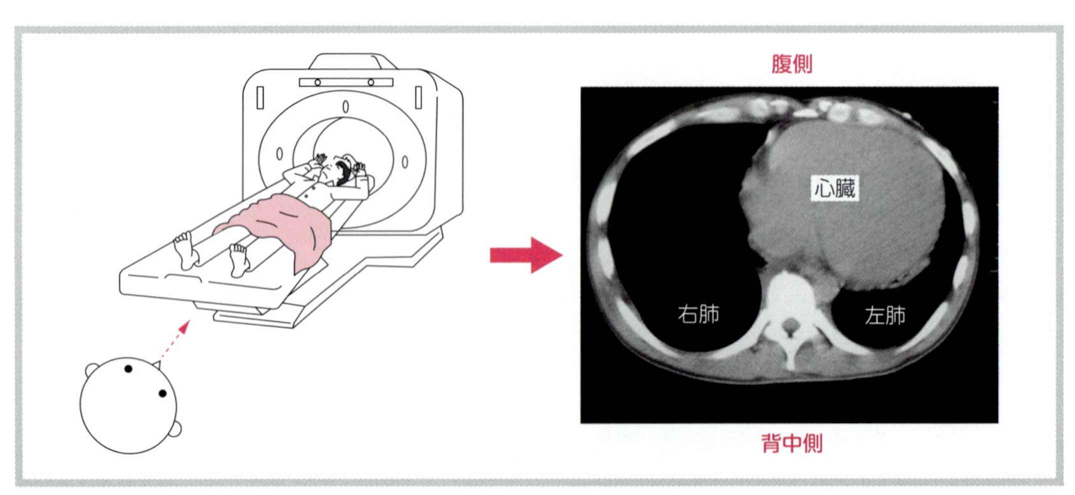

図3 CT撮影

以上，と言いたいところですがCTで胸水を確認するうえで注意しなければならない重要なポイントがほかに3点あります。

ポイント1 胸水は肺の中に存在しない

えっ！どうみても肺の中に水があるようにみえますが，と思うかもしれません。これが胸水をみていくうえでの大きな落とし穴です。実は肺は**図4**に示すような胸膜という膜で覆われています。その膜の中には胸膜腔とよばれる空間があり，そこには潤滑油的に水が存在します。これが胸水です。胸水が心不全などの理由で増加した場合にQuestionで示したような像となるわけです（**図5**）。

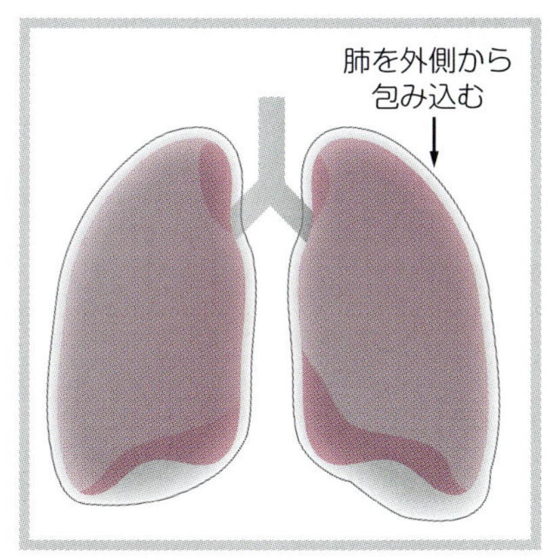

図4 胸膜

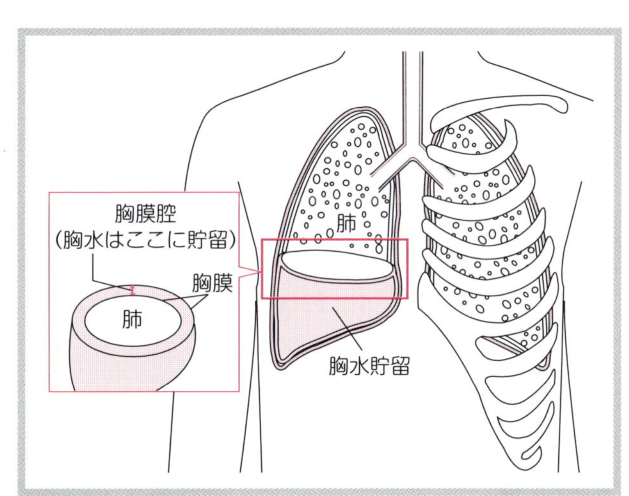

図5 胸水の貯留

ポイント2 胸水は縦隔条件でみる

胸部CTには撮影条件として，「肺野条件」と「縦隔条件」の2種類があります。胸部CT撮影結果には両方の条件での画像が必ずあります。肺野は何となく言葉としてわかるけど縦隔って何？と思う方が多いかもしれません。縦隔とは簡単に言うと，**図6**に示すように左右肺に囲まれた器官の集まりの総称です。両肺を縦から隔てています。CTでは**図7**のような位置関係で写っています。

肺野条件，縦隔条件とは，その言葉どおりに肺がしっかりみえるように焦点を調整しているのが「肺野条件」で，縦隔がしっかりみえるように焦点を調整しているのが，「縦隔条件」です。縦隔条件は縦隔だけでなく肺の外側にある骨，脂肪，水などもよくみることができます。

胸水はポイント1に示したように，肺をしっかりみたいわけではないので，より水が見やすい縦隔条件で確認します。

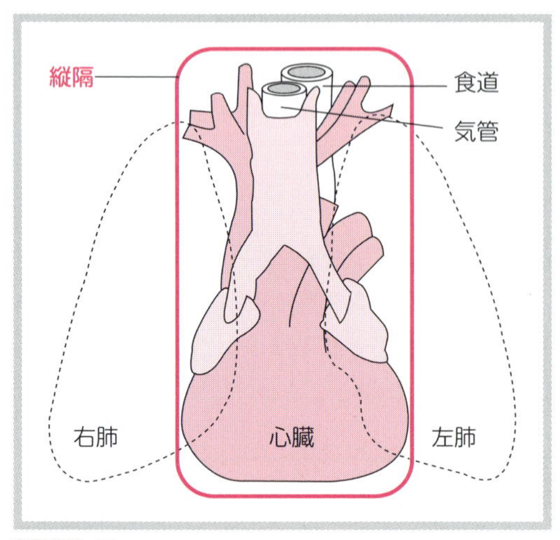

図6 縦隔

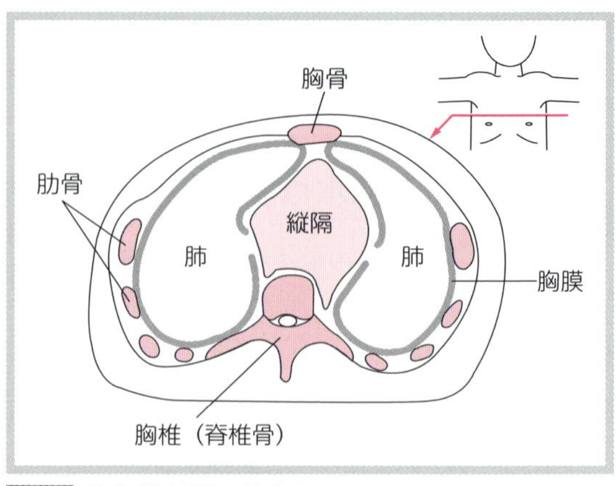

図7 胸部横断面の模式図

どちらが肺野条件か縦隔条件かわからない？

これはすぐにわかります。**図8**に示すように全体的に白っぽいのが肺野条件，黒っぽいのが縦隔条件です。

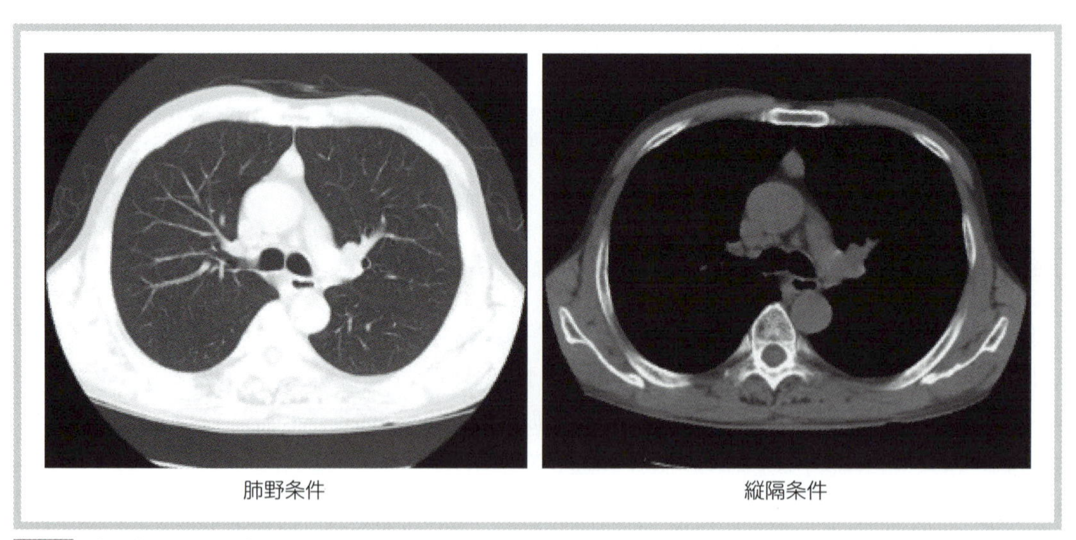

図8 肺野条件と縦隔条件

ポイント③ 胸水は縦隔条件では灰色に写る

胸水は縦隔条件においては，胸部X線の白色とは異なり，灰色に写ります（図9）。この違いに関して理由を説明するには画像医学の知識が必要で，もはや薬剤師の領域ではなくなってしまうので，そういうものだと覚えてしまいましょう。

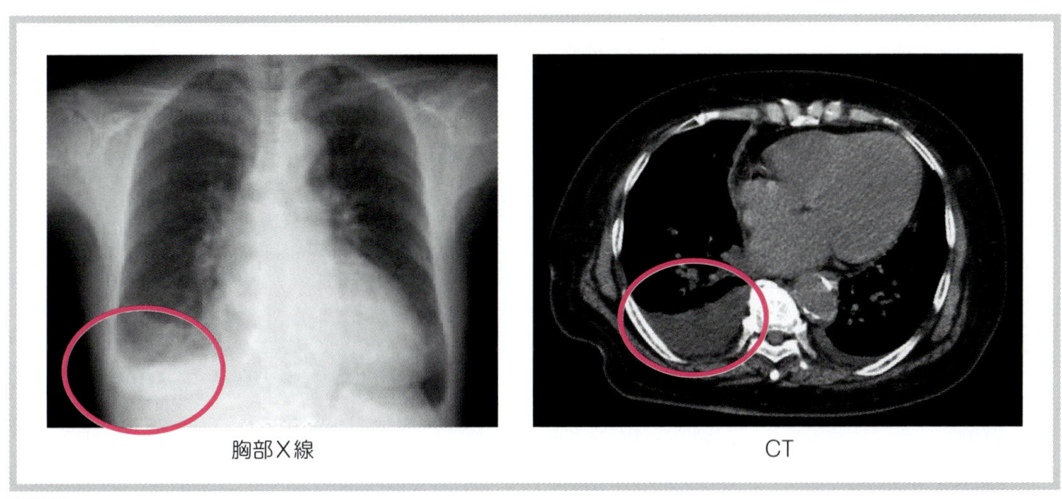

図9 胸水の写り方

薬物治療でこう活かす！

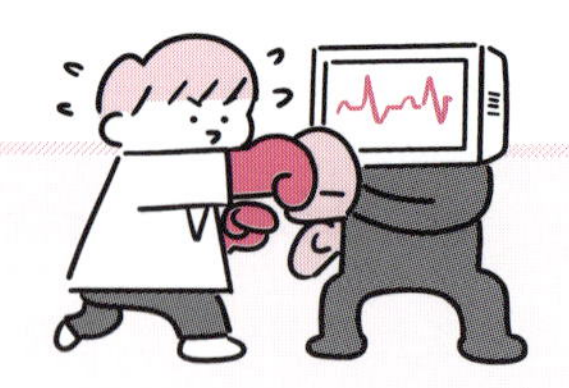

図10は担当の患者さんに胸水治療目的でフロセミドを投与した際の胸部X線と胸部CTを並べて示したものです。どうでしょうか？　胸部X線単独よりも，さらに理解が深まった感じがするのではないでしょうか？　入院時はこのように胸部X線とCTが両方撮影されているケースが多くあります。両方をあわせて活かさない手はありません。ぜひ画像をみてください。

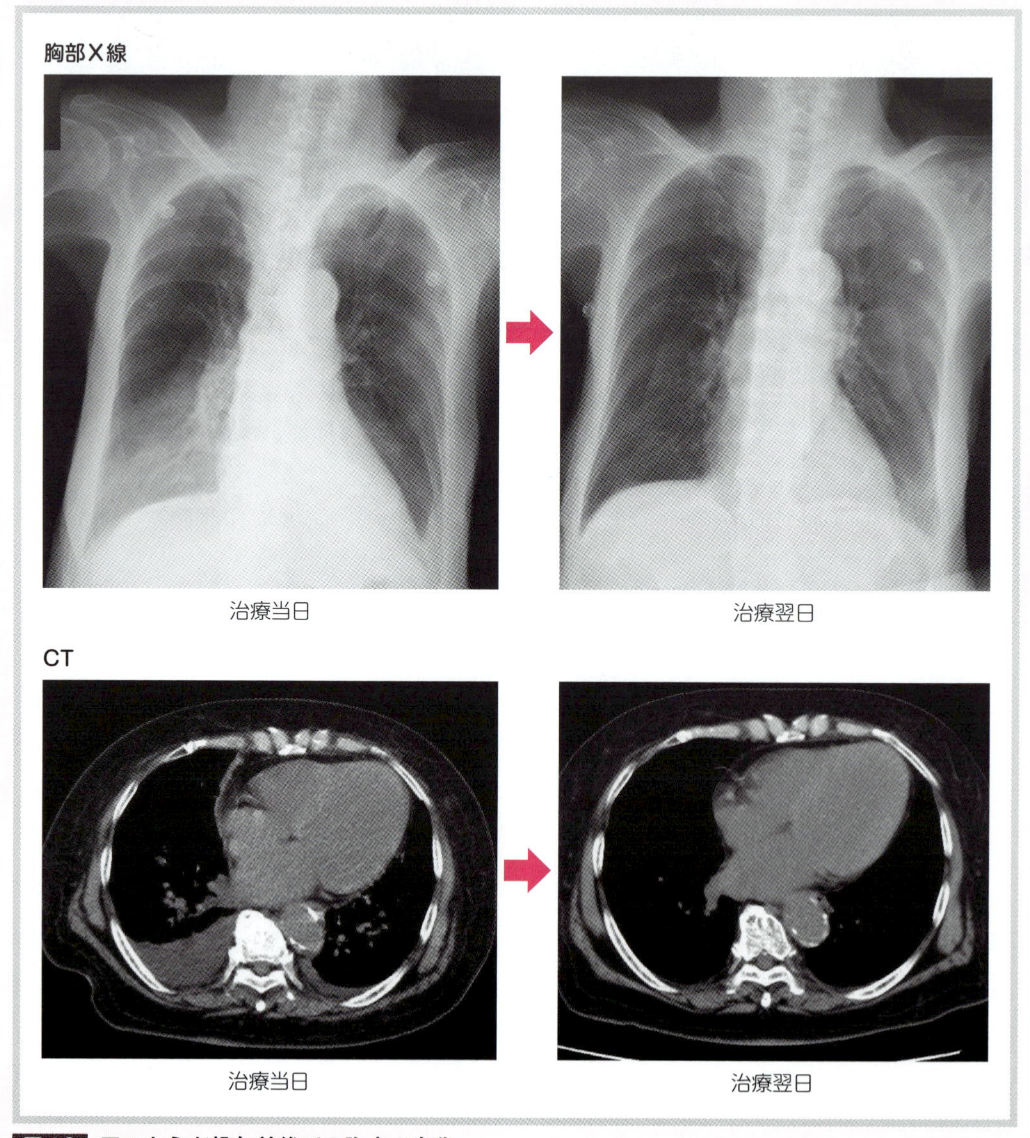

図10　フロセミド投与前後での胸水の変化

Question! 03

心臓が拡大している胸部X線はどちらでしょうか？

①

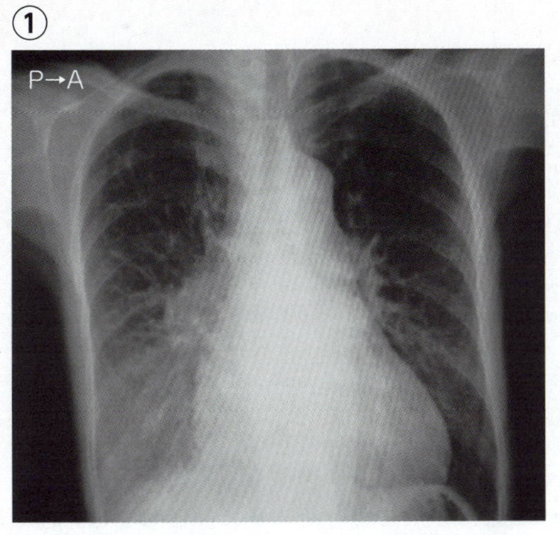

②

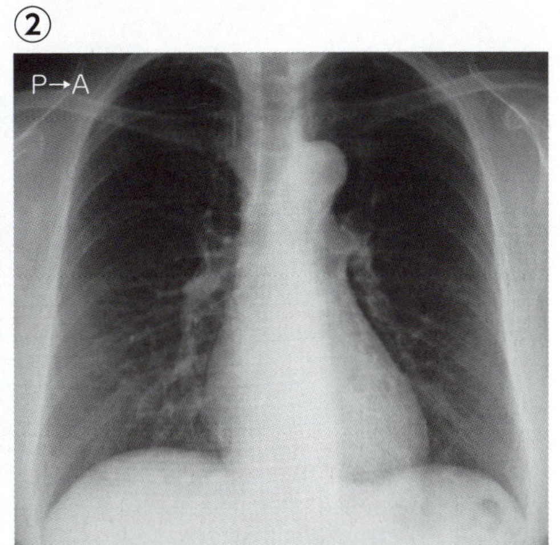

ここまで胸水を例に胸部X線と胸部CTの見方を取りあげてきました。利尿薬の効果は，尿量やBNPだけでなく胸部X線と胸部CTからでも実感できるということが理解できたのではないかと思います。ほかにも，胸部X線から利尿薬の効果を読み取れるもう1つの重要な情報として「心拡大」があります。

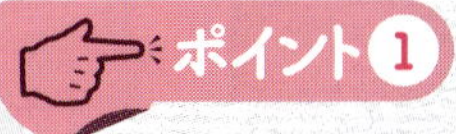

心臓の大きさは心胸郭比（cardiothoracic ratio；CTR）でみる

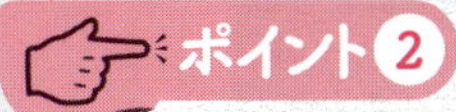

心臓の大きさは撮影方法で変化する

正解は①です。心臓は胸部X線では縦隔の位置（**図1**）にあるので，左側の画像のほうが明らかに拡大していることがわかると思います。

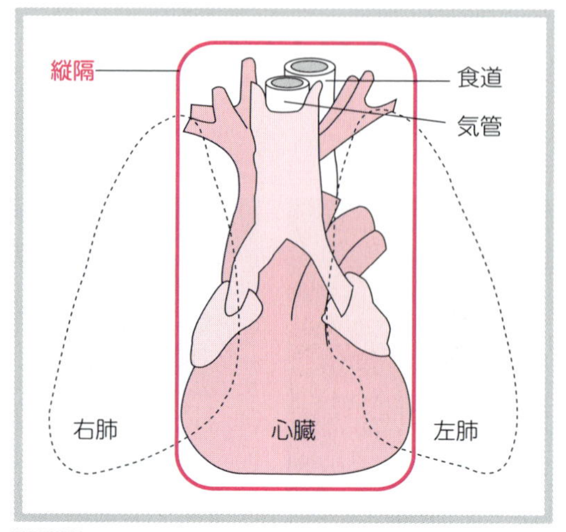

図1 縦隔

心臓の位置さえわかってしまえば，その大きさを見比べるのは簡単だと思いますが，実はこの心拡大の評価には独特の方法があり，また見比べる際にみたままをそのまま評価してはいけない場合があります。

ポイント1 心臓の大きさは心胸郭比（CTR）でみる

心臓の大きさを胸部X線でみるには独特の方法があります。その方法が心胸郭比（cardiothoracic ratio；CTR）です。CTRとは，胸郭の幅に対し心臓の幅がどれくらいかを示す数値です。文章ではわかりにくいので，図で説明します。

胸郭とは**図2**に示すように胸部全体を覆う，肋骨などで覆われたカゴ状の部分をいいます。心臓の位置は前述のとおりです。

CTRは各々の幅を比べるので，胸部X線では**図3**のようになります。

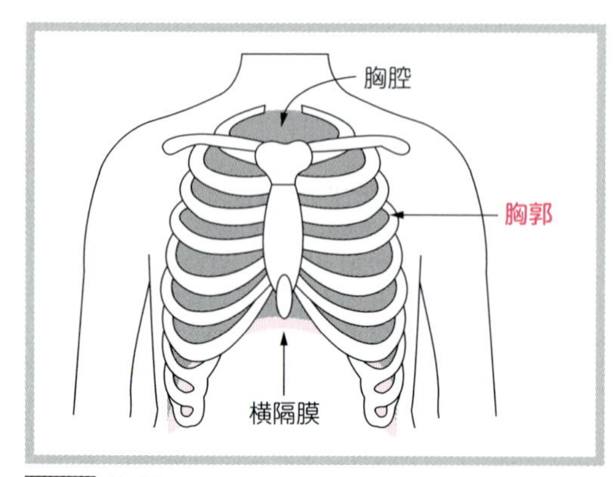

図2 胸郭

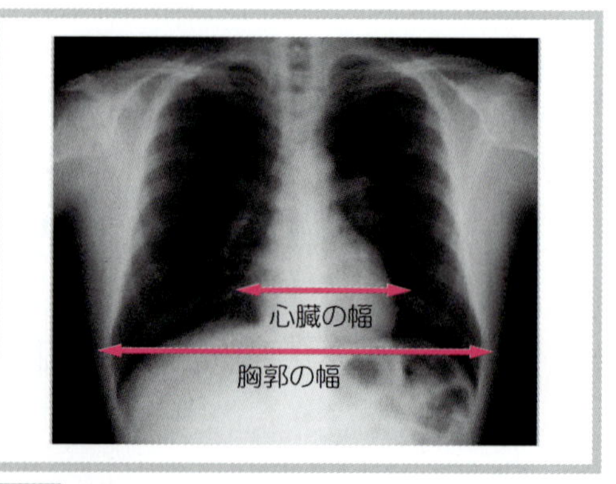

図3 胸部X線

CTRは「心臓の幅÷胸郭の幅×100」で計算します。正常では50%未満とされ，50%以上で心拡大，つまり心臓が大きいということになります。

実際にQuestionの症例における左側の胸部X線でCTRを計算してみましょう。胸郭の大きさを1とすると，心臓の大きさは0.62であり，CTR＝0.62÷1×100＝62%となるため心拡大があるといえます（**図4**）。

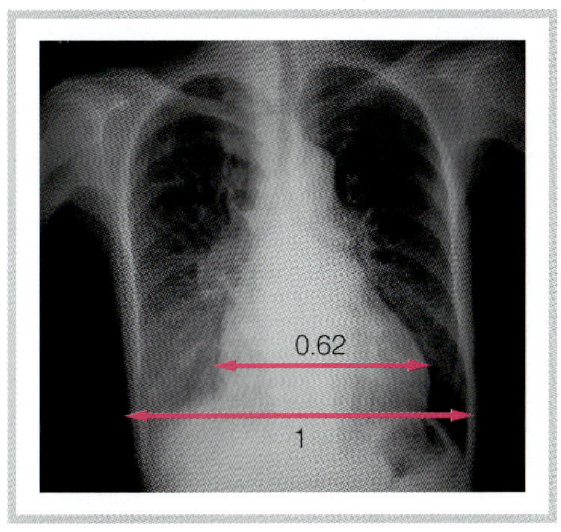

図4 症例のCTR

ポイント2 心臓の大きさは撮影方法で変化する

CTRをみるうえで注意が必要なことがあります。それは胸部X線の撮影方法の確認です。なぜ注意が必要かというと，背面から撮影する場合と正面から撮影する場合では写っている心臓の大きさが異なるためです。これも文章ではわかりにくいので，図を交えて説明します。

胸部X線は，皆さんも経験があるかと思いますが基本は背面からの撮影です。背後（Posterior）から前（Anterior）に向かって撮影するので，この撮影方法はPA像とよばれます。

重症の患者さん，寝たきりの患者さんは，背面撮影ができないので，仕方なく正面からの撮影となります。先ほどと逆で，前（Anterior）から背後（Posterior）に向かって撮影するので，この撮影方法はAP像とよばれます（**図5**）。

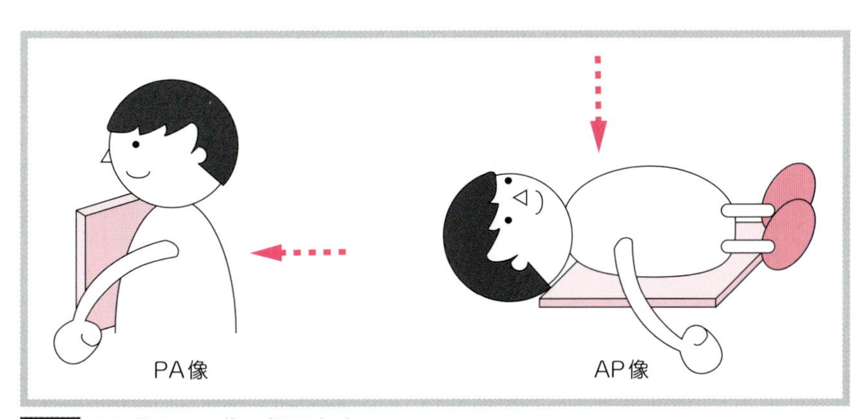

図5 PA像とAP像の撮影方法

これらの撮影方法の違いによって，胸部Ｘ線に写る心臓の大きさが変わってしまいます。写る心臓の大きさは，正面撮影（AP像）>背面撮影（PA像）です。図６に例を示します。

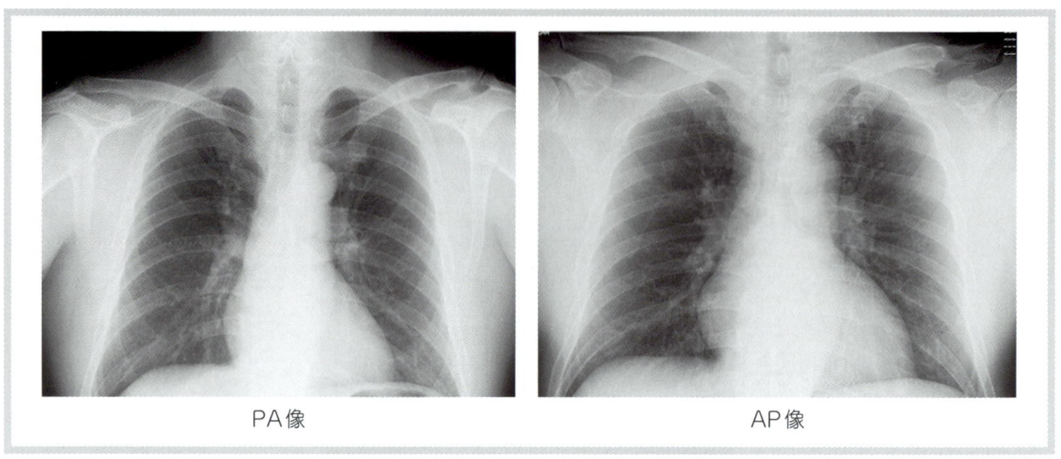

図６　PA像とAP像それぞれの胸部Ｘ線

大きさがまったく違います。要するに，異なる撮影方法同士で見比べるのは意味がありません。注意が必要です。ちなみに，心臓の大きさを正確に反映しているのは背面撮影（PA像）のほうです。

ではなぜ背面，正面で心臓の大きさが異なって写ってしまうのでしょうか？　気になるところでしょうが，ここは他書に譲ります。この原理を理解するのは面白いので，興味のある方はぜひ調べてみてください。

PA像かAP像かわからない？

撮影現場にいるわけではないのでわからない！　もしくは胸部Ｘ線を初めてみるのでわからない！と思うかもしれません。でも大丈夫です。施設によって位置は異なるかと思いますが，胸部Ｘ線画像内にAP像，PA像の記載があります。

薬物治療でこう活かす！

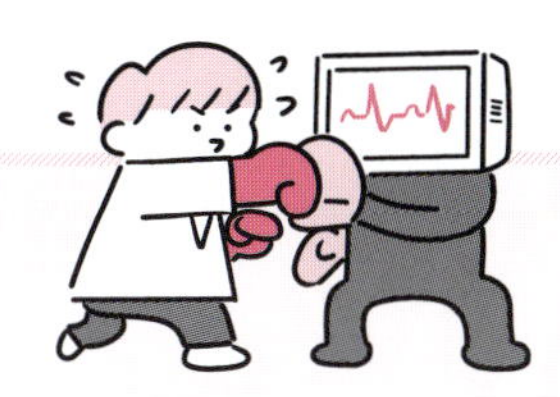

では最後に，心不全のため入院した患者さんの胸部X線をみてみましょう（図7）。利尿薬投与後の心拡大の画像評価はパターン①，②どちらが適切に行えるでしょうか？

適切に比較できる画像を選び，CTRに注目し比較してみてください。

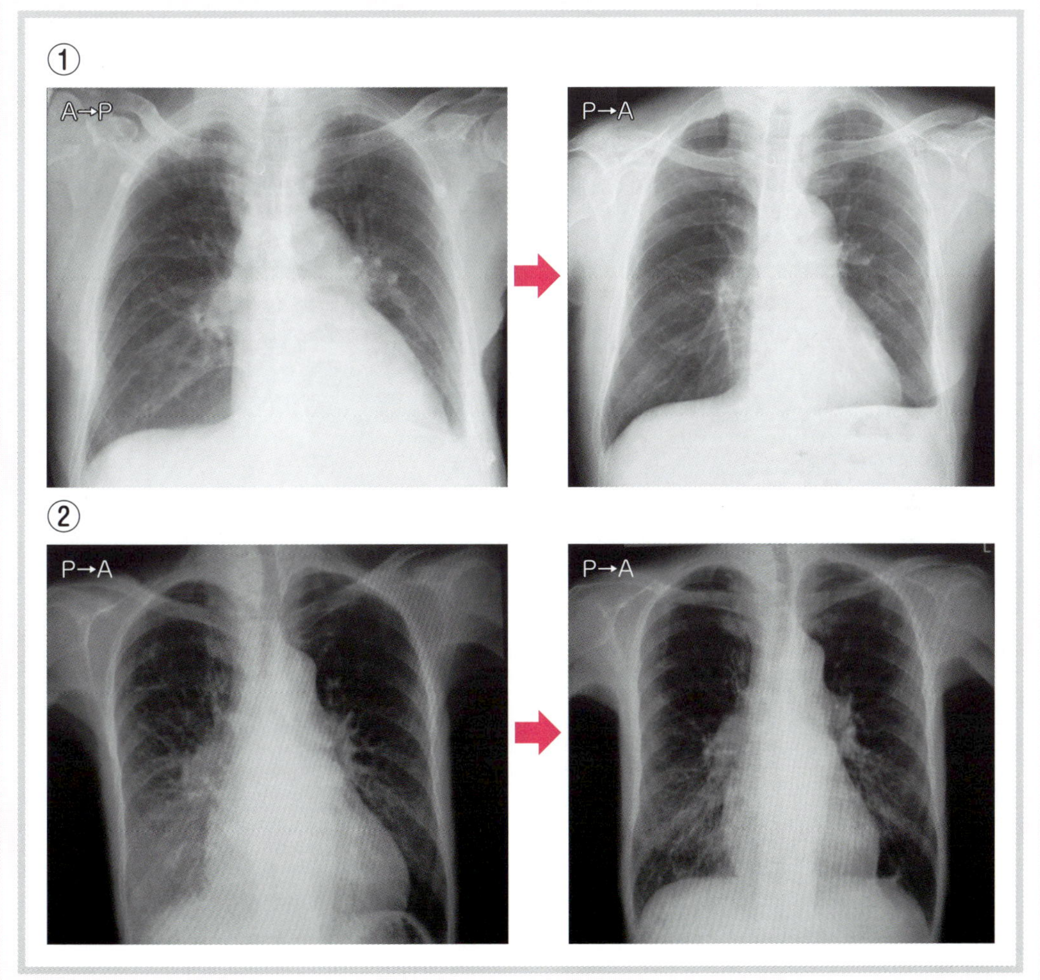

図7 心拡大の画像評価

正解は②です。PA像同士を比べています。心拡大＝心不全とは一概にはいえませんが，心不全の状態や治療経過をみるときには重要な情報になるのでぜひ覚えておきましょう。

Question! 04

不整脈発症が推定される心拍数グラフトレンドはどれでしょうか？

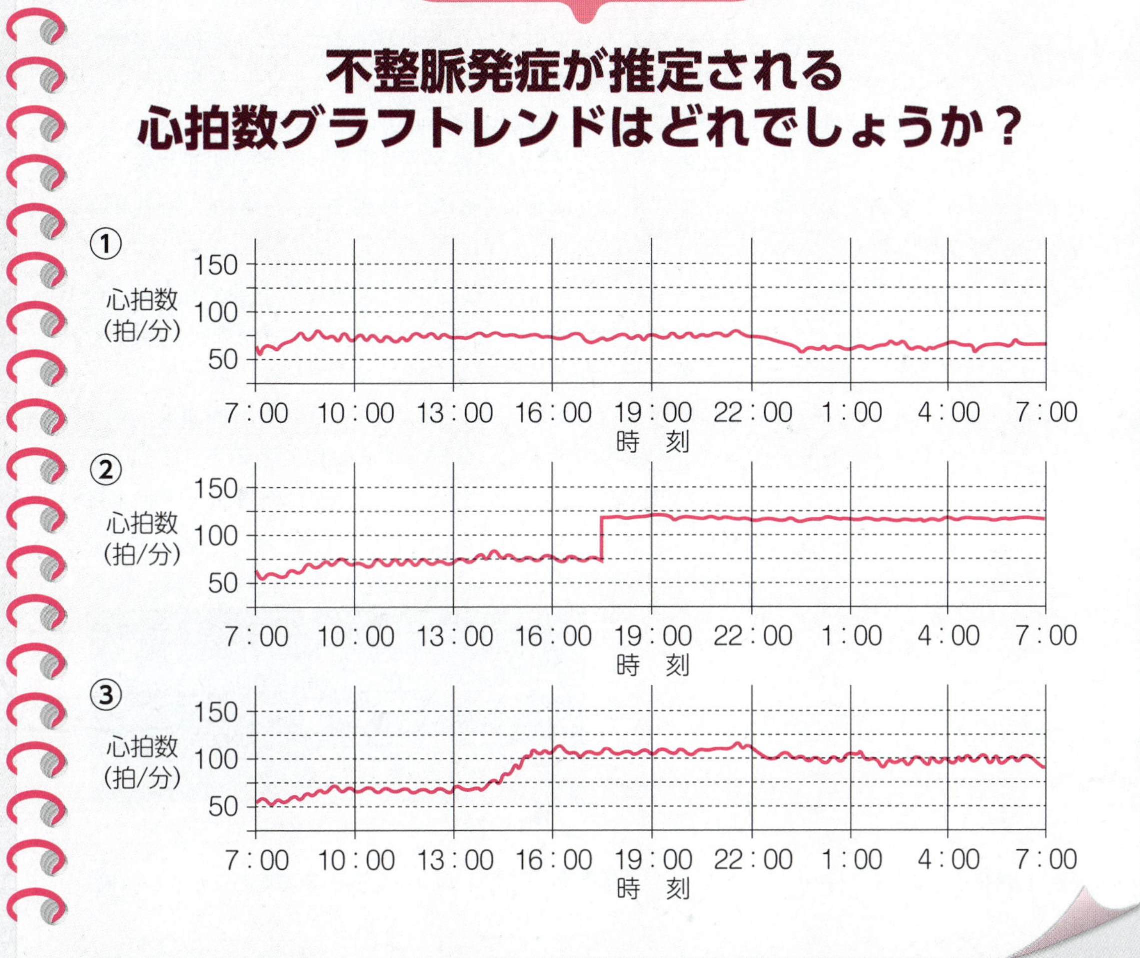

本書の趣旨は，あくまで多くのモダリティの薬物治療への有用性を感じていただく入り口の紹介です。心拍数グラフトレンドの活用もその1つです。

ポイント1 心拍数グラフトレンドの日内変動はなだらか

ポイント2 心拍数グラフトレンドの生理反射由来の変動（発熱など）は徐々に変動する

ポイント3 心拍数グラフトレンドは不整脈発生時に急激な変動を示す

正解は②です。胸部画像と異なり，そもそもグラフトレンドって何？と思う方が多いかもしれません。グラフトレンド（トレンドグラフ，トレンドグラムともいいます）は，不整脈領域の薬物治療において欠かせないツールです。聞き慣れないツールかもしれませんが，活用次第では不整脈治療以外にも薬物治療におけるバイタルサイン解釈の強い味方となるはずです。

ポイント解説の前に，まず聞き慣れない方のために心拍数グラフトレンドを説明します。

心拍数グラフトレンドとは**図1**に示すように，縦軸に心拍数，横軸に時間をとり，心拍数の日内変動をグラフ化したものです。

これをどこで確認するのか？ですが，病棟にある心電図モニターで確認できます。えっ！心電図は読めないし，その前に立つのもおこがましい！と思う方もいるかと思いますが，心電図の波形解析が趣旨ではないので，ここは勇気を振り絞って確認してみてください。

確認方法は，メーカー，機種によって異なるとは思いますが，多くはモニター画面下にグラフトレンドというボタンがあり，そこで心拍数項目を選ぶと確認することができます（**図2**）。

心電図モニターの多くはある程度の期間はデータ記憶されており，過去の時間帯表示も含めて，心拍数グラフトレンド表示変更も可能となっています。

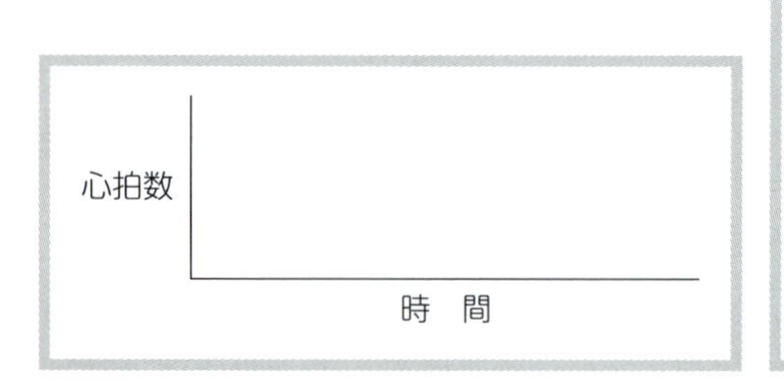

図1 心拍数グラフトレンド

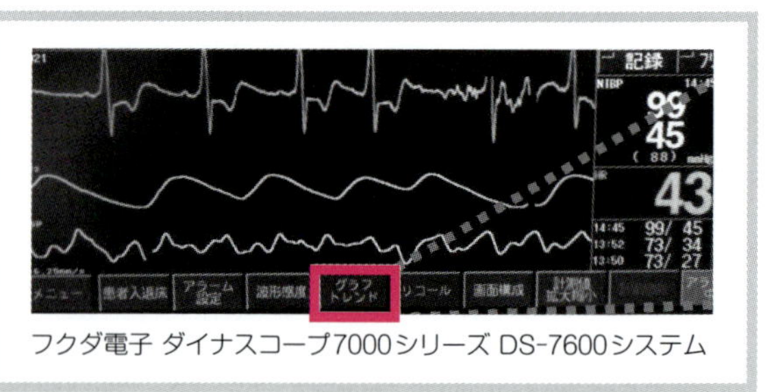

図2 グラフトレンドを表示するためのボタン（例）

ポイント1 心拍数グラフトレンドの日内変動はなだらか

ここからは心拍数グラフトレンドの実際の確認方法についてです。一般的な心拍数グラフトレンドは**図3**のようになっています。日中高めの心拍数が夜間に向けて徐々に低下していることがわかると思います。これは，交感神経，副交感神経系の影響によるものです。全般的に線が少し揺れているのは，体動，労作によって心拍数が若干変動するためです。心拍数の正常値は教科書的にはだいたい60～100回/分ですが，臨床上許容される心拍数は病態ごとに判断します。

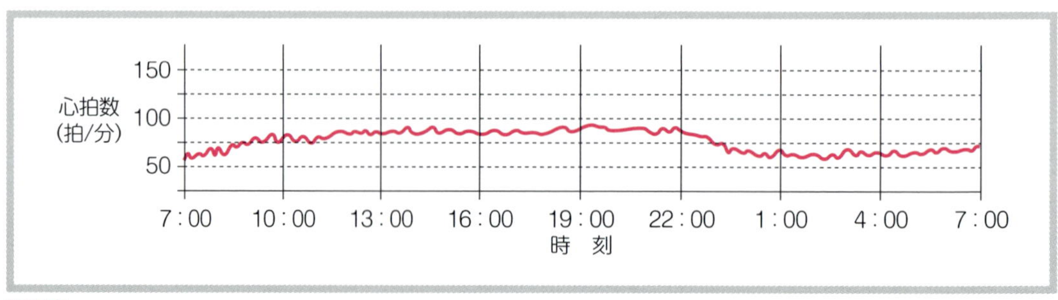

図3 一般的な心拍数グラフトレンド

ポイント2 心拍数グラフトレンドの生理反射由来の変動（発熱など）は徐々に変動する

次に感染症罹患にて熱発した患者さんのグラフトレンドです（**図4**）。発熱時に交感神経が徐々に亢進するので，それにあわせて心拍数が少しずつ上昇していることが確認できると思います。

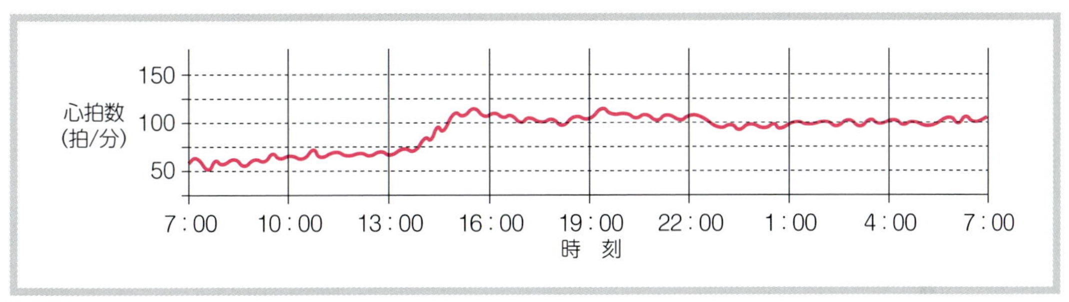

図4 感染症による発熱患者のグラフトレンド

ポイント3 心拍数グラフトレンドは不整脈発生時に急激な変動を示す

最後に頻脈性不整脈と徐脈性不整脈を生じた患者さんのグラフトレンドです（**図5**）。いままでのグラフトレンドと異なって急激に心拍数が変動していることがわかると思います。不整脈は字のごとく，生理反射由来ではなく不整に心拍数が変動するので，このように急激な変動となるわけです。

変動後の波線の振幅は，不整脈種によって異なります。生理反射に関係なく脈拍が一定となってしまい小さくなる場合と，逆に脈拍が乱れてしまい大きくなる場合とがあります（p.29～30）。

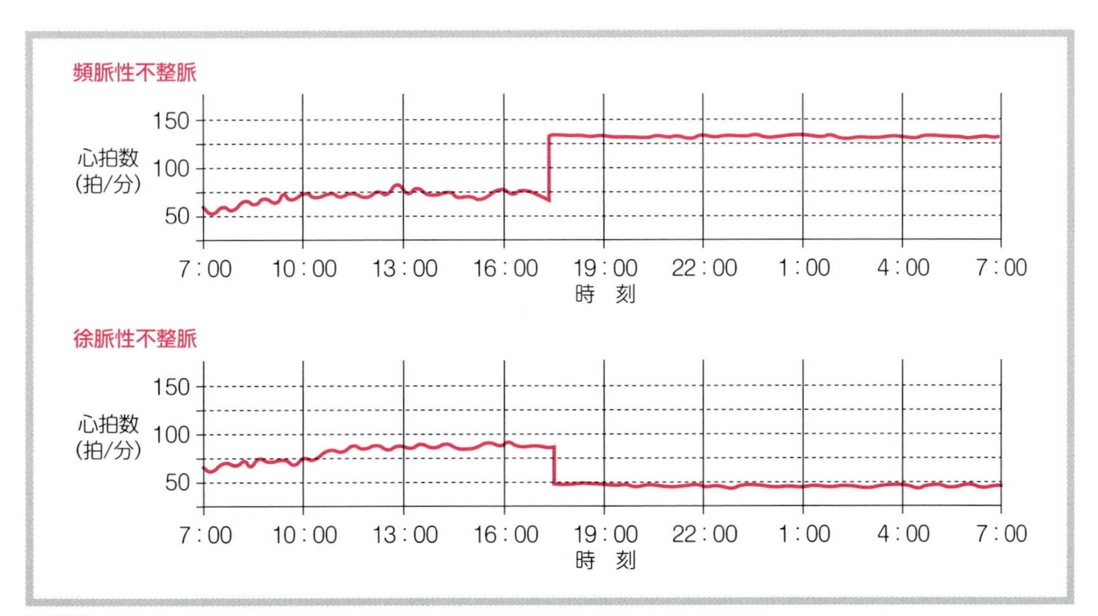

図5 頻脈性不整脈と徐脈性不整脈を生じた患者のグラフトレンド

薬物治療でこう活かす！

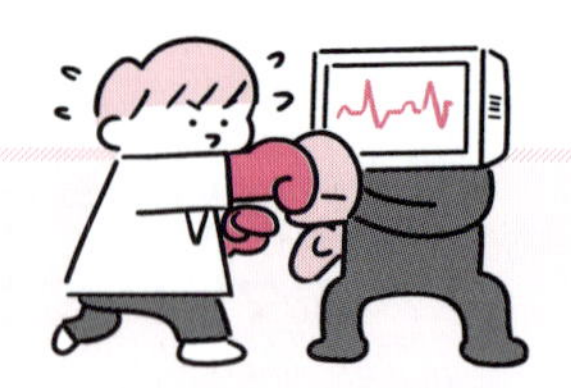

グラフトレンドを薬物治療にどう活かすのか？ですが，頻脈性不整脈に関しては，モニター心電図解析が必要となるケースが多いと推測されるので，徐脈性不整脈を引き起こす可能性のある薬物投与時のフォローケースを紹介しようと思います。

入院後から腎機能が安定しない患者さんに前医から処方のジギタリス製剤，ピルシカイニドが継続指示として出ていたとします（腎機能に応じた各製剤の用量は継続指示の時点では適正用量と確認済み）。数日後のある日，夜間若干徐脈傾向となっていたため，グラフトレンドを確認してみました。

図6の①，②パターンどちらがジギタリス製剤，ピルシカイニドが過量投与となり，徐脈性不整脈が引き起こされた可能性の高い推移となっているでしょうか？

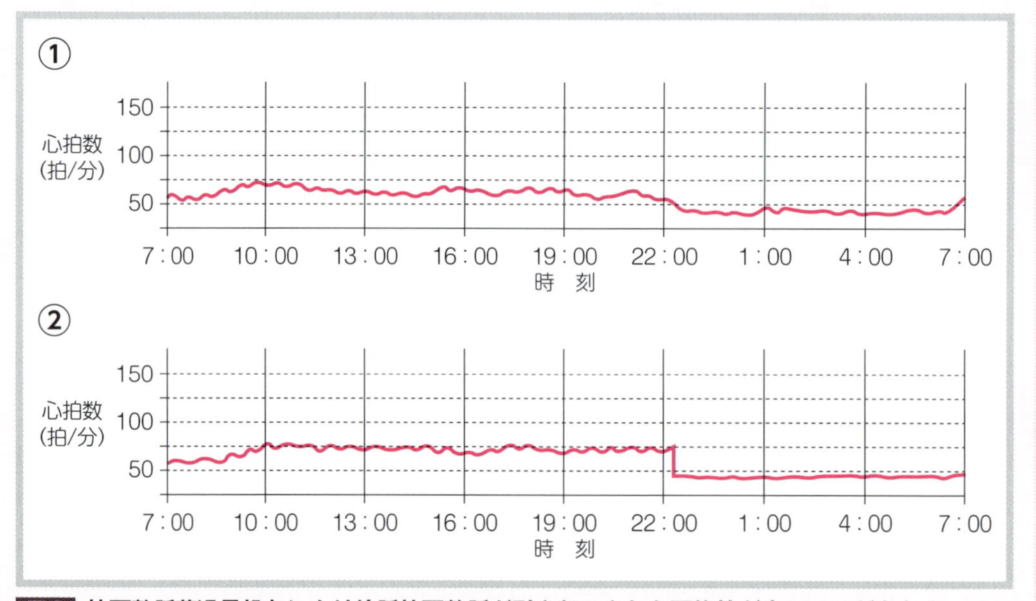

図6　抗不整脈薬過量投与により徐脈性不整脈が引き起こされた可能性が高いのはどちら？

正解は②です。①パターンは確かに徐脈傾向にありますが生理反応は維持できていると推測され，徐脈性不整脈を引き起こしている可能性があるのは②パターンです。

グラフトレンドは，モニター心電図波形確認とあわせるとさらに幅広く薬物治療に活かすことができる可能性があります。上記症例を例にとると，徐脈性不整脈発生時の波形を確認し，どの程度のリスクのある不整脈が引き起こされているのかがわかれば，さらに正確な副作用リスクを報告できると思いませんか？ 頻脈性不整脈治療においても同様に波形確認は有用です。そのなかでも，発症時間の特定によって薬物治療の選択肢が異なる可能性のある発作性心房細動に特に有用と思われます。

Question! 05

心房細動のモニター心電図はどれでしょうか？

①
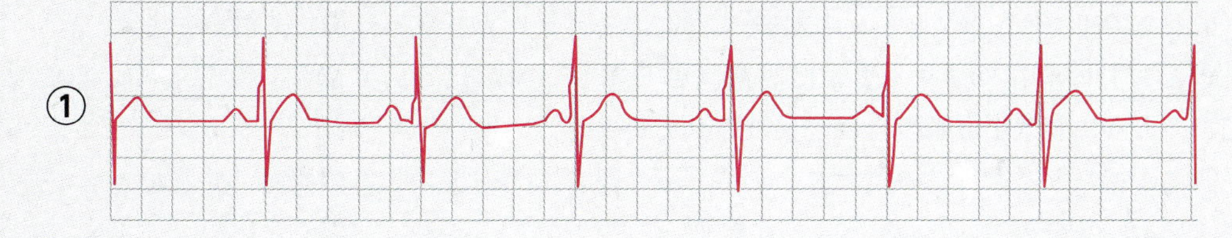

②
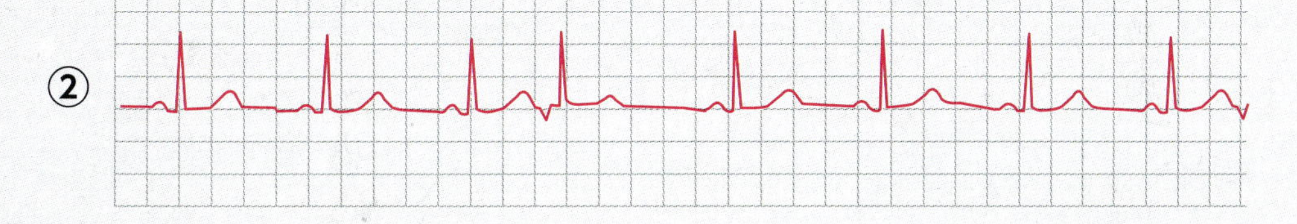

③
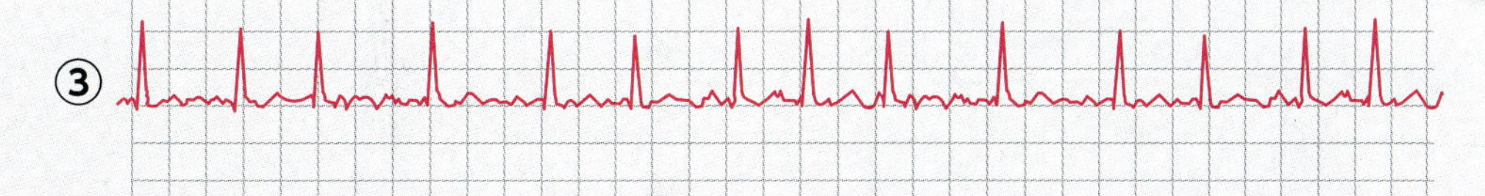

心拍数グラフトレンドの変動の基本的な考え方をさらに活かすために，そのツールであるモニター心電図解析の基本的な考え方について解説していきます。

ポイント1 モニター心電図での不整脈解析は基本的に心房波（P波）と心室波（QRS波）で可能

ポイント2 モニター心電図での不整脈解析では房室結節の役割の理解が重要

ポイント3 モニター心電図での不整脈解析をパターン認識で行わない

正解は③です。心電図なんてまともに大学の授業でやっていないしわからない，そもそも薬剤師が確認する必要性があるのでしょうか？と疑問に思う方もいるかもしれません。

では，ハイリスク薬である抗不整脈薬の効果や副作用の確認はどのように行っていけばよいのでしょうか？　その効果，副作用の確認において心電図解析は必須です。また，重大な不整脈を引き起こす可能性のある薬剤のフォローにおいても重要です。このように薬物治療の有効性の判断に心電図解析が有用となるケースが多く存在します。心電図解析の有用性のすべてを伝えることはもちろんできませんが，心房細動を通じてその考え方と有用性を伝えていきます。

ポイントの解説の前に，まずは心電図の基本的な事項について確認しましょう。心電図は，**図1**のように刺激伝導系の流れが反映されています。

簡単に言うと，ご存じのとおりP波が心房の興奮，QRS波が心室の興奮，T波が心室の興奮の終了を示しています。

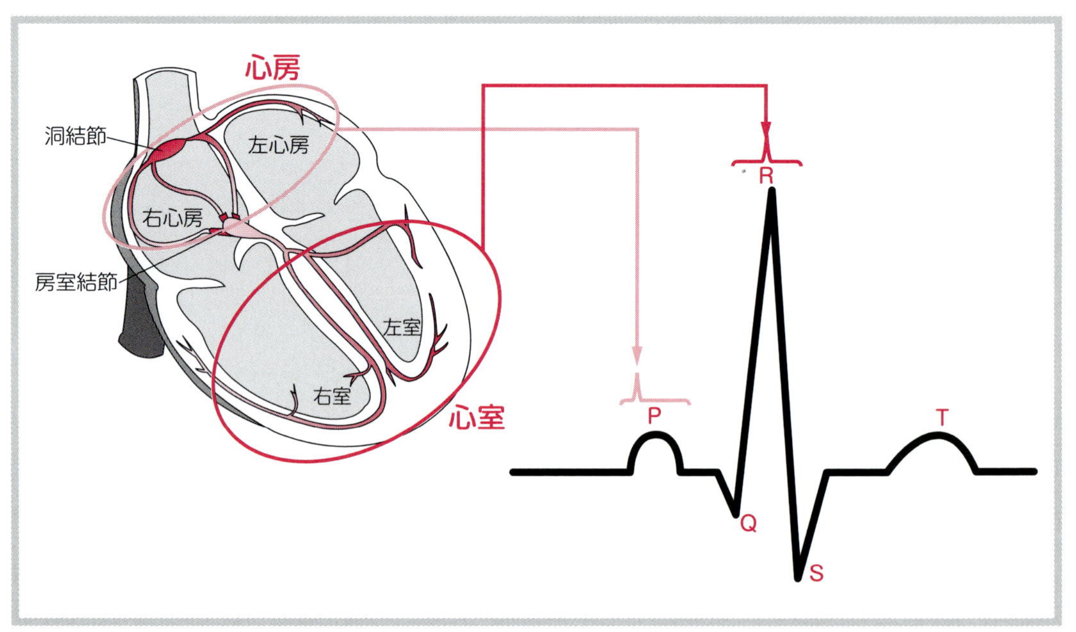

図1　心電図に反映される刺激伝導系

ポイント1　モニター心電図での不整脈解析は基本的に心房波（P波）と心室波（QRS波）で可能

不整脈は**表1**のように分類されます。これらを多いと感じるか少ないと感じるかは各個人の感覚に委ねますが，実はここに分類されている不整脈の多くは，P波の有無と，P波，QRS波の位置関係を確認するだけで解析可能です。T波が必要となることはありません。

表1 不整脈の分類

	洞結節機能不全	房室ブロック
徐脈性	洞性徐脈 洞房ブロック 洞停止	Ⅰ度房室ブロック Ⅱ度房室ブロック (Wenckebach型・MobitzⅡ型) 高度房室ブロック Ⅲ度房室ブロック
	上室性	**心室性**
頻脈性	洞性頻脈 心房性期外収縮 心房頻拍 発作性上室性頻拍症 (房室結節性・副伝導路性) 心房粗動 心房細動	心室性期外収縮 心室頻拍 心室細動

ポイント2 モニター心電図での不整脈解析では房室結節の役割の理解が重要

冒頭で刺激伝導系と心電図の関係性を伝えましたが，実はもう一点重要な要素があります。それが房室結節の役割です。房室結節は**図2**に示すように，心房と心室の間に位置しています。その機能としては，心房からの異常な興奮が心室に伝わらないようにする関所のような役割があります。

ピンとこないかもしれません。心臓の働きのなかで最も重要なのは心室から全身へ血流を送り出すことです。それが破綻するような異常を心室に来すこと（心室細動など）は，心臓にとって非常にまずい状況なわけです。では，心房が異常興奮を起こした場合，それが簡単に心室へすべて伝わってしまった場合はどうでしょうか？　すぐに血流が維持できなくなってしまいます。それを回避するために，房室結節が存在します。

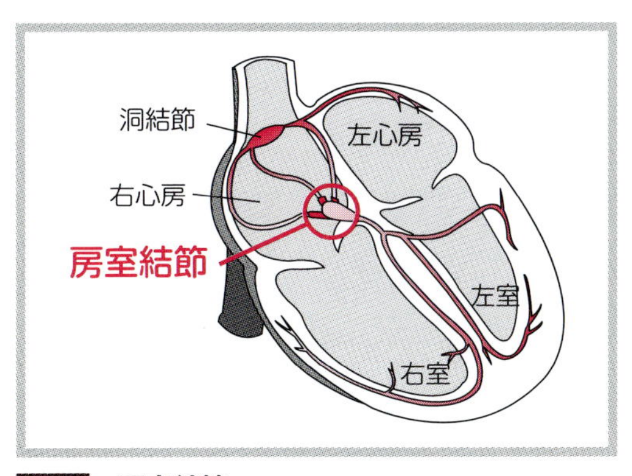

図2 房室結節

関所なので，心房からの過剰な興奮を通さないようにする多少の反応の鈍さがあります。それが心電図にも反映されており，**図3**の部分となります。

P波の後にすぐQRS波が生じていないのはこの房室結節の役割によるものです。ぜひ覚えておきましょう。

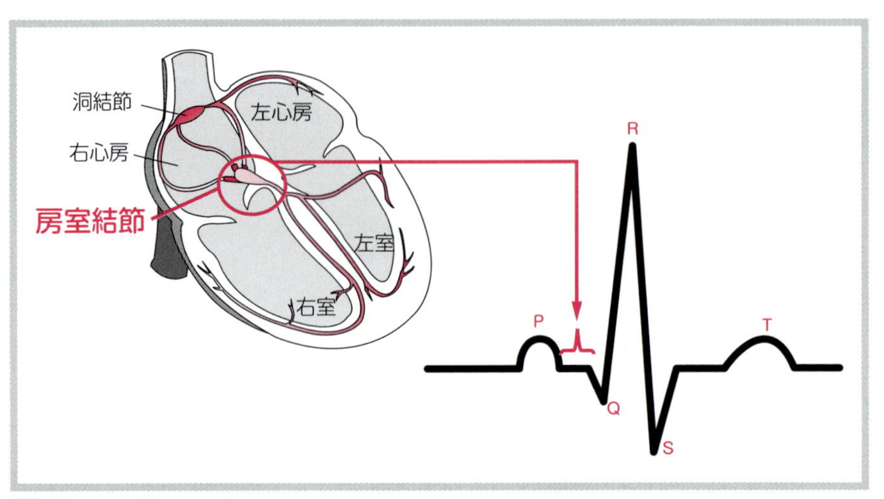

図3 房室結節と伝導時間

ポイント3 モニター心電図での不整脈解析をパターン認識で行わない

心電図解析をしようとする際に，各不整脈をパターンで覚えてそれに適合するのかを判断すると，実際の臨床の現場では多くの場合，教科書に載っている波形が当てはまらず混乱することとなります。なぜなら，教科書どおりそのままの波形が出ることは少ないからです。ではどうすればよいのか？ですが，各不整脈の成因を知り，それがどのように心電図へ反映されるのかを書けるようにすればよいのです。

簡単に言うけど，と思うかもしれませんが，心房細動を例にとります。心房細動とは，その字のごとく心房が1分間に350回以上の頻度で不規則に興奮してしまうことから生じてしまう不整脈です（**図4**）。

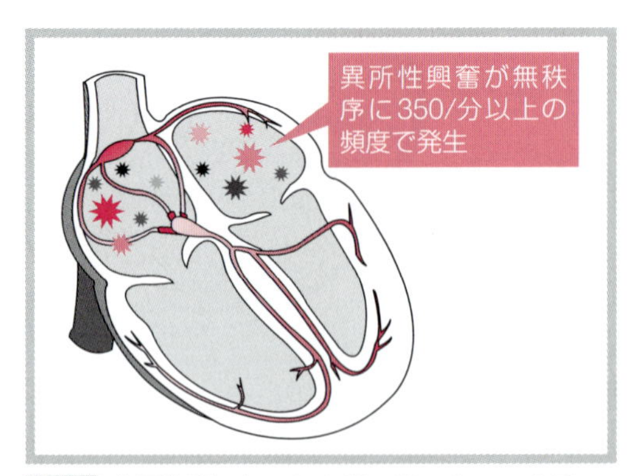

図4 心房細動（atrial fibrillation；AF）

まずは心房の興奮を心電図として書いてみます（**図5**）。

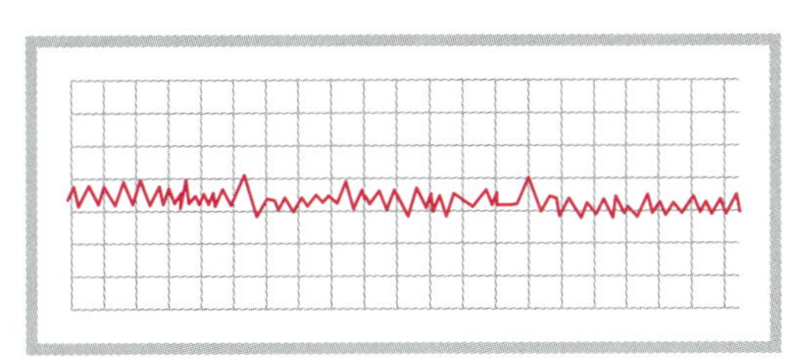

図5 心房の興奮

不規則に多数のP波が生じるので，このような波線となるのがわかると思います。ちなみに，この波線は心房細動波（f波）とよばれます。心房興奮の後は，房室結節に到達します。ポイント2に示したとおり，この多数の心房の興奮波が心室に伝わってしまってはまずいので，関所の房室結節の出番です。ただし関所といえども，これだけの興奮を規則正しく間引くことはできませんので，何回かに1回という具合にランダムに心室へ興奮を通すのがやっとの状況です。それを前述の波線に加えて心電図に書いてみます（**図6**）。これが心房細動の波形です。

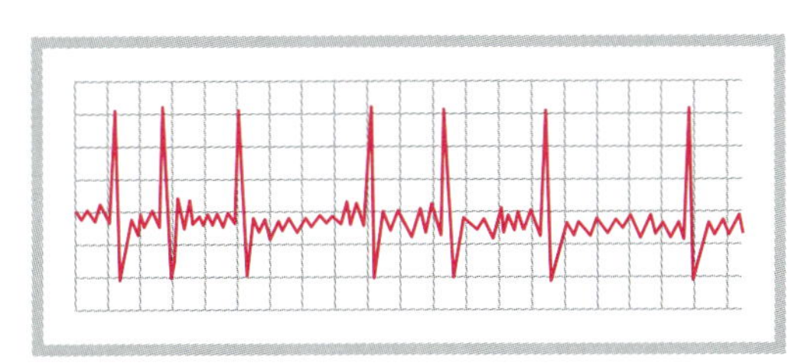

図6 心房細動の波形

教科書的には，特徴として「基線の細かい動揺，心房細動波（f波）がみられる。RR間隔が不整，P波がみられない」との記載がありそのとおりなのですが，このように成因から心電図を想像できるようにすることが解析への早道です。

心房細動のみの記載ですが，そのほかの不整脈も同様の方法で理解が深まるはずです。それから，ポイント1に示したように，P波とQRS波の関係性をみていくことが，パターン認識に陥らない方法の1つです。

薬物治療でこう活かす！

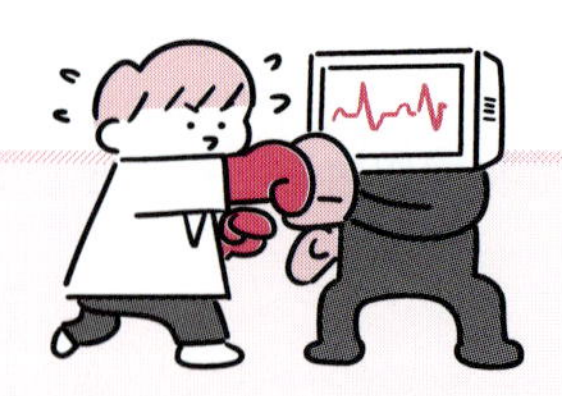

心房細動の既往があり，持参薬確認にて心房細動を洞調律に戻す目的で抗不整脈薬を服用していることが判明した患者さんが入院したとします（抗凝固薬は確認できなかったとします）。

入院後に確認したモニター心電図の①，②の波形（**図7**）のうち，どちらがリスクのある状況となっているでしょうか？

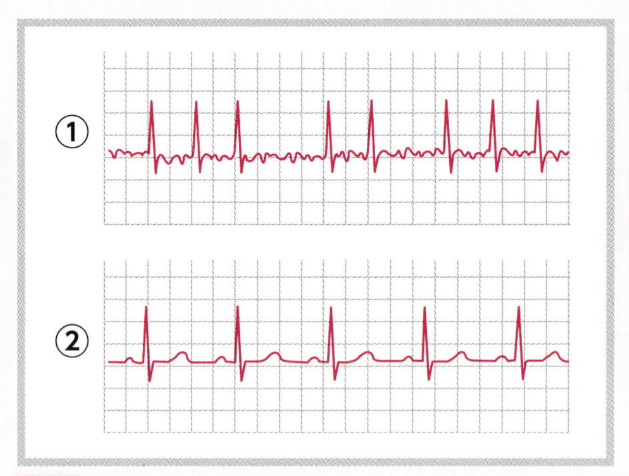

図7 リスクのあるのはどちら？

正解は①です。どちらがリスクのある状態か一目瞭然だと思います。この状況に誰も気づかず，不幸にも脳梗塞を起こしてしまう場合も想定されます。これだけでも，薬剤師がモニター心電図を確認することに意味があると思いませんか？

いますぐ解析しましょうとは言っていません。本項は心房細動の紹介だけなので，ほかの不整脈を学習する必要はもちろんあります。しかし，現在ある症例を介入できないからと黙って見過ごすのはもったいないです。まずは，カルテの後追いでも構わないので，モニター心電図をみるだけみてみましょう。

Question! 06

発作性心房細動を引き起こしたと考えられる心拍数グラフトレンドはどれでしょうか？

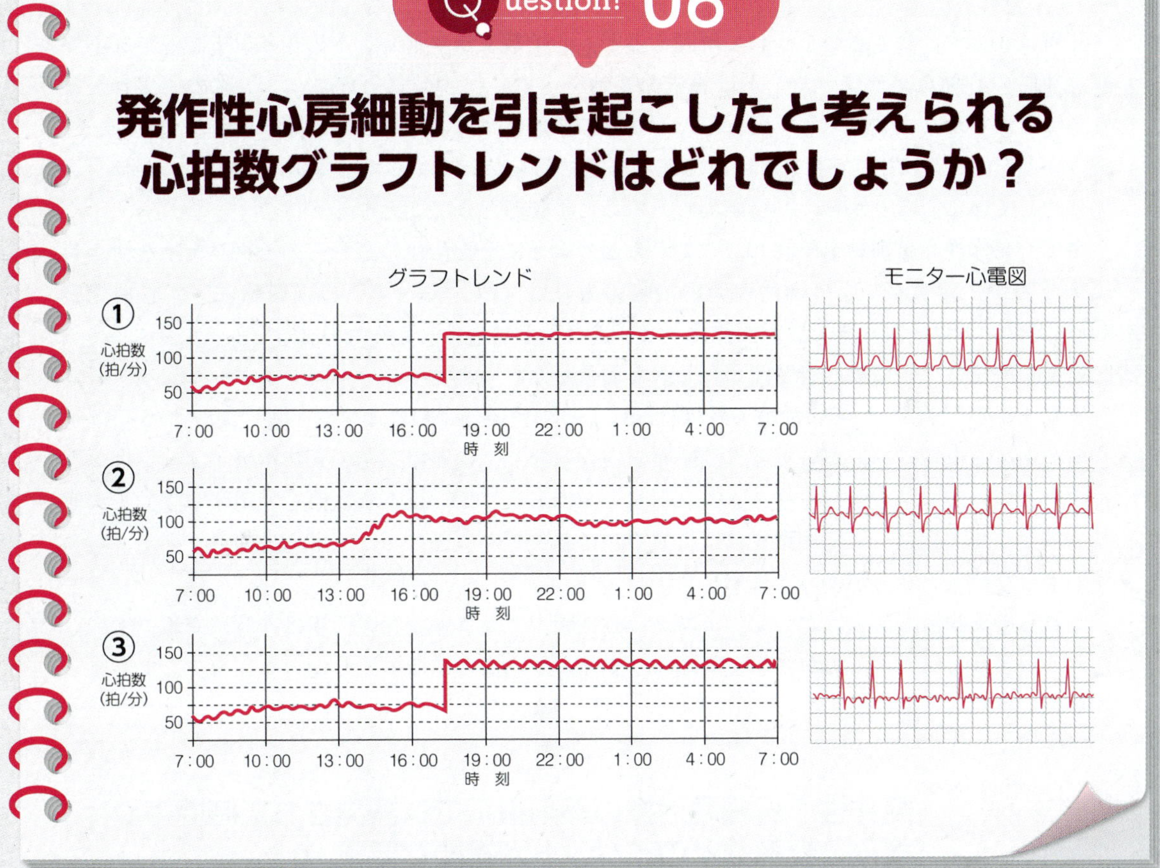

心拍数グラフトレンドとモニター心電図の２つをあわせて確認することで，その有用性はさらに広がっていきます。そこで，発作性心房細動症例から薬物治療への活用方法を解説していきます。

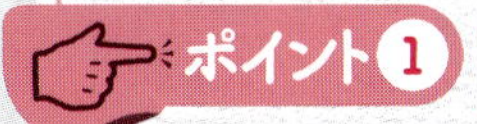

発作性心房細動治療の薬剤選択では誘発された時間帯や，痛み，発熱などのイベントが重要な要素

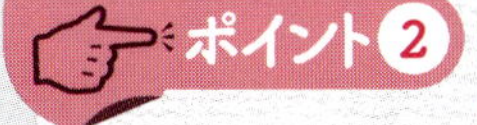

発作性心房細動治療の薬剤選択では発症からの経過時間が重要な要素

正解は③です。おさらいをかねて解説すると，心拍数グラフトレンドのポイントとして「不整脈発生時の心拍数グラフトレンドは急激な変動を示す」(p.21) ことから，①，③のいずれかとなることがわかります。そして発生した不整脈の波形は，モニター心電図確認にて，「心房波（P波）が多発しf波を生じており，関所である房室結節をかいくぐった心室波（QRS波）がランダムに生じている」ことから，心房細動であることが確認できて③となるわけです。

さて，発作性心房細動を確認し，ここからどのように薬物治療にこれらのモダリティを活かしていくのか？ですが，心房細動の薬物治療の方針は大きく分けて①抗血栓療法，②心拍調整（レートコントロール）または洞調律化（リズムコントロール）からなります。

抗血栓療法については，皆さんご存じのとおりかと思います。レートコントロール，リズムコントロールの2つについての治療方針は状況によって使い分けられます。

レートコントロールにおいてはβ遮断薬が中心となり，何となくその薬物治療イメージはつきやすいと思います。しかし，リズムコントロールにおいては，抗不整脈薬を使用する際にまず何を基準として選択し，何に注意すればよいのかイメージがつきにくく，考え方のベクトルすらよくわからないという方が多いと思います。

これらの薬物治療選択において，モニター心電図，グラフトレンド活用は非常に有用です。もちろんいまから伝えることがすべてではありませんが，この領域の入り口の存在を少しでも感じていただけたらと思います。

ポイント1 発作性心房細動治療の薬剤選択では誘発された時間帯や，痛み，発熱などのイベントが重要な要素

発作性心房細動はさまざまな因子で誘発されますが，自律神経を介した因子は交感神経系優位な状態で誘発されるものと，副交感神経系優位な状態で誘発されるものに大別されます。どちらが優位な状態で誘発されたものかで薬物治療選択は異なります。

そこで重要なヒントとなるのが，グラフトレンドです。**図1**は発作性心房細動を引き起こしたグラフトレンドです。

どちらが交感神経系優位，または副交感神経系優位な状態で発症したのかは時間帯がまずヒントとなります。当然，Aの日中起きている時間帯が交感神経系優位な状態，Bの寝ている時間帯が副交感神経系優位な状態となるわけです。

ただし，時間帯のみで判断することはできません。単純なところでは，昼寝をしている可能性も誤った判断となるリスク因子となりえます。重要な因子としては，発熱，疼痛などのイベント発生があります。特に入院している患者さんには何らかの状態増悪があるので，これらが高い確率で起こる可能性があり，交感神経系が通常よりもさらに優位な状態となる可能性があります。

このような発熱，疼痛などのイベントが発作性心房細動発症の時間帯にあったのか？を振り返り確認する場合においてもグラフトレンドは有用です。

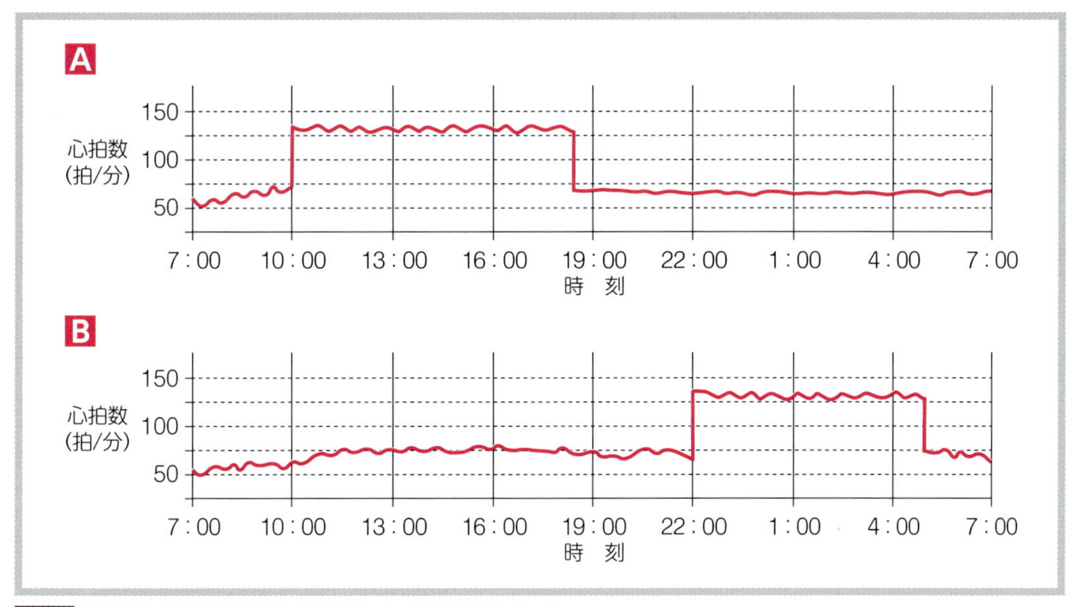

図1 **発作性心房細動を引き起こしたグラフトレンド**

薬物治療選択

そしてこの概念は，発作性心房細動をリズムコントロールする際の抗不整脈薬選択においても重要な手がかりの1つとなります。

発作性心房細動を薬剤でリズムコントロールするには基本的な概念として，抗不整脈薬のなかでも強力なNaチャネル遮断作用をもつものが推奨されます。さらにこれにあわせて上述の概念を考慮すると，まず日中やイベント発生の交感神経系優位状態時においては，β_1遮断薬併用の有用性を何となく感じることができると思います。

では，夜間の副交感神経系優位状態ではどうでしょうか？　もちろん抗コリン（M2）作用をもつ薬剤です。使用薬剤はアトロピンと併用でしょうか？　しかしこれではさらに心拍数上昇，ほかの副作用を引き起こす可能性が高いので使用できません。Naチャネル遮断作用をもちつつ，適度に抗コリン（M2）作用をもつ抗不整脈薬がなかなか瞬時には出てこないのではないでしょうか？

実はこのような抗不整脈薬を瞬時に判断できるすばらしい表が存在します。それがSicilian Gambitが提唱する薬剤分類枠組です（**表1**）。

この表をみると，ジソピラミド，シベンゾリンあたりが有効そうだということがわかると思います。また，この表から，先ほどの交感神経系優位状態での抗不整脈薬選択においても，プロパフェノンがNaチャネル遮断作用とβ_1遮断作用の両方をもっているので，状況によってはこの1剤でよいかもしれないというような考え方も理解できるかと思います。

もちろんこの表だけで抗不整脈薬を選択するわけではありませんが，その考え方や，Sicilian Gambitが提唱する薬剤分類枠組活用の有用性を少しでも感じていただけたらと思います。

表1 Sicilian Gambitが提唱する薬剤分類枠組

薬剤	イオンチャンネル						受容体				ポンプ	臨床効果			心電図所見		
	Na			Ca	K	If	α	β	M_2	A_1	Na-K ATPase	左室機能	洞調律	心外性	PR	QRS	JT
	Fast	Med	Slow														
リドカイン	○											→	→	◉			↓
メキシレチン	○											→	→	◉			↓
プロカインアミド		Ⓐ			◉							↓	→	●	↑	↑	↑
ジソピラミド			Ⓐ		◉				○			↓	→	◉	↑↓	↑	↑
キニジン		Ⓐ			◉		○		○			→	↑	◉	↑↓	↑	↑
プロパフェノン		Ⓐ						◉				↓	↓	○	↑	↑	
アプリンジン		Ⓘ		○	○	○						→	→	◉	↑	↑	→
シベンゾリン			Ⓐ	○	◉				○			↓	→	○	↑	↑	→
ピルメノール			Ⓐ		◉				○			↓	↑	○	↑	↑	↑→
フレカイニド			Ⓐ		○							↓	→	○	↑	↑	
ピルジカイニド			Ⓐ									↓	→	○	↑	↑	
ベプリジル	○			●	◉							→	↓	○			↑
ベラパミル	○			●			◉					↓	↓	○	↑		
ジルチアゼム				◉								↓	↓	○	↑		
ソタロール					●			●				↓	↓	○	↑		↑
アミオダロン	○			○	●		◉	◉				→	↓	●	↑		↑
ニフェカラント					●							→	→	○			↑
ナドロール								●				↓	↓	○	↑		
プロプラノロール	○							●				↓	↓	○	↑		
アトロピン									●			→	↑	◉	↓		
ATP										■		?	↓	○	↑		
ジゴキシン									■		●	↑	↓	●	↑		↓

遮断作用の相対的強さ：○低　◉中等　●高
A＝活性化チャネルブロッカー　I＝不活性化チャネルブロッカー
■＝作動薬

〔抗不整脈薬ガイドライン編集委員会・編：抗不整脈薬ガイドライン—CD-ROM版 ガイドラインの解説とシシリアンガンビットの概念．ライフメディコム，東京，2000より改変〕

ポイント2 発作性心房細動治療の薬剤選択では発症からの経過時間が重要な要素

発作性心房細動をリズムコントロールする際の注意点としてぜひ知っておいていただきたいリスクがあります。それは，洞調律化に伴う血栓塞栓症の発症リスクです。

イメージとしては除細動時の刺激反動で心臓内に貯留していた血栓が飛んでいってしまうという感じでしょうか。このようなリスクは発作性心房細動を生じてから48時間以上経過すると増すとされています。48時間経過した場合は経食道心エコーでの血栓確認，抗凝固療法の施行など，除細動に際し多くの留意点が必要となります。詳しくは日本循環器学会「心房細動治療（薬物）ガイドライン（2013年改訂版）」に記載されているので，ぜひ参考にしてください。

このリスクから，抗不整脈薬によるリズムコントロールを行う際に，グラフトレンドで発作性心房細動発症時間からの持続時間を確認することは非常に重要であるということがわかると思います。

薬物治療でこう活かす！

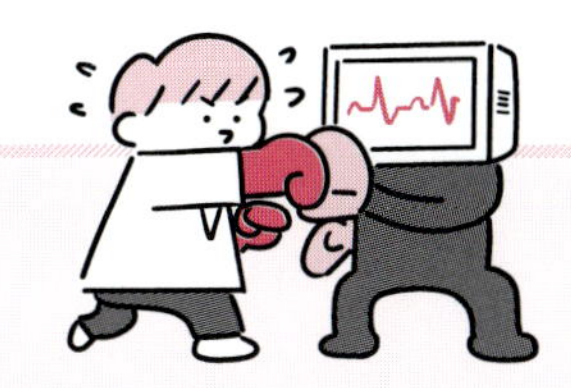

では，薬剤師が病棟で居合わせるかもしれないケースを想定してみます。前日夜間入院した患者さんが翌朝動悸症状を訴え，モニター心電図波形は**図2**のようでした。

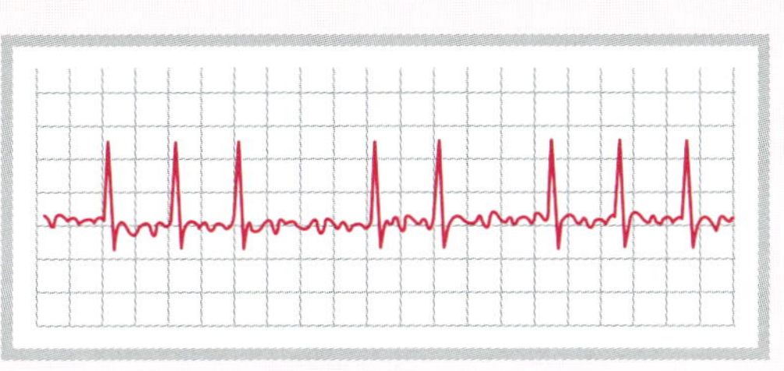

図2 入院翌朝に動悸症状を訴えた患者のモニター心電図

いつからその動悸があったのかなどははっきりしません。主治医の指示にて抗不整脈薬を使用することになりましたが，血栓の確認歴，抗凝固療法の併用指示は特にないようです。

グラフトレンドを確認した際に，**図3**の①，②どちらに抗不整脈薬使用のリスクが大きい可能性が示唆されているでしょうか？

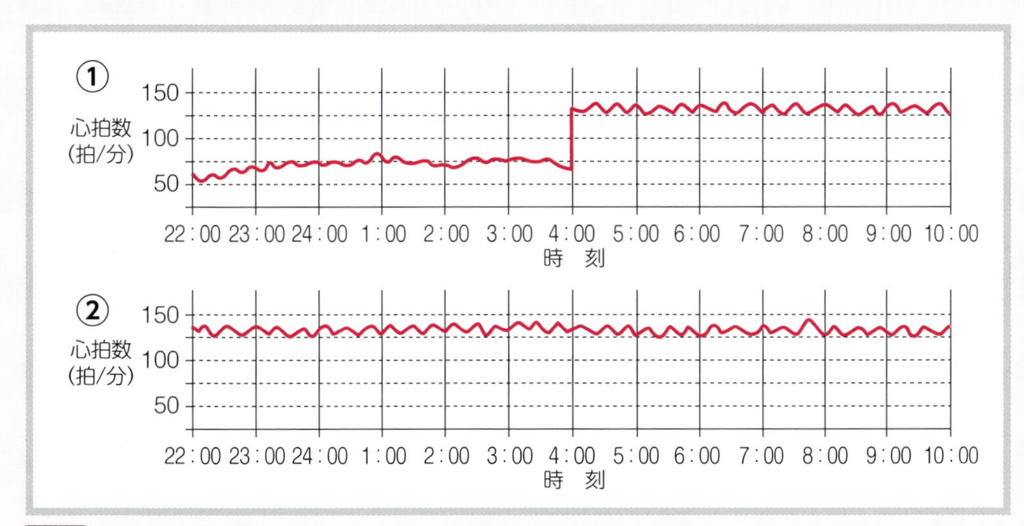

図3 抗不整脈薬使用のリスクが大きいグラフトレンドはどちら？

正解は②です。②パターンは最初からおそらく心房細動なので，いつから動悸が発生したのかはっきりしない状況です。もともと心房細動で，入院の契機となった疾患の影響で発熱，疼痛があり脈拍が速くなっただけかもしれません。この場合には，洞調律化に伴う血栓塞栓症の発症の可能性があります。何となくイメージができたでしょうか？

このように，循環器治療薬を使用する際には多くのモダリティを活用することが重要となる場合があります。心エコーによる心機能評価（p.35～70）も非常に重要で心不全治療においてはもちろん，抗不整脈薬の使用，選択の判断においてもその評価は必須です。

Question! 07

ベラパミル注射剤投与時にリスクがある心エコーはどちらでしょうか？

①

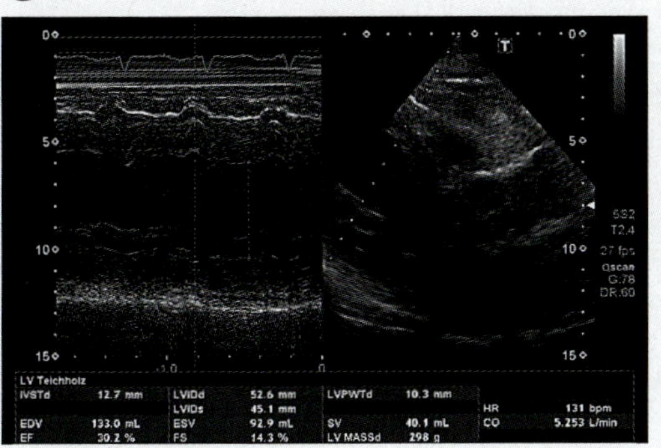

EF 30.2%（Teichholz）

②

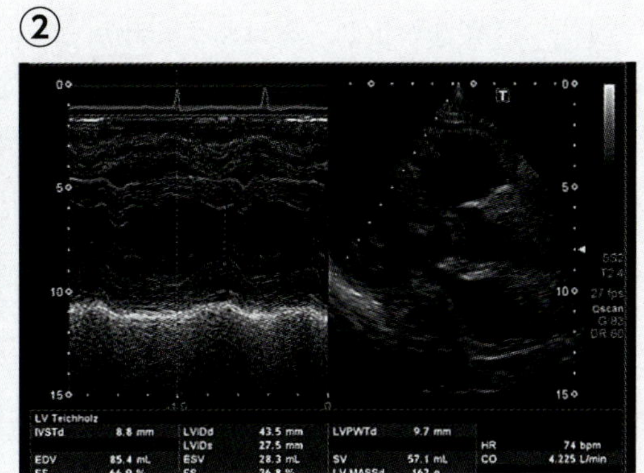

EF 66.9%（Teichholz）

心房細動におけるグラフトレンド，心電図といったモダリティのほかにも，循環器治療薬使用においてもう1つの重要なモダリティがあります。それが心エコーです。

ここからは心機能やさまざまな循環器系疾患を取りあげながら，数回にわたって心エコーについて解説していきます。

ポイント1 EF（ejection fraction）は左室収縮能を示す

ポイント2 EFが低いときに使用を注意すべき薬剤がある

ポイント3 EFが正常でも心機能が良いとは限らない

正解は①です。心エコーと聞くとその画像，計測結果をまったくみたことがない，もしくはみたことはあってもよくわからない画像，測定値が羅列されているという印象かもしれません。

確かに心エコーをまともに理解しようとすると，心臓の解剖はもちろん，心機能と力学，血行動態についてしっかりと学ぶ必要がありハードルが非常に高くなっていきます。もちろんすべてを理解しそれらを考慮したうえで病態をしっかり把握し，日々の薬物治療に貢献することは非常にすばらしいことです。しかし，そこに行きつく前に本当に薬剤師にとって必要なモダリティなのかという疑念が生じ，やはりよくわからない領域であると諦めてしまう可能性があります。

ここでは，まず心エコー結果を少しでもみてみようかな？と思っていただくことを目的にします。そのため，各計測値の相関性から心機能全体を把握するという本来の心エコーを測定する意義からは外れますが，薬物治療選択において有用性を感じることができる必要最低限のいくつかの項目に絞ってわかりやすく説明していこうと思います。心エコーに興味をもってさらに多くの計測値の学習，理解の足掛かりにしてください。

ポイント1 EFは左室収縮能を示す

皆さんはもちろんご存じだと思いますが，心臓の血行動態は**図1**のようになっています。

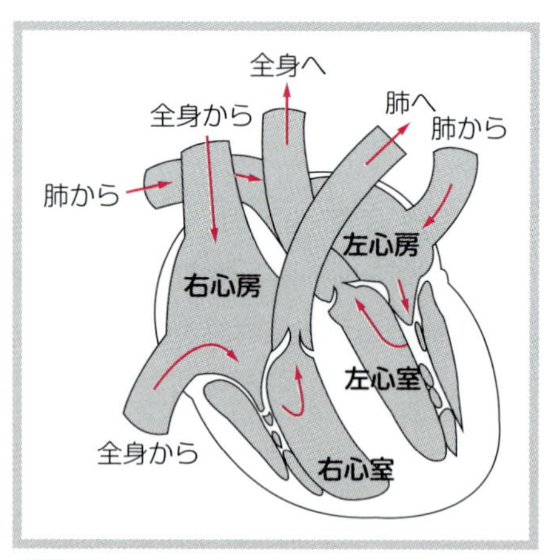

図1 心臓の血行動態

図1からもわかるように，心臓から体全体へ血液を送り出すには左室の収縮と拡張が重要です。左室駆出率（EF）とはその左室の機能のうち，左室の収縮能力を示しています。正常値はおおよそ55～80％であり，40～50％以下は収縮不全とされます。EFは以下の式で導かれます。

EF＝(拡張末期容積－収縮末期容積)÷拡張末期容積×100

何やら小難しい式が出てきたぞと思った方はよく式をみてください。**図2**もあわせてみてみましょう（本来は立体ですが，わかりにくいので平面図としています）。この式は，左室が最も拡張した容積①から最も収縮した容積②との差③が最も拡張した容積①に対してどの程度の割合かを表現したものとなっているだけで，非常にシンプルです。

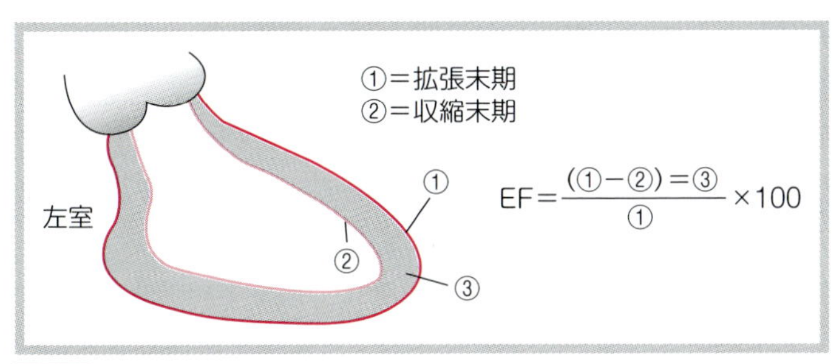

図2 EFのイメージ

そして，①～③を測定する方法の1つとして，Teichholz法があります。冒頭のQuestionにあるように，EFの計測値にはその測定方法が記載されています。計測方法はほかにもSimpson法などがありますが，非常に長くなるのでこれらの説明については割愛します。

ポイント2 EFが低いときに使用を注意すべき薬剤がある

EFが低いときに使用を注意すべき薬剤は何か？といえば，当然さらにEFを低下させてしまう薬剤です。そのなかで代表的なものとしてあげられるのはベラパミルを中心とした非ジヒドロピリジン系カルシウム拮抗薬です。

陰性の変力作用ならわざわざ言われなくても知っている！と思う方が多いかもしれません。しかしながら，臨床現場においてこれが考慮されずに「過度の頻脈が発症した際にルーチン的にまずはベラパミルを投与し，経過観察する」というケースが散見されます。この選択は，状況によっては非常にリスクとなる可能性があるので注意が必要です。

そもそも，過度の頻脈が生じている際に心拍数を調整する最大の目的は何でしょうか？　心臓の負担を減らす？　正しいのですがそれでは漠然としすぎています。最大の目的は，心臓が拡張する時間を維持し心拍出量を十分に確保することです。

これはどういうことかというと，正常な心臓では**図3**のように十分な収縮で血液を拍出し，その後十分な拡張にて次の拍出に備えた血液が心室内に充填されます。ここで知っておきたい概念

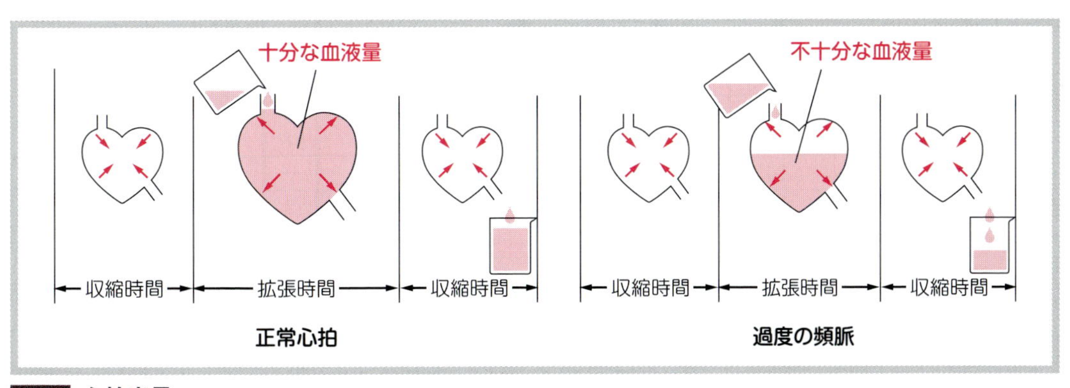

図3 心拍出量

として，収縮は瞬時に行われますが拡張には時間を要するということです。イメージとしてはスポイトが近いでしょうか。

では，過度の頻脈が生じている場合はどうでしょうか？　図3に示すように拡張する時間を十分に得られないまま次の収縮に移行してしまい，心拍出量が低下してしまうことがわかります。

ここで，ベラパミルなどで心拍数を調整すれば拡張時間が改善されるので，低下した心拍出量が正常化するわけです。ではEFが低下している場合に，過度の頻脈改善目的でベラパミルを使用するとどうなるでしょうか？　ベラパミルを投与し，拡張期を維持できるようになったにもかかわらず，今度は収縮能力を失うような行為をするという結局何がしたいのかわからない状態になってしまっていることがわかると思います。あくまで一時的な頻脈解除を目的として注射薬を投与する場合は，ジギタリス注射剤（心房細動の一時的なレートコントロール目的であれば，ランジオロールもあり）が考慮されます。そのほか，同様のケースとしてリズムコントロールをはじめとした抗不整脈薬使用時においてもEFに注意が必要となります。

では，EF低下時にどの抗不整脈薬を使用すればよいのでしょうか？　その答えの1つとして便利な表があります。それはSicilian Gambitが提唱する薬剤分類枠組です（**表1**）。表中の「左室機能」をみてください。しっかりとEFに対する影響が記載されています。

表1 Sicilian Gambitが提唱する薬剤分類枠組

薬剤	イオンチャンネル						受容体				ポンプ	臨床効果			心電図所見		
	Na			Ca	K	If	α	β	M_2	A_1	Na-K ATPase	左室機能	洞調律	心外性	PR	QRS	JT
	Fast	Med	Slow														
リドカイン	○											→	→	◐			↓
メキシレチン	○											→	→	◐			↓
プロカインアミド		Ⓐ			◐							↓	→	●	↑	↑	↑
ジソピラミド			Ⓐ		◐				○			↓	→	◐	↑↓	↑	↑
キニジン		Ⓐ			◐		○		○			→	↑	◐	↑↓	↑	↑
プロパフェノン		Ⓐ						◐				↓	↓	○	↑	↑	
アプリンジン		Ⓘ		○	○	○						→	→	◐	↑	↑	→
シベンゾリン			Ⓐ	○	◐				○			↓	→	○	↑	↑	→
ピルメノール			Ⓐ		◐				○			↓	↑	○	↑	↑	↑→
フレカイニド			Ⓐ		○							↓	→	○	↑	↑	
ピルジカイニド			Ⓐ									↓	→	○	↑	↑	
ベプリジル	○			●	◐							→	↓	○			↑
ベラパミル	○			●			◐					↓	↓	○	↑		
ジルチアゼム				◐								↓	↓	○	↑		
ソタロール					●			●				↓	↓	○	↑		↑
アミオダロン	○			○	●		◐	◐				→	↓	●	↑		↑
ニフェカラント					●							→	→	○			↑
ナドロール								●				↓	↓	○	↑		
プロプラノロール	○							●				↓	↓	○	↑		
アトロピン									●			→	↑	◐	↓		
ATP										■		?	↓	○	↑		
ジゴキシン									■		●	↑	↓	●	↑		↓

遮断作用の相対的強さ：○低　◐中等　●高
A＝活性化チャネルブロッカー　I＝不活性化チャネルブロッカー
■＝作動薬

〔抗不整脈薬ガイドライン編集委員会・編：抗不整脈薬ガイドライン-CD-ROM版 ガイドラインの解説とシシリアンガンビットの概念．ライフメディコム，東京，2000より改変〕

ポイント3 EFが正常でも心機能が良いとは限らない

このポイントは非常に重要です。症例報告などで，心エコー情報としてEF70%としか記載がないのに心機能正常としているケースをときどき目にします。収縮能が良いから何となく心機能が良いと言いたくなる気持ちはわかりますが，その考えは危険です。当然知っているよと思う方やポイント2でピンときた方もいるかもしれません。収縮能低下以外で血行動態不良を引き起こす心機能障害の1つとして，拡張障害があります。ポイント2でも説明したように，心臓は正常に十分に拡張しないと血液をその中に充満できません。

これは心不全の分類にも重要な概念であり，収縮不全は，HFrEF：Heart failure with reduced EF（ヘフレフ），拡張不全は，HFpEF：Heart failure with preserved EF（ヘフペフ），とよばれています。**図4**は左室収縮能障害の重症度分布です。左室収縮能障害がない心不全患者は女性で45%，男性で22%と，この数値からも拡張障害の可能性のある患者さんは決してまれではないということがわかります。特に女性においては，その約半数が拡張不全の可能性があり（高齢者でさらにその割合は上昇），注意が必要となります。

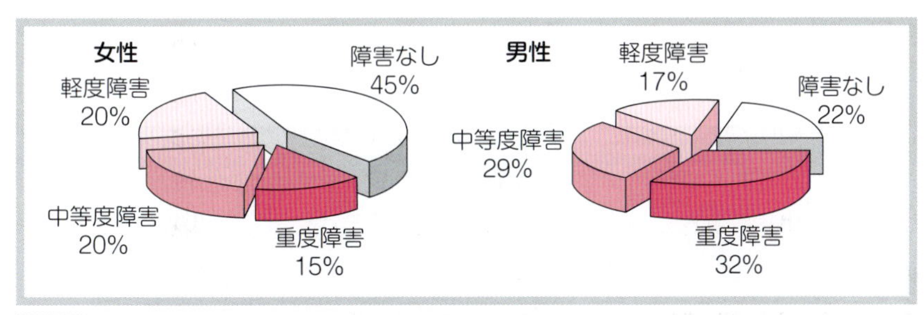

図4 心不全患者における左室収縮能障害の分布

〔Cleland JG, et al：The EuroHeart Failure survey programme—a survey on the quality of care among patients with heart failure in Europe. Part 1：patient characteristics and diagnosis. Eur Heart J, 24（5）：442-463, 2003をもとに作成〕

さらに，これ以外にも心不全時に心エコーで確認すべき事項は**図5**のように多岐にわたります。

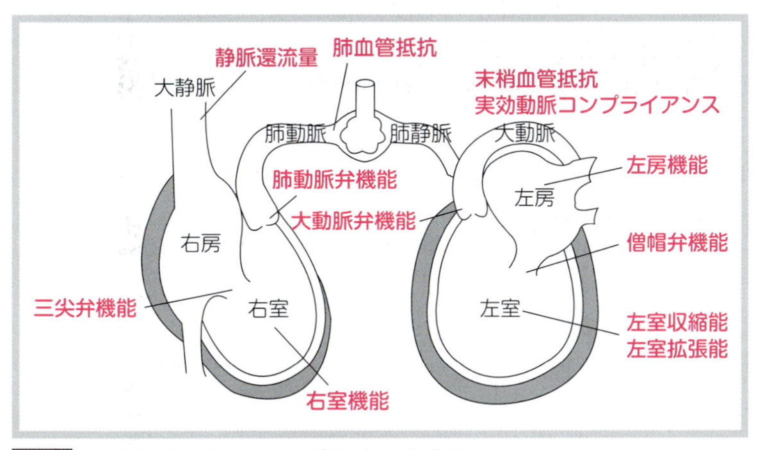

図5 心不全時に心エコーで確認すべき事項

ただし，ここで言いたいのはこれらをいますぐ理解すべきということではなく，EF正常＝心機能正常とはならないという念押しの確認なので誤解しないようにしてください。いずれにせよEF正常時の評価には注意が必要ですが，EF低下時においては疑いようもなく収縮能は低下しているわけですから，ポイント2のように一部の薬剤使用時においては注意が必要となります。

薬物治療でこう活かす！

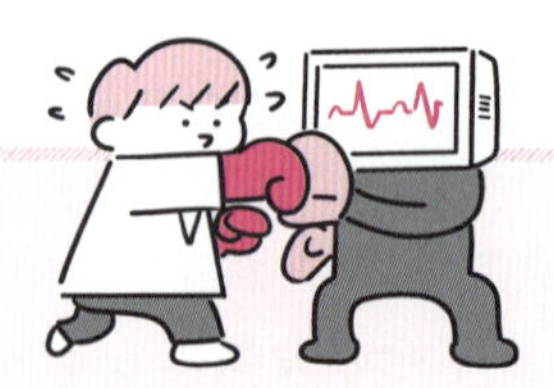

大腿骨頸部骨折で入院した患者さんが，術後に発作性心房細動を発症し抗不整脈薬にてリズムコントロールを行うことになりました。入院時の心エコーのEF結果は**図6**です。

薬剤部には下記の2剤しか抗不整脈薬がなく，どちらかを使用することになりました。

①ピルシカイニド

②アプリンジン

使用リスクが高いのはどちらでしょうか？

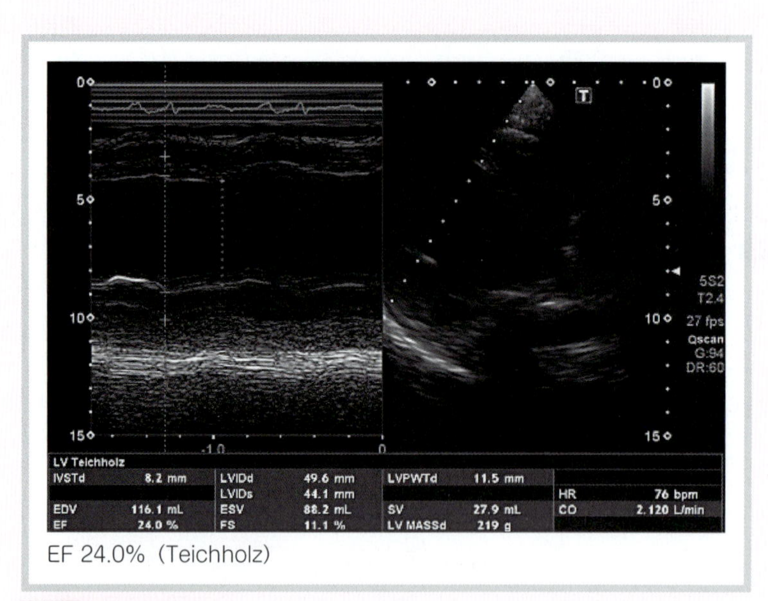

EF 24.0%（Teichholz）

図6 入院患者のEF

正解は①です。ピルシカイニドは左室収縮能を低下させます（表1）。このような心疾患以外での入院時における頻脈対応時には，特にルーチン的な薬物使用が行われがちです。前述したとおり，状況によっては非常にリスクの高い選択となる可能性があるので，薬剤師がEFを確認して薬物治療に活かす意義は十分にあるかと思います。

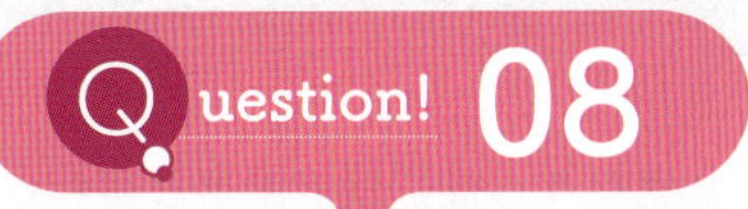

左室拡張機能障害の可能性が示唆される心エコーはどちらでしょうか？

①E/e’＝5.88

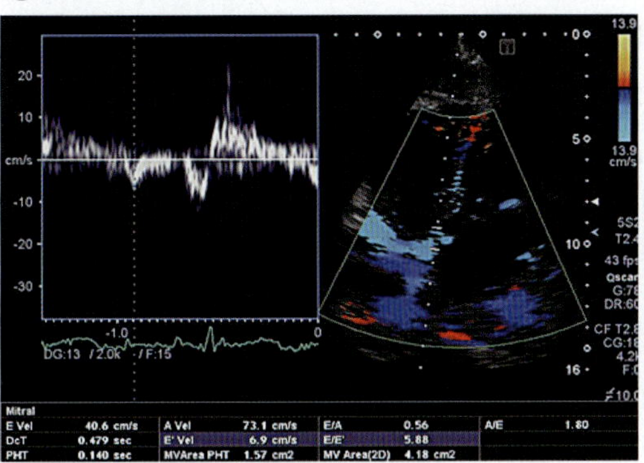

②E/e’＝17.18

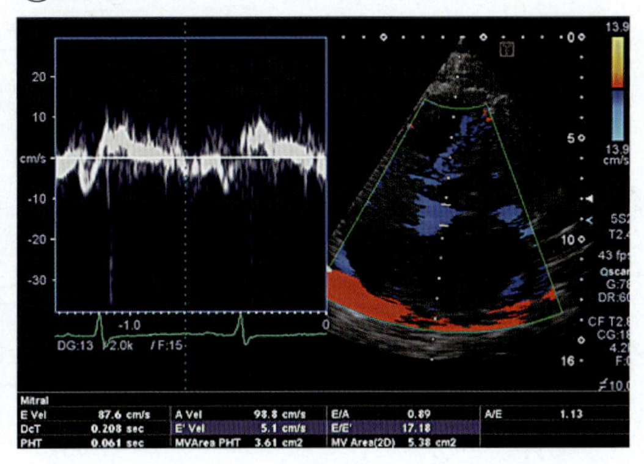

心エコーで確認できる心機能について，左室機能のなかでも左室収縮能〔左室駆出率（EF)〕と並んでもう１つの重要な要素に左室拡張能があります。左室拡張能の評価の複雑さとあわせて解説していきます。

ポイント１ E/e’ は左室拡張能と高い相関を示す

ポイント２ 左室駆出率が低下しない心不全がある

ポイント３ 過度の頻脈は拡張機能障害を増悪させる

正解は②です。収縮機能障害と異なり，拡張機能障害と言われてもいったい何が問題となるのかピンとこないかもしれません。ここで重要となるのは，心臓の収縮，拡張と心拍出量の関係性の理解です。これは重要な要素なのでおさらいを兼ねて説明します。

正常な心臓では，十分な収縮で血液を拍出しその後十分な拡張にて次の拍出に備えた血液が心室内に充填されます（**図1**左）。イメージとしては，スポイトに近いです。拡張能に障害を来すと，この次の拍出に備えた血液の充填が不十分となり心拍出量が低下してしまいます（図1右）。

また，左室収縮能障害がない心不全患者は女性で45%，男性で22%との報告もあり（**図2**），拡張機能障害の可能性のある患者さんは決してまれではないということもおさえておきましょう。

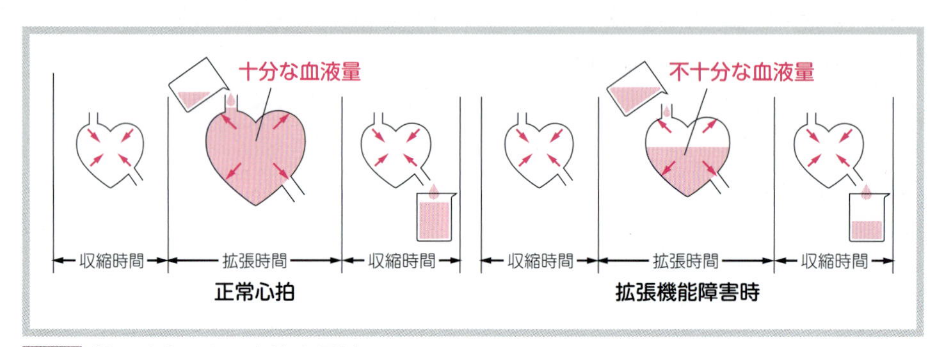

図1 拡張障害による心拍出量低下

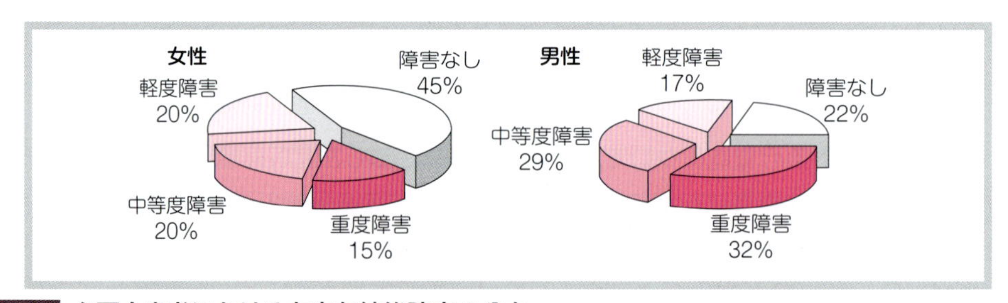

図2 心不全患者における左室収縮能障害の分布

〔Cleland JG, et al：The EuroHeart Failure survey programme—a survey on the quality of care among patients with heart failure in Europe. Part 1：patient characteristics and diagnosis. Eur Heart J, 24（5）：442-463, 2003をもとに作成〕

ポイント① E/e'は左室拡張能と高い相関を示す

収縮能とは異なり，拡張能の評価は複雑です。これは，拡張能を大きく分けて①弛緩能（自身で拡張しようとする能力），②スティフネス（心筋の硬さ），③それらによって生じる左室充満圧（拡張しきったときの左室内の圧力）の3つの項目で総合的に評価しなければならないからです。

これらをまともに評価しようとすると，僧帽弁口血流速波形（transmitral flow velocity pattern；TMF），肺静脈血流速波形（pulmonary venous flow；PVF），僧帽弁輪運動波形を総合的に考慮しなければならず，ハードルが非常に高くなってしまいます。

そこでこれらのなかから，心エコーで計測される数値のうち左室拡張能と高い相関を示すとされるE/e'を紹介します。E/e'は正確には左室充満圧の指標です。

では，何を心エコーで計測しE/e'が算出されるのか？ですが，左室流入血流速波形のE波と組織ドプラ法による僧帽弁輪部速度の拡張早期速度e'との比から算出されます。この概念は非常に複雑であり，解説すると長くなるので割愛します。

ポイント2 左室駆出率が低下しない心不全がある

ここで注意していただきたいのは，E/e'による拡張能評価は万能ではないということです。ポイント1にあったように，拡張能の評価は本来多くの計測値から総合的に判断されます（万能であればE/e'のみでよいはずです）。E/e'による拡張能評価にも弱点があり，肥大心，心膜炎，僧帽弁疾患などでは正確な評価が困難となります。それに加えて，左室収縮能が低下している（EF <40～50%）場合においても，E/e'による拡張能評価が困難となります。

ではどうすれば？と思うでしょうが，ここで言いたいのはあくまでE/e'は万能ではないということなので，左室収縮能が低下していない（EF >40～50%）場合の拡張能評価として非常に有用な指標であることに間違いはありません。その点について誤解のないようにしましょう。

以前の日本循環器学会のガイドラインでは，E/e'の正常値は<8で，>15では圧高値による拡張機能障害の可能性が示唆されました。その間の15>E/e'>8では，BNP>200pg/mLまたはNT-proBNP>900pg/mLを伴う場合において拡張機能障害が示唆されました。

しかし，現在の「急性・慢性心不全診療ガイドライン（2017年改訂版）」では，EFが正常の患者における拡張能障害の有無はE/e'，e'，TRV（三尖弁逆流速度），LAVI（左房容積係数）を総合的に評価するようになっており，拡張障害の評価に必要な知識がさらに増えています。また，E/e'の数値の指標も平均E/e'>14（中隔側E/e'>15または側壁側E/e'>13）と細かく記載されています。

これらの理解は非常に難しいので他書に譲ります。このように，拡張障害の評価に関しては，薬物治療がいまだ確立していない現状からも日々進歩していることがわかるかと思います。いずれにせよ知っておいていただきたいのは，左室駆出率が低下しない心不全があるということです。

ポイント3 過度の頻脈は拡張機能障害を増悪させる

過度の頻脈時には**図3**のように正常時と比べ心臓が十分に拡張する時間を得られず，十分な血液の充填がないまま次の収縮に移行してしまうため，心拍出量が低下してしまいます。

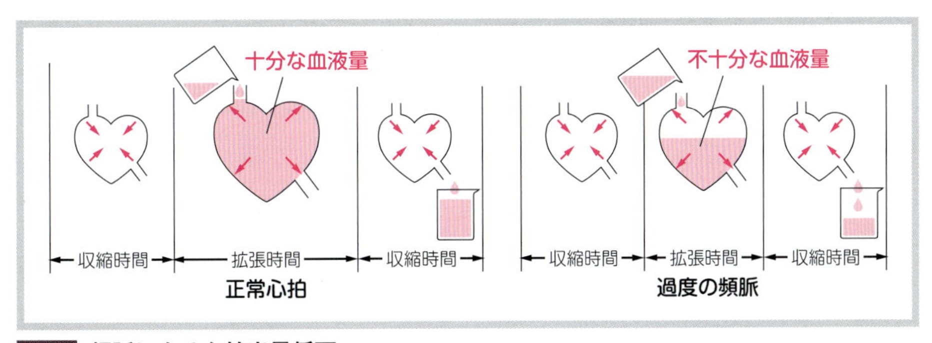

図3 頻脈による心拍出量低下

ではベースに拡張機能障害がある場合においてはどうでしょうか？　この場合では，冒頭で説明したように拡張期の血液充填が不十分となり，心拍出量が低下しています（図1）。この状態で過度の頻脈が引き起こされることにより，さらに心拍出量が低下してしまうのは容易に想像がつくと思います。

薬物治療でこう活かす！

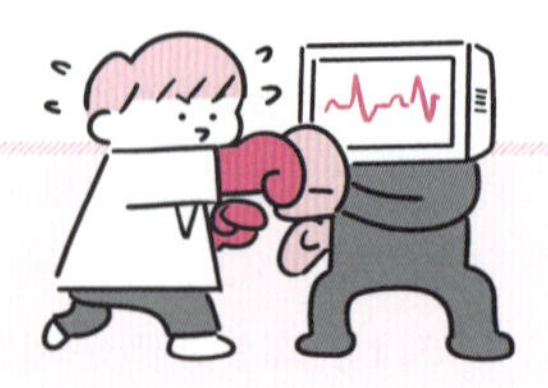

大腿骨頸部骨折で入院した患者さんの術後の心拍数が120回/分と高値になりました。また，それとともに息苦しさなどの心不全様症状が出てきました。主治医はEF70％で正常なはずだが，と言っています。**図4**の心エコー結果から，心拍調整薬の投与がより必要と思われるのは①，②のどちらでしょうか？

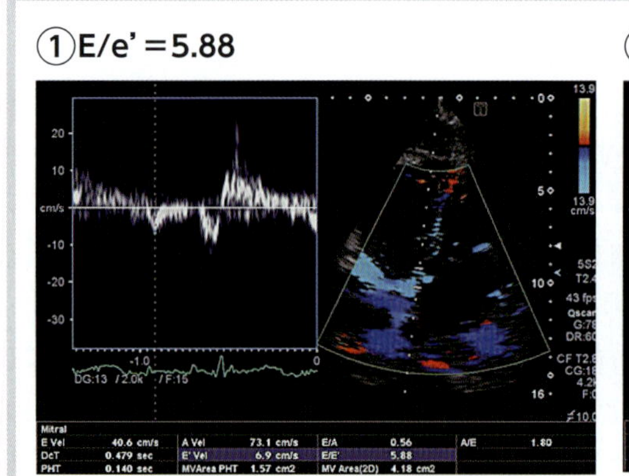

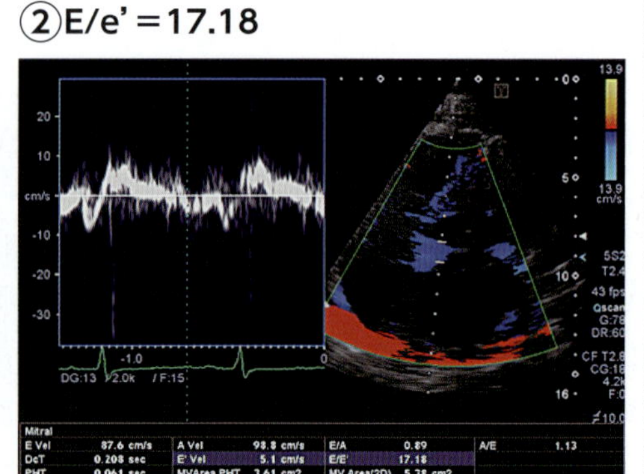

図4　入院患者の心エコー

正解は②です。このように頻脈発生時においては，それによるリスクが拡張機能障害の有無によって大きく異なります。それにもかかわらず，拡張機能障害は心疾患以外での入院時においては見過ごされがちです。状況によっては適切な薬物治療選択がなされず，非常にリスクの高い状態となる可能性があるので，薬剤師がE/e' を確認し薬物治療に活かす意義は十分にあるかと思います。

Question! 09

利尿薬使用時に特に注意が必要な心エコーはどちらでしょうか？

①severe AS

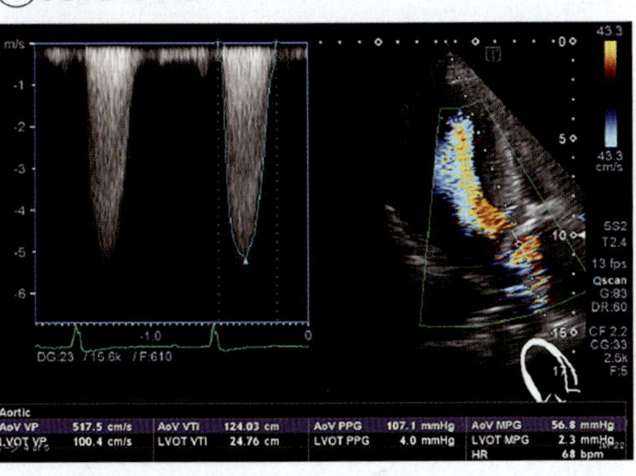

②mild AS

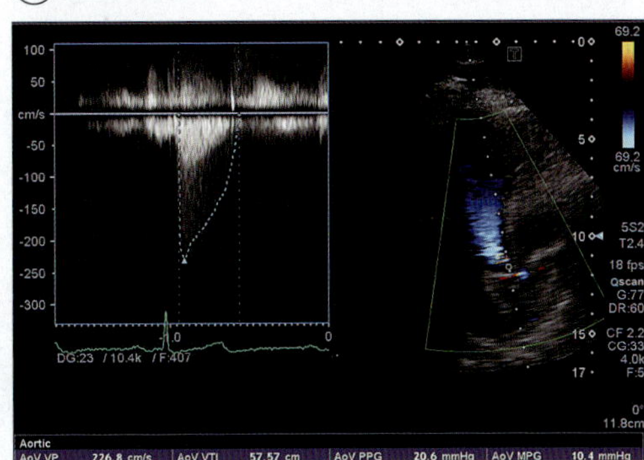

心エコーで確認できる心機能について左室収縮能と左室拡張能を取りあげました。心エコーにおいては，ほかにも薬物治療に活かすことができる重要な項目に弁膜症があります。

ここでは弁膜症の1つである大動脈弁狭窄症（AS）を中心に，狭窄症について詳しく解説していきます。

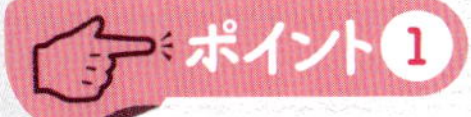

弁膜症には狭窄症と閉鎖不全症がある

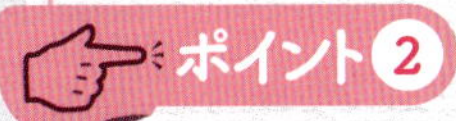

臨床上遭遇する頻度が高い狭窄症はAS

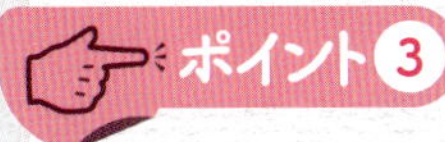

ASがある場合には利尿薬，血管拡張薬の使用に注意が必要

正解は①です。

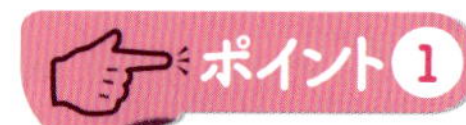

弁膜症には狭窄症と閉鎖不全症がある

大動脈弁狭窄症の解説の前に，まずは弁膜症全般について説明していきます。

弁膜症なら知っているけど，急に言われても種類が多いし略語表現される場合も多く，頭の中で整理ができない，と思う方が多いかもしれません。

確かに弁膜症には多くの病態がありますが，その大枠に関しては心臓の各弁および弁に生じる異常を整理できれば捉えることができます。心臓の弁は**図1**に示すように大動脈弁：Aortic，僧帽弁：Mitral，三尖弁：Tricuspid，肺動脈弁：Pulmonaryの4つです。

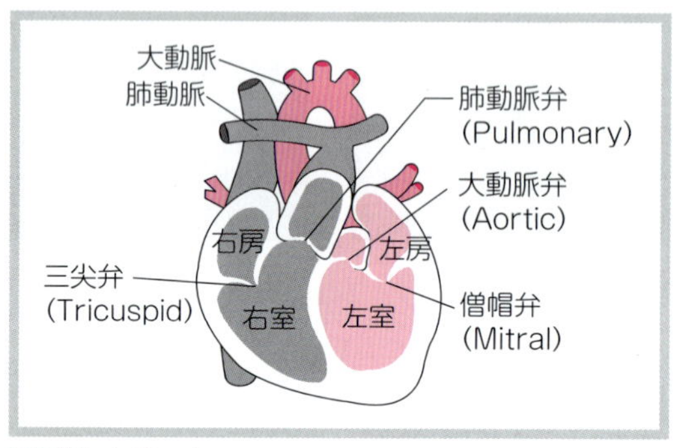

図1 心臓の弁

弁の大きな役割は，心臓の収縮，拡張にあわせて扉のように開閉し，一定方向の血流を保つことです（**図2**）。収縮期，拡張期の各弁の開閉は，弁膜症によって生じるさまざまな障害を理解するうえで非常に重要です。おさえておきましょう。

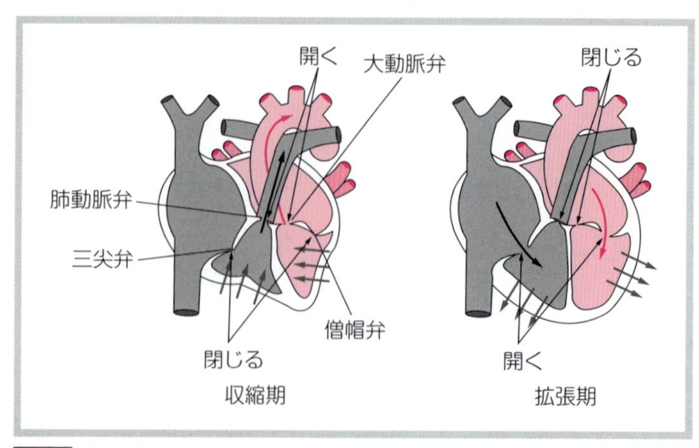

図2 弁の動き

弁膜症とは，これらの弁が何らかの要因により異常を来して本来の役割を果たすことができなくなった状態です。弁の異常には，大きく分けて，狭窄症（Stenosis），閉鎖不全症（Regurgitation）の2つがあります（**図3**）。

狭窄症とは，弁の開放が制限されて狭くなり弁の開きが悪くなった状態です。これにより，弁が開いたときにその先へ流れ込む血液量が減少してしまいます。一方，閉鎖不全症とは，逆に完全に弁を閉じることができない状態です。弁が閉じきれないことにより，通常送られるべきではない方向へ血液が逆流してしまいます。

4つの弁それぞれに2つの問題が起きるため，弁膜症は**表1**に示すように8つに大別されます。

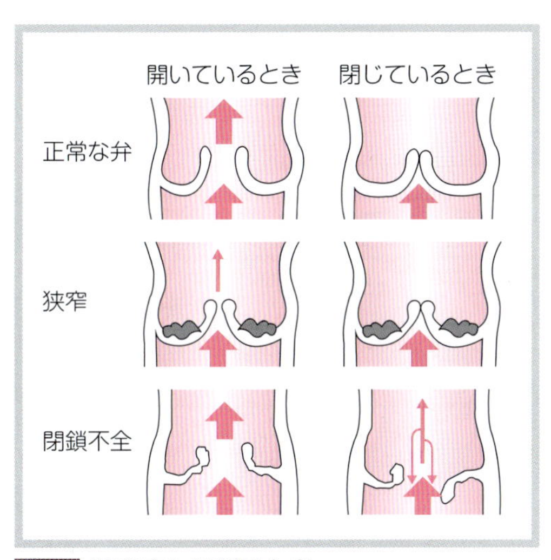

図3 狭窄症と閉鎖不全症

表1 弁膜症の分類

	狭窄症（Stenosis）	閉鎖不全症（Regurgitation）
大動脈弁（Aortic）	大動脈弁狭窄症（AS）	大動脈弁閉鎖不全症（AR）
僧帽弁（Mitral）	僧帽弁狭窄症（MS）	僧帽弁閉鎖不全症（MR）
三尖弁（Tricuspid）	三尖弁狭窄症（TS）	三尖弁閉鎖不全症（TR）
肺動脈弁（Pulmonary）	肺動脈弁狭窄症（PS）	肺動脈弁閉鎖不全症（PR）

表1に記載されている病名の略語は各弁と弁に生じている異常の英語表記の頭文字があわせてつけられています。心エコーでの各弁の病名は主に略語が用いられるのでおさえておきましょう。

例）僧帽弁：Mitral＋狭窄症：Stenosis＝僧帽弁狭窄症：MS

ポイント② 臨床上遭遇する頻度が高い狭窄症はAS

では，弁膜症においては実際にどのような問題が起きていくのでしょうか？　ポイント1で示した8つの病態それぞれについて解説すると非常に長くなってしまうので，特に狭窄症について，そのなかでも臨床上遭遇する頻度が高い大動脈弁狭窄症（AS）について解説していきます。

大動脈弁狭窄症の原因の多くは加齢に伴う変性（弁硬化・石灰化）です。大動脈弁の狭窄によりどのような問題が生じるのかは，全身の血行動態の変化とそれによって引き起こされる症状を順を追って考えていくことが重要です。

大動脈弁が狭窄すると，左室から大動脈への血流量が低下してしまいます。これを補おうと心臓は狭い弁口を通し，圧力に打ち勝って血液を送り出そうとするために左室筋肉が肥厚していきます。その結果，初期は血流が維持されます。しかしながら，進行していくと左室の筋肉の肥厚とともに徐々に心筋が固くなり，左室が十分に拡張できなくなるため心拍出量が低下していってしまいます。全身への血流供給のもとである大動脈への血流量が維持できずに低下するので，低血圧，失神，めまいといった症状が引き起こされることがわかります（**図4**）。

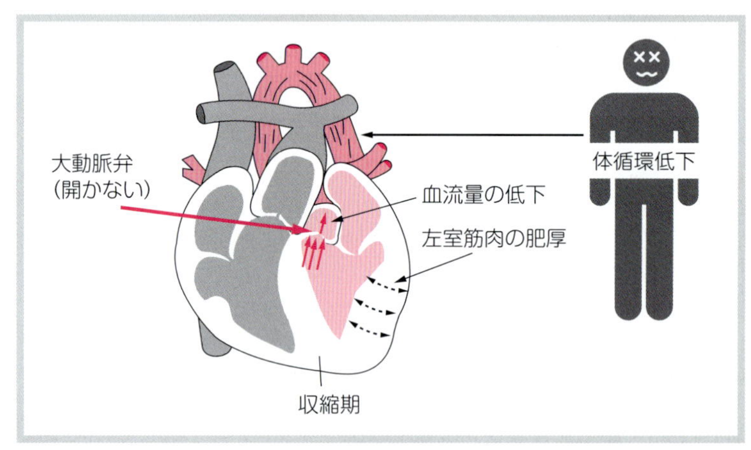

図4 大動脈弁狭窄による血流量の低下

また，そのほかの症状としては呼吸苦などの肺うっ血症状が出現します（**図5**）。これは，心拍出量の低下により，左房→左室への血液の流入が低下し，さらにその上流の肺静脈→左房への血液流入も滞るためです。

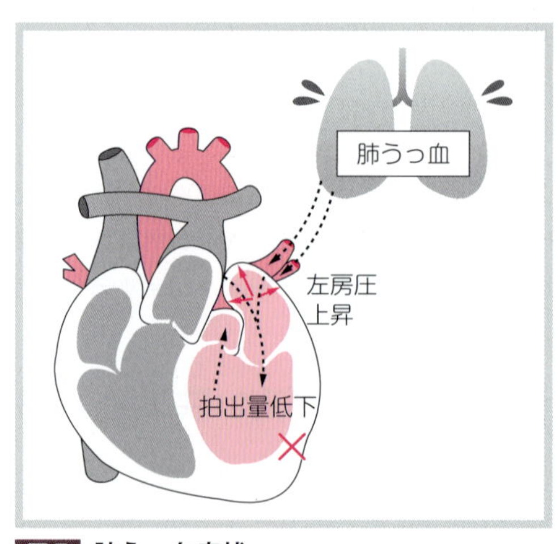

図5 肺うっ血症状

では心エコーでは大動脈弁狭窄症はどのように評価され，その重症度はどのように分類されるのでしょうか？　その方法には，大動脈弁の弁口面積を直接測定する方法と，大動脈弁を通過する血流速度を測定する方法とがあります。

これらの評価から，大動脈弁狭窄症の重症度は，**表2**のように軽度，中等度，高度の3段階に分類されます。

表2 大動脈弁狭窄症の重症度

	軽　度	中等度	高　度
連続波ドプラ法による最高血流速度（m/s）	<3.0	3.0〜4.0	≧4.0
簡易ベルヌイ式による収縮期平均圧較差（mmHg）	<25	25〜40	≧40
弁口面積（cm^2）	>1.5	1.0〜1.5	≦1.0
弁口面積係数（cm^2/m^2）	―	―	<0.6

〔Bonow RO, et al：ACC/AHA 2006 guidelines for the management of patients with valvular heart disease：a report of the American College of Cardiology/American Heart Association Task Force on Practice Guidelines（writing Committee to Revise the 1998 guidelines for the management of patients with valvular heart disease）developed in collaboration with the Society of Cardiovascular Anesthesiologists endorsed by the Society for Cardiovascular Angiography and Interventions and the Society of Thoracic Surgeons. J Am Coll Cardiol, 48（3）：e1-148, 2006をもとに作成〕

何だか難しい，と思っても安心してください。評価の細かい数値，画像の評価方法は覚える必要はありません。なぜなら，心エコーの計測結果に重症度が記載されているからです。ただし，その表記は，mild（軽度），moderate（中等度），severe（高度）と英語表記となる場合もあるので，これらをおさえておきましょう。

ポイント3 ASがある場合には利尿薬，血管拡張薬の使用に注意が必要

大動脈弁狭窄症は，重症度が増すにつれ心不全症状が増悪していきます。その治療は，根本的治療には外科手術（弁置換術，弁形成術）しかありません。薬物治療はそれまでの心不全症状緩和目的での利尿薬，血管拡張薬などの使用が中心となります。

しかし，これらの薬物を使用する際には，通常とは異なりその用量に慎重な判断が必要となります。どういうことかというと，ASではポイント2で解説したように，大動脈への血流量が低下していて体循環全体が血流不足となっています。このことを考慮せずに，利尿薬や血管拡張薬を病態にそぐわない用量で使用してしまうと，さらにその循環不全が進行してショック状態となるリスクが高まってしまいます。したがって，その用量には慎重な判断が必要となるわけです。

特に高度ASがある場合の硝酸薬の使用は，原則禁忌といっても過言ではないほどの高いリスクを伴います。これは，硝酸薬が主として静脈系を中心に血管を拡張し，ただでさえ大動脈弁狭窄により少なくなっている循環血液を末梢静脈にプールさせてしまい，さらなる心拍出量低下による循環不全を引き起こしてしまう可能性が高いためです（**図6**）。

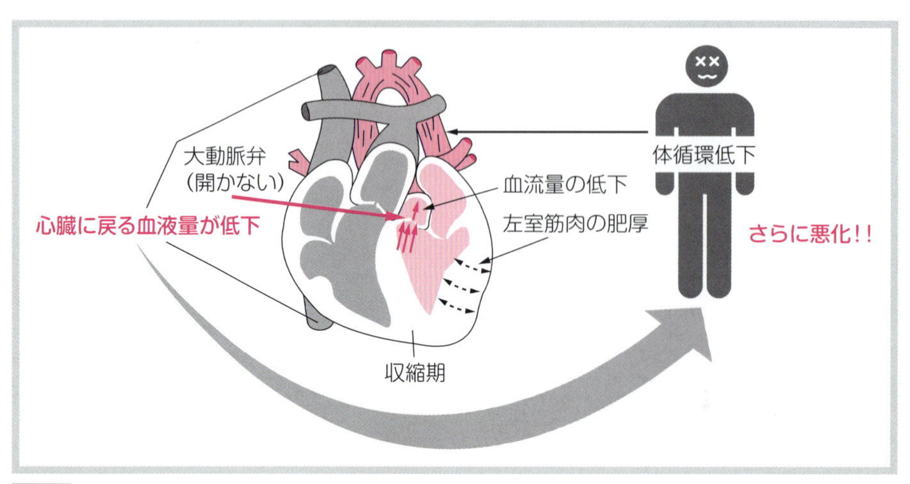

図6 静脈系血管の拡張による体循環低下

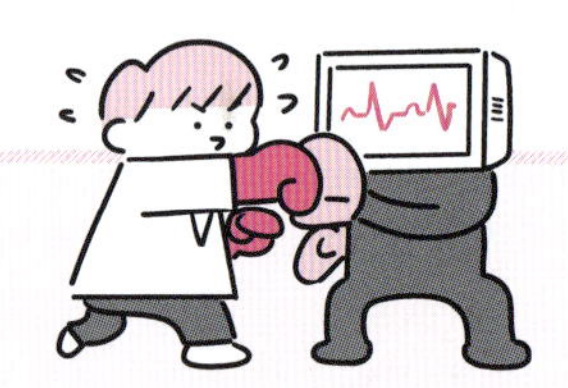

薬物治療でこう活かす!

大腿骨頸部骨折で入院した患者さんが，術後，血圧が安定せず外液負荷を強めたところ，呼吸苦などの心不全症状が増悪してきました。主治医から，とりあえずフロセミド静注との指示が出ました。血圧は91/42mmHgとまだ安定していません。

利尿薬使用にあたってリスクの高い心エコー結果は**図7**の①，②どちらでしょうか？

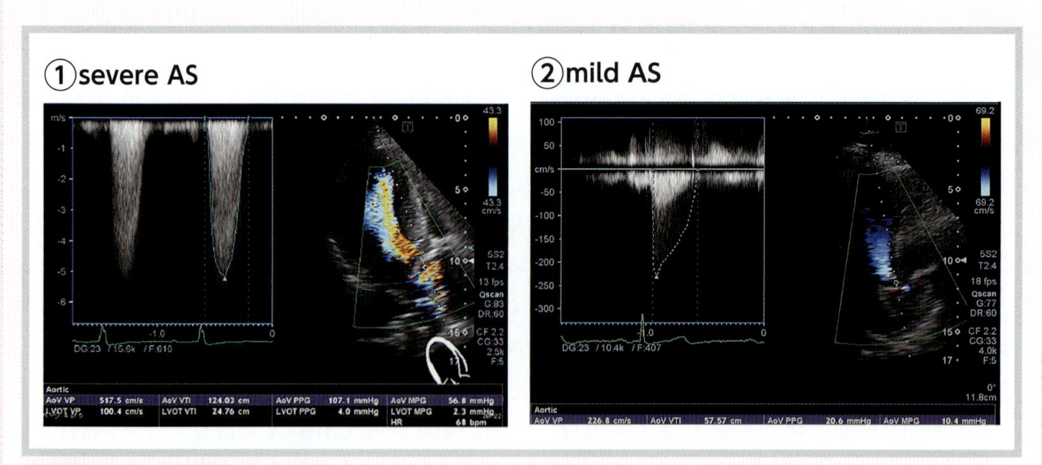

図7 心エコー結果

正解は①です。このように，循環器疾患以外で入院の際の利尿薬使用時において，ASは見落とされがちなので，薬剤師が確認する意義は十分にあるかと思います。

僧帽弁閉鎖不全症の重症度が高い心エコーはどちらでしょうか？

①MR：Ⅰ°

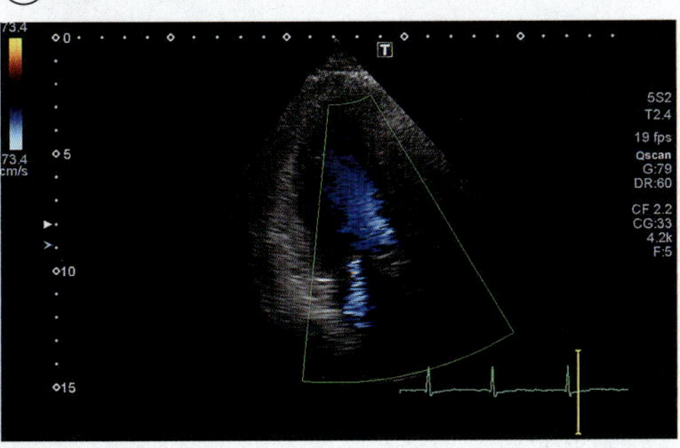

②MR：Ⅲ°

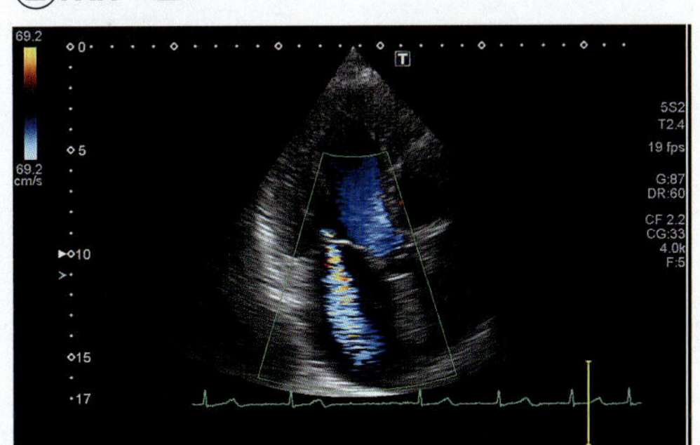

弁膜症は狭窄症と閉鎖不全症の２つに大きく分けられます。これらの疾患のなかから僧帽弁に問題が起こっている僧帽弁閉鎖不全症（MR）と僧帽弁狭窄症（MS）についてあわせて解説していきます。

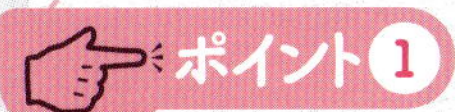

臨床上遭遇する可能性が高い僧帽弁疾患はMR

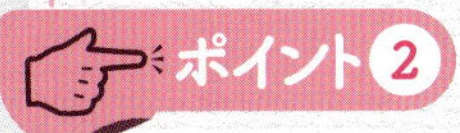

左房への負荷が強まると心房細動が発生する可能性がある

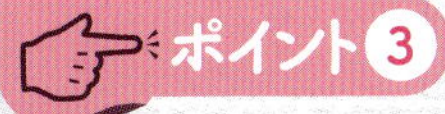

MS由来の心房細動の抗凝固薬はワルファリン

正解は②です。

ポイントの解説の前に，弁膜症の概要について少しおさらいをします。心臓の弁は4つあり（**図1**），その大きな役割は，心臓の収縮，拡張にあわせて開閉し一定方向への血流を保つことです（**図2**）。

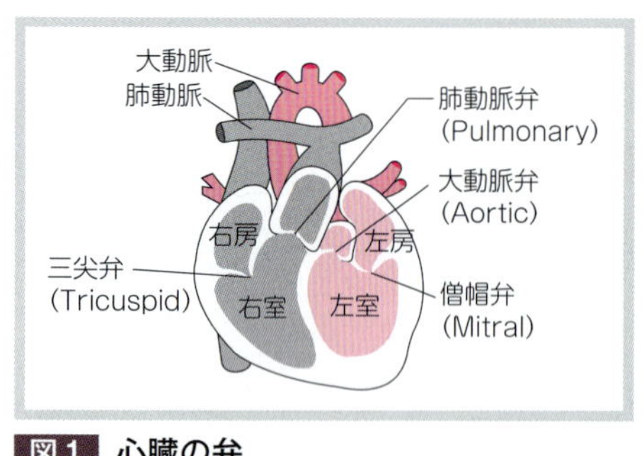

図1 心臓の弁

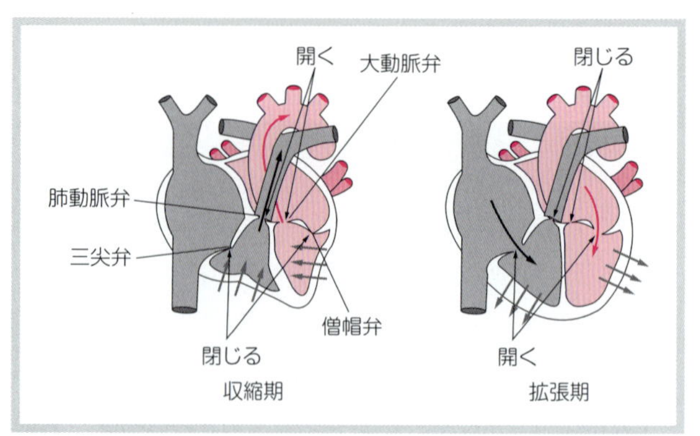

図2 弁の動き

また，弁膜症には大きく分けて狭窄症と閉鎖不全症があり（**図3**），心臓の4つの弁に対して2つの問題が起こることから，全部で8つの病態があります（**表1**）。

心エコー結果で表記される病名は各々の弁，弁異常の頭文字を組み合わせた略語が主に用いられるので，この点もしっかりおさえておきましょう。

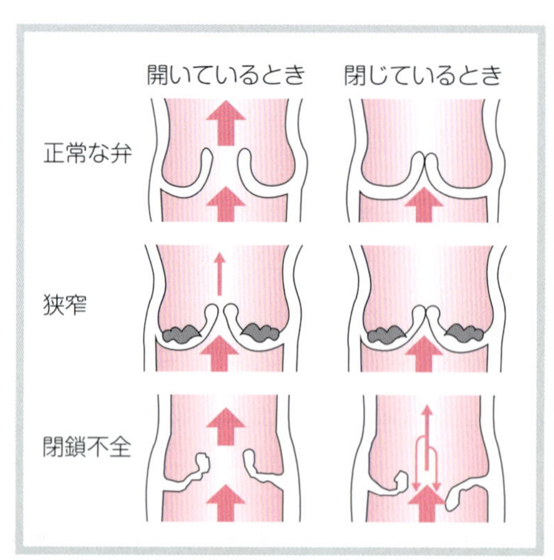

図3 狭窄症と閉鎖不全症

表1 弁膜症の分類

	狭窄症（Stenosis）	閉鎖不全症（Regurgitation）
大動脈弁（Aortic）	大動脈弁狭窄症（AS）	大動脈弁閉鎖不全症（AR）
僧帽弁（Mitral）	僧帽弁狭窄症（MS）	僧帽弁閉鎖不全症（MR）
三尖弁（Tricuspid）	三尖弁狭窄症（TS）	三尖弁閉鎖不全症（TR）
肺動脈弁（Pulmonary）	肺動脈弁狭窄症（PS）	肺動脈弁閉鎖不全症（PR）

ポイント1 臨床上遭遇する可能性が高い僧帽弁疾患はMR

僧帽弁疾患のなかで臨床上遭遇する頻度が高いのは，僧帽弁閉鎖不全症（MR）です。その原因は多岐にわたり，大きく分けて僧帽弁自体やそれを支える腱索の病変によって生じる場合や，心不全の増悪などで左室が拡大し二次的に引き起こされる場合があります。

では，MRが起こるとどのような問題が生じるのでしょうか？　MRによって引き起こされる全身の血行動態の変化とそれに伴う症状を順を追って考えていきましょう。

僧帽弁の閉鎖が不全となると，血行動態は収縮期において左室→左房への逆流が起こります。これにより，左室から大動脈へ十分に血流を送ることができずに，代償的に左室は徐々に拡大していき，また左房も逆流により徐々に拡大していきます。

この代償機構が破綻すると，左房→左室への血液の流入が滞り，さらにその上流の肺静脈→左房への血液流入も滞るので，肺うっ血が起こり肺水腫が現れます（**図4**）。

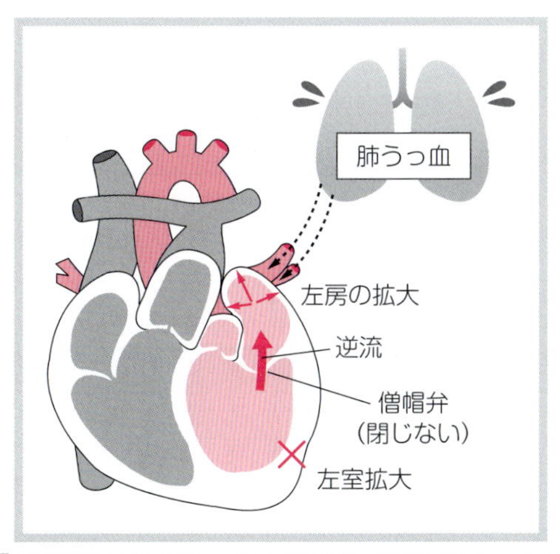

図4 肺静脈から左房への血液流入が滞り肺うっ血を来す

また，症状の進行に伴い，左心系の異常だけにとどまらずさらに右心系の異常へ進展した場合には，**図5**に示すように中心静脈圧の上昇から体循環のうっ血を来し，上大静脈圧上昇による頸静脈の怒張，下大静脈圧上昇による肝うっ血，毛細血管からの水分漏出により，胸水，腹水，下腿浮腫などの浮腫症状が出現していきます。

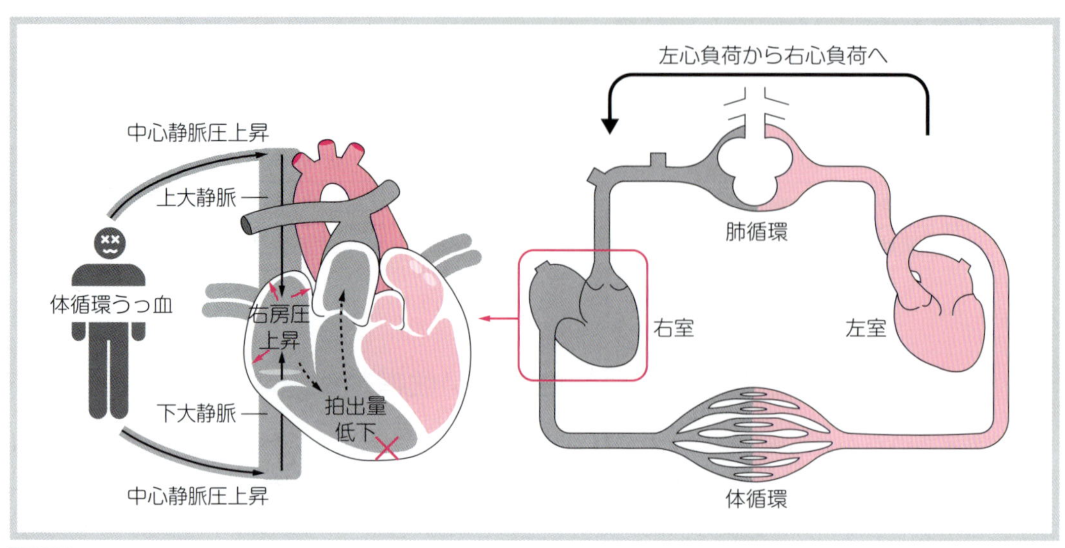

図5 右心系の異常への進展

このように，心不全症状は一部の血行動態が破綻するとさらにその上流方向へ異常が進展していくという概念は非常に重要です。

では，心エコーにおいてMRはどのように分類され，その重症度はどのように分類されるのでしょうか？　それは，左室→左房へ逆流する血液量，血液の割合，逆流しているときに開いてしまっている弁口の大きさなどにより**表2**のように評価されます。

表2 僧帽弁逆流の重症度評価

	軽度	中等度	高度
定性評価法			
左室造影グレード分類	1+	2+	3〜4+
カラードプラジェット面積	<4 cm^2または左房面積の20%未満		左房面積の40%以上
Vena contracta width	<0.3 cm	0.3〜0.69 cm	≧0.7 cm
定量評価法			
逆流量（/beat）	<30 mL	30〜59 mL	≧60 mL
逆流率	<30%	30〜49%	≧50%
有効逆流弁口面積	<0.2 cm^2	0.2〜0.39 cm^2	≧0.4 cm^2
その他の要素			
左房サイズ			拡大
左室サイズ			拡大

〔Bonow RO, et al：ACC/AHA 2006 guidelines for the management of patients with valvular heart disease：a report of the American College of Cardiology/American Heart Association Task Force on Practice Guidelines（writing Committee to Revise the 1998 guidelines for the management of patients with valvular heart disease）developed in collaboration with the Society of Cardiovascular Anesthesiologists endorsed by the Society for Cardiovascular Angiography and Interventions and the Society of Thoracic Surgeons. J Am Coll Cardiol, 48（3）：e1-148, 2006をもとに作成〕

この表の項目などは，心エコーに結果が記載されているので覚える必要はありません。ただし，その表記は大動脈弁狭窄症と同様に軽度（mild），中等度（moderate），高度（severe）となります。

また，そのほかの閉鎖不全症の評価方法としてぜひおさえていただきたいのが，逆流の度合いによる度数評価です。MRの場合には，**図6**のように左房への逆流の度合いにより四分割して各々をⅠ°，Ⅱ°，Ⅲ°，Ⅳ°というように評価し，度数が高いほど重症となります。

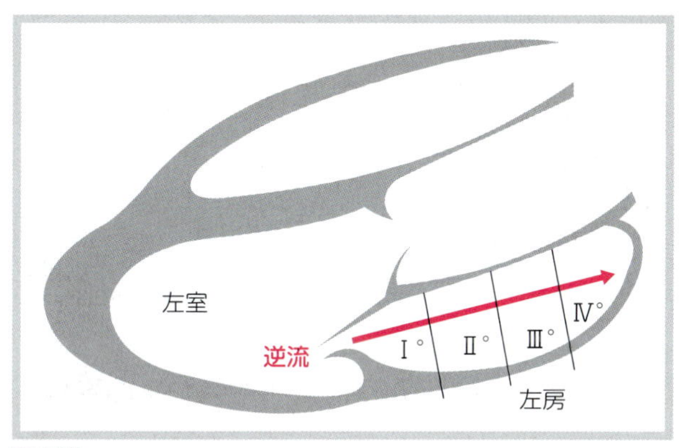

図6 MRの評価方法

MRの治療に関しては，弁膜症なので根本的治療にはやはり外科手術（弁置換術，弁形成術）しかありません。薬物治療はそれまでの心不全症状緩和目的での利尿薬，血管拡張薬などの使用が中心となります。

ポイント2 左房への負荷が強まると心房細動が発生する可能性がある

ポイント1で，MRの際には左室→左房へ逆流することにより，左房に強い負荷がかかっていくことがわかったかと思います。この左房への負荷が強まることにより，心不全症状をさらに増悪させてしまうある問題が生じる可能性が出てきます。それは心房細動の発症です。心房細動を引き起こす異所性刺激が，左房と肺静脈の境界を起源とするために生じます。

では，MRの際に心房細動が引き起こされると，血行動態にどのような問題が生じていくでしょうか？　心房細動が起こると，左房は字のごとく細動してしまい，左房から左室への血液流入が低下してしまいます。これにより，肺水腫がさらに増悪していってしまう可能性があることがわかると思います（**図7**）。

この左房への負荷の1つの目安として，左房がどの程度拡大しているのかを心エコーで計測する左房径（left atrial dimension；LAD）は重要なのでおさえておきましょう。LADの正常値は，身長や年齢により若干異なりますが約20～40mmです。

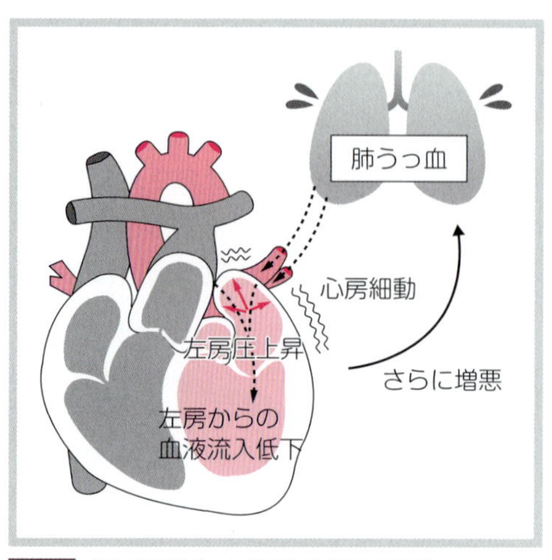

図7 心房細動による肺水腫の増悪

ポイント3 MS由来の心房細動の抗凝固薬はワルファリン

ポイント2では，左房負荷が心房細動の発生リスクであることを解説しました。弁膜症のなかでほかにも強い左房負荷により心房細動を引き起こす可能性が高いものとしてぜひ取りあげたいのが，僧帽弁狭窄症（MS）です。

MSがあると，**図8**のようにMRのような逆流由来などではなくダイレクトに弁膜症由来で左房への負荷がかかっていくことがわかると思います。

その重症度は例のごとく軽度（mild），中等度（moderate），高度（severe）となります（**表3**）。

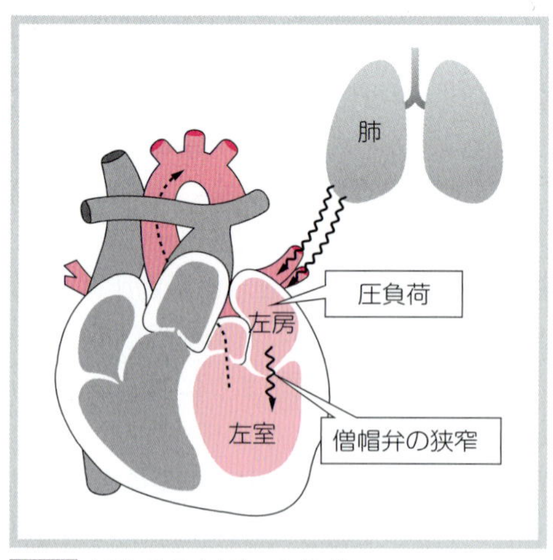

図8 MSでの左房への負荷

表3 僧帽弁狭窄の重症度

	軽度	中等度	高度
平均圧較差	<5 mmHg	5〜10 mmHg	>10 mmHg
収縮期肺動脈圧	<30 mmHg	30〜50 mmHg	>50 mmHg
弁口面積	>1.5 cm^2	1.0〜1.5 cm^2	<1.0 cm^2

〔Bonow RO, et al：ACC/AHA 2006 guidelines for the management of patients with valvular heart disease：a report of the American College of Cardiology/American Heart Association Task Force on Practice Guidelines（writing Committee to Revise the 1998 guidelines for the management of patients with valvular heart disease）developed in collaboration with the Society of Cardiovascular Anesthesiologists endorsed by the Society for Cardiovascular Angiography and Interventions and the Society of Thoracic Surgeons. J Am Coll Cardiol, 48（3）：e1-148, 2006をもとに作成〕

さて，ここで注意していただきたいのが抗凝固薬の選択です。MSによる心房細動がほかの弁膜症と最も異なる点は，ダイレクトに左房への負荷がかかるため，弁膜症由来で引き起こされるという点です。

弁膜症由来の心房細動か非弁膜症由来の心房細動か，添付文書でこのフレーズに聞き覚えがあるのではないでしょうか？　ピンときた方，もう知っているという方が多いかもしれません。そう，DOAC（NOAC）の適応病名です〔新規凝固薬の呼称は2015年，国際血栓止血学会より，NOAC（non-vitamin K antagonist oral anticoagulant：非ビタミンK阻害経口抗凝固薬）から，DOAC（direct oral anticoagulant：直接作用型経口抗凝固薬）と呼ぶよう推奨されています〕。

DOAC（NOAC）の適応病名は，「非弁膜症性心房細動患者における虚血性脳卒中及び全身性塞栓症の発症抑制」です。よって，MS由来の心房細動はDOAC（NOAC）の適応とならず，ワルファリンの使用が原則となります。弁膜症＝人工弁のイメージをもっている方が多いかもしれません。MSに関しても臨床上遭遇する頻度はあまり高くはありませんが注意が必要です。

そうはいっても，広義ではMRも何となく弁膜症由来のような気がして，紛らわしい感じが拭えません。そのとおりで，非弁膜症性とは非常にあいまいな概念なのでわかりにくく，日本循環器学会の「心房細動治療（薬物）ガイドライン（2013年改訂版）」には「非弁膜症」=「MS以外＋人工弁以外」と記載されています。

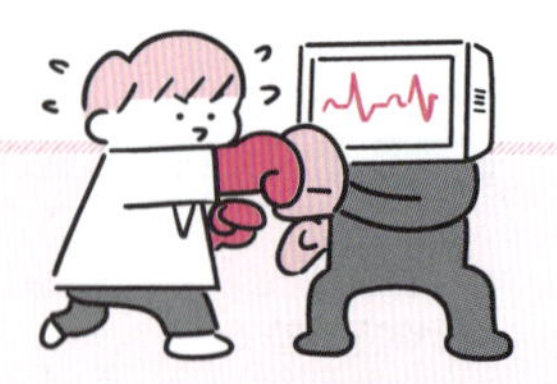

薬物治療でこう活かす！

大腿骨頸部骨折で入院した患者さんが術後に心房細動となり，内服抗凝固薬を開始することになりました。

図9の心エコー結果①，②において，使用できる経口抗凝固薬はそれぞれ何になるでしょうか？

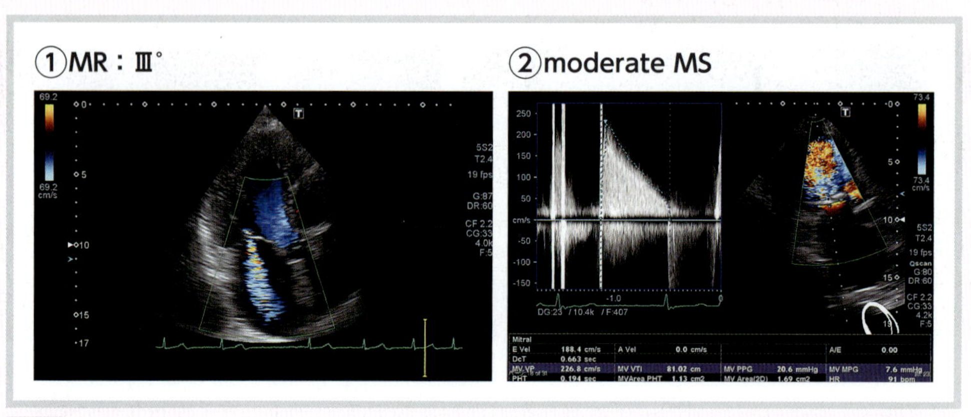

図9　心エコー図

正解は，①はDOAC（NOAC），ワルファリンのどちらも使用可能，②はDOAC（NOAC）は使用できずワルファリンのみ使用可能です。

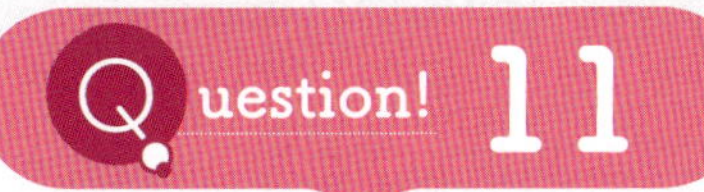

右心負荷が推測される心エコーはどちらでしょうか？

①IVC　呼気13.7mm　吸気5.2mm
呼吸変動あり

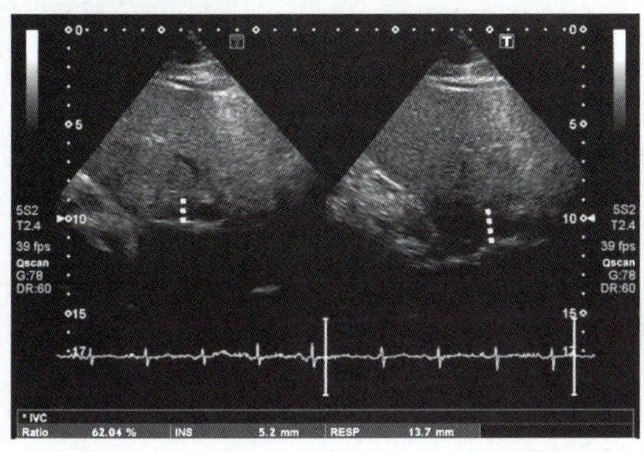

②IVC　呼気21.9mm　吸気16.8mm
呼吸変動なし

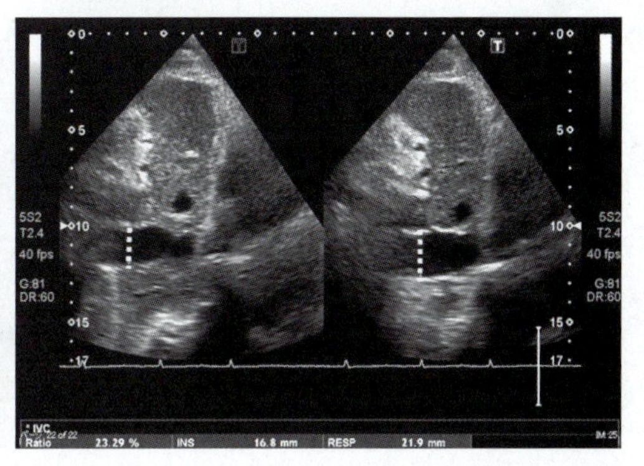

ここまで左心負荷について大動脈弁疾患と僧帽弁疾患を取りあげて解説しました。右心系の血行動態異常についても，心エコー結果を薬物治療に活かすことができます。下大静脈径（inferior vena cava；IVC）を中心に，右心負荷について解説していきます。

ポイント1 IVCは太さと呼吸変動の有無で評価

ポイント2 IVCの拡大，呼吸変動の低下が起こっている場合は右心負荷が強まっている可能性

ポイント3 心不全で右心不全単独はほとんどなく多くは左心不全が合併

正解は②です。

ポイント1 IVCは太さと呼吸変動の有無で評価

IVCとは，inferior vena cavaの略で下大静脈径の計測値を表しています。個人差はありますが，通常は15mm程度で心エコーでは**図1**のように写し出されます。

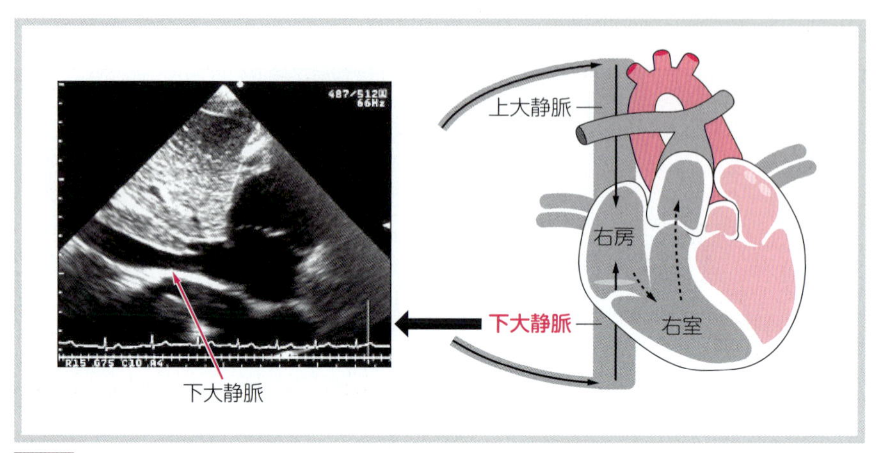

図1 心エコーでみるIVC

IVCは呼吸によって変動し，呼気時に大きくなり，吸気時に小さくなります。その変動幅はかなり大きく，通常は50%以上あるとされています（**図2**）。呼吸変動は，呼吸による胸腔内圧の変動の影響によって起こるのですが，この部分の解説は少し複雑になり本筋とは異なるので割愛します。ちなみに先ほどの「通常15mm程度」とは最大となる呼気時の数値です（呼気時，吸気時の記載がない場合は，主に最大径となる呼気時の数値を示します）。

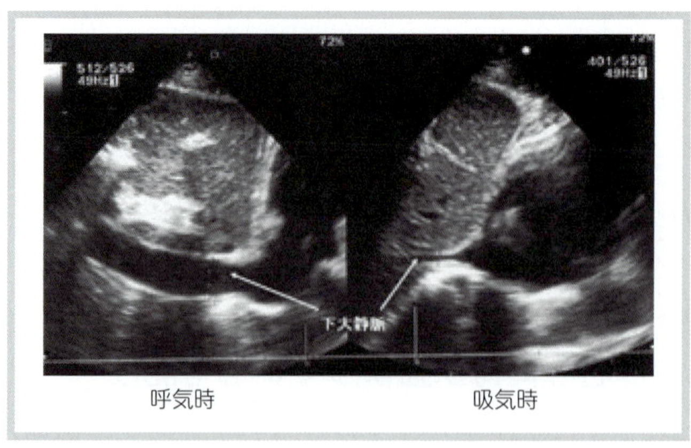

図2 IVCの変動

では，心エコーでIVCを測定することにより何がわかってくるのでしょうか？　簡単に言うと，血管の太さを測定するわけですから，その中（血管内）の血液量が適量なのか，過剰なのか，不足しているのかの評価を行うことができます。

血液量が次の場合，

①過剰の場合：IVCが拡大し，主として心不全

②不足の場合：IVCが縮小し，主として脱水

これらの異常の可能性が示唆されることがわかると思います。

しかし，この評価で特に注意が必要となるのが，過剰（IVC径が拡大）の際の評価です。心不全の可能性が示唆されますが，実はIVC径の拡大だけでは血液過剰が示唆されているだけで心不全を起こしているのか？というと一概にはそうともいえません。そこで，もう1つの重要な評価項目として考慮されるのが呼吸変動です。呼吸変動がない場合において，心不全を起こしている可能性が高くなります。

これは通常は血液量が過剰となり，IVC径が拡大し血管の張りがある程度起こっても許容されますが，心不全などによる過剰なIVC径拡大では許容できないほどの血管の張りが引き起こされ，呼吸による変動すら起こりにくい状態となってしまうためです。

したがって，心エコーでのIVCの評価には必ず，

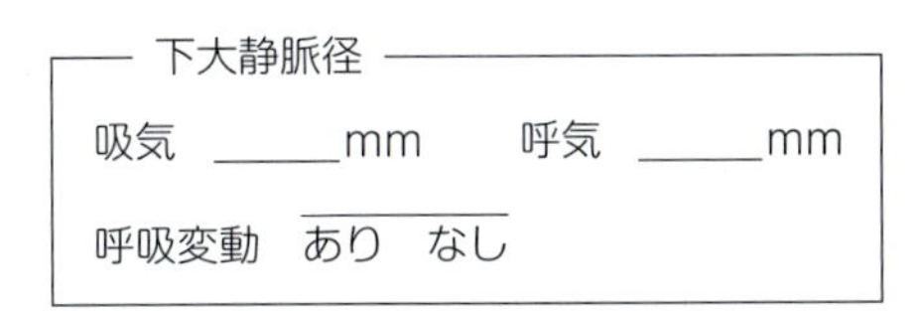

このように，その太さと，呼吸変動のあり，なしが表記されます。

IVC評価は，ほかの所見とあわせて総合的に評価されるのであくまで目安としてですが，一般的に以下の所見が考慮されます。

●体液正常
- IVC径（呼気時）：15mm
- 呼吸性変動（＋）

●心不全の可能性（主に右心系の血液うっ滞）⟶ポイント2で解説
- IVC径（呼気時）：21mm以上
- 呼吸性変動（－）

●脱水症や出血の可能性
- IVC径（呼気時）：10mm以下
- 呼吸性変動（＋）

ポイント❷ IVCの拡大，呼吸変動の低下が起こっている場合は右心負荷が強まっている可能性

ポイント1では，IVCの拡大，呼吸変動の低下は心不全の可能性を示唆していると解説しました。では，この評価について血行動態からどのような状態を示しているのか少し掘り下げてみましょう。

IVCは，図1でも示したように右房と直結しています。IVCが過剰に張っている状態に陥っているということは，何らかの影響でIVCから右房への血液流入が滞っている状態を示していることがわかるかと思います。さらには，右房への血流が滞るということは，右房圧の上昇が示唆されるため右室の拍出量低下の可能性が示唆されます（**図3**）。

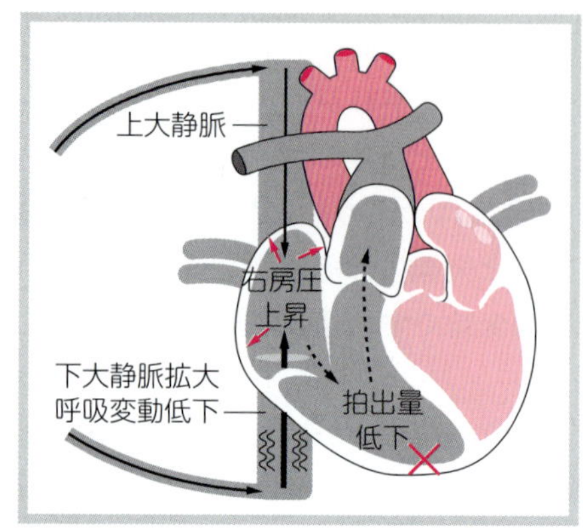

図3　下大静脈から右心房への血流停滞

このように，IVCの評価とは大きく捉えると静脈から右心への血流評価→右心負荷の評価であり，その異常（IVCの拡大，呼吸変動の低下）は右心不全の可能性を示していることがわかると思います。

また，右心負荷が強まり，右心不全症状が起こると，多くの場合で三尖弁閉鎖不全症（TR）が引き起こされます。これは右室の拡大によって三尖弁の弁輪が拡大し，弁の合わさりが悪くなることによります。TRは弁自体の異常ではほとんど起きず，多くがこの右室拡大によって引き起こされます（**図4**）。

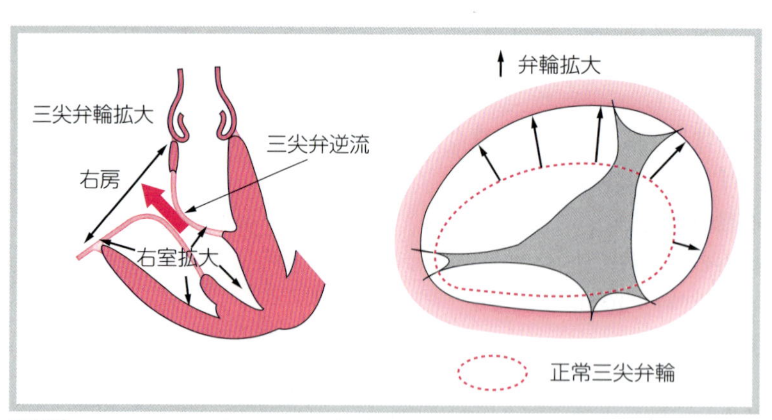

図4　TRのメカニズム

その評価はほかの閉鎖不全症と同様に，軽度（mild），中等度（moderate），高度（severe），もしくは，Ⅰ°，Ⅱ°，Ⅲ°，Ⅳ°（数値が大きいほど重症）の度数評価となります。

ポイント3 心不全で右心不全単独はほとんどなく多くは左心不全が合併

ポイント2では，IVC径の拡大，呼吸変動の低下は右心不全の可能性を示していると解説しました。では，IVCの拡大，呼吸変動の低下＝右心不全単独の問題と考えてよいのでしょうか？　これは一概にそうとはいえません。心不全には，皆さんご存じのとおり，右心不全，左心不全があります。起こりうるパターンとしては，以下があげられます。

- 右心不全単独
- 左心不全単独
- 左心不全＋右心不全

これらのなかで通常起こる可能性が最も低いのはどれでしょうか？　可能性を考えるうえで重要なのは，心血行動態の理解です。心血行動態を視覚的に理解しやすくするために，心臓を半分に割って横に伸ばした図を用い（**図5**），心拍出において最も重要な<u>左室</u>から順に遡って解説していきます。

まず左心不全単独については，左室駆出率（EF）の項（p.35〜40）で解説したように心臓4腔のなかで，左室は体循環を司る重要なポンプ機能をもつ場所なので，これが破綻してしまった場合，当然心不全が起こりうる可能性があることがわかると思います。また，大動脈弁，僧帽弁の弁膜症があった場合においても引き起こされる可能性が高いです（**図6**）。

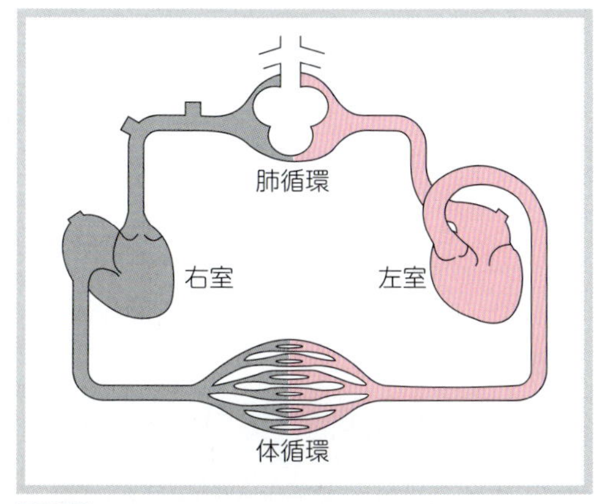

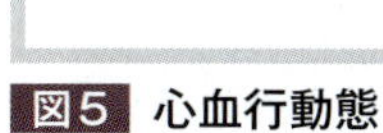
図5　心血行動態

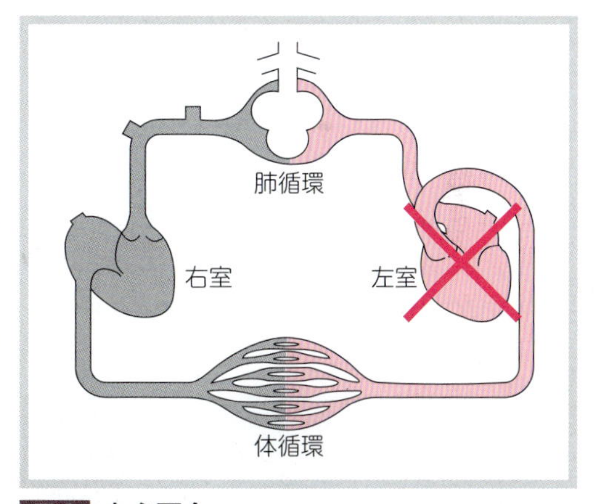

図6　左心不全

では左心不全＋右心不全はどうでしょうか？　これは，左心不全の症状が強まるにつれ，その負荷が肺循環を通り越して右室へかかり，右心不全を引き起こす可能性があることがわかると思います（**図7**）。

最後に右心不全単独はどうでしょうか？　左心不全が起こらずに右心不全が単独で引き起こされる状況とは，その間の肺循環に局所的に何らかの異常が起こった場合がその理由として最も考えられます（**図8**）。

このような状況を引き起こす代表的な病態とは，肺梗塞や肺高血圧症と非常にまれで特殊な病態しかありません。よって，右心不全単独という可能性は非常に低いということがわかると思います。このことから，IVCの評価には右心不全だけでなく，その多くは左心不全増悪の評価も兼ね備えている点をおさえておきましょう。

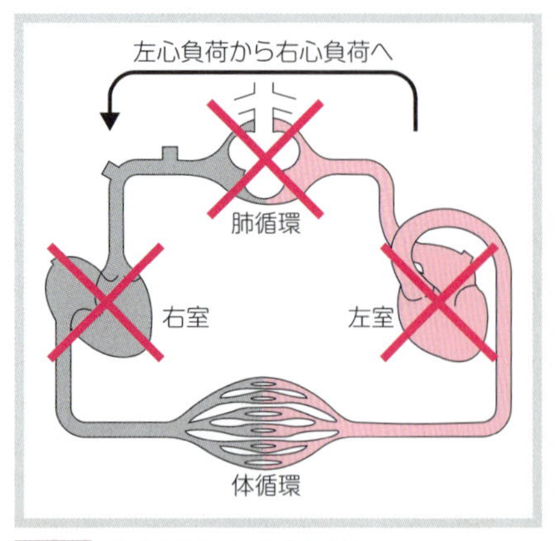

図7 左心不全＋右心不全

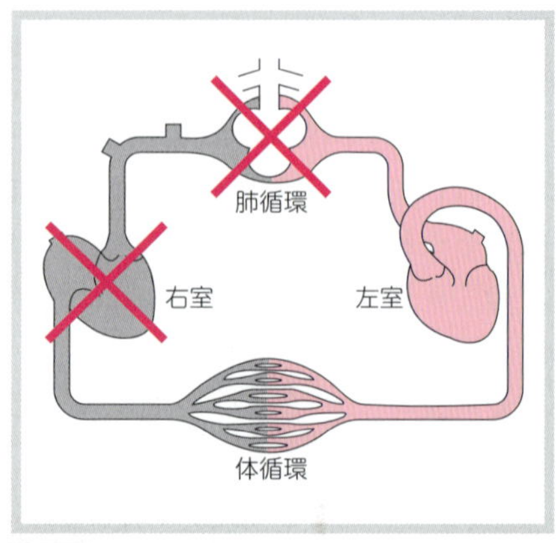

図8 右心不全

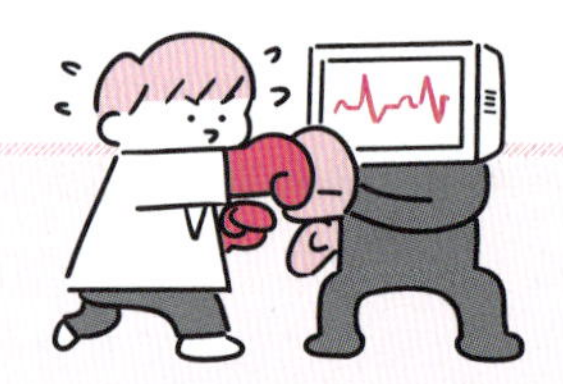

薬物治療でこう活かす！

もともと心不全既往にて利尿薬を服用している患者さんが，術後補液開始後に呼吸苦を訴えたため，心エコーを計測することとなりました。また，心電図は術後に洞調律から心房細動となっていました（抗凝固薬は投与済み）。

図9の心エコー①，②の結果において，どちらにより心不全の重症化の可能性があり，早急な利尿薬の増量，追加が考慮されるでしょうか？

①IVC　呼気21.9mm　吸気16.8mm　呼吸変動なし

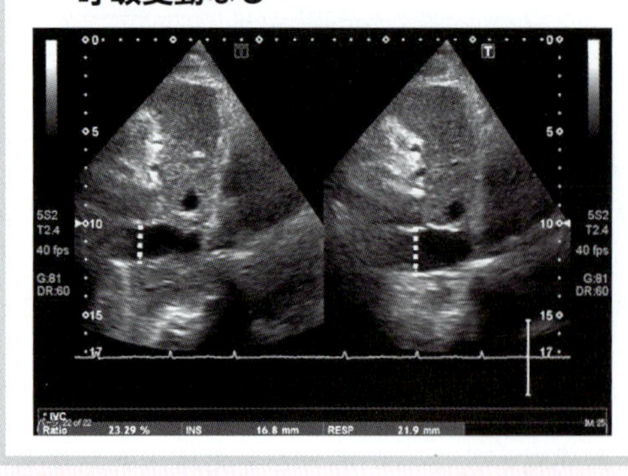

②IVC　呼気13.7mm　吸気5.2mm　呼吸変動あり

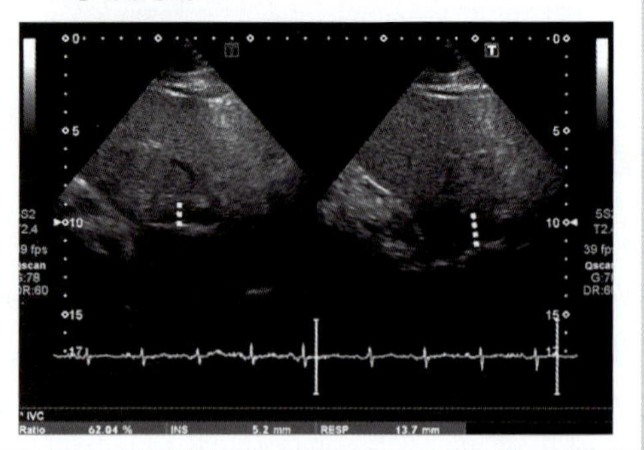

図9 心エコー図

正解は①です。まず，心不全既往という段階で左心不全がベースにある可能性が高いことが，ポイント3からわかると思います。そこから考慮すると，術後の補液開始による容量負荷および心房細動発症による左心不全の増悪（p.55～56）が右心不全まで進展している可能性が高いと考えられます。

Question! 12

大動脈弁閉鎖不全症の重症度が高い心エコーはどちらでしょうか？

①AR：Ⅰ°

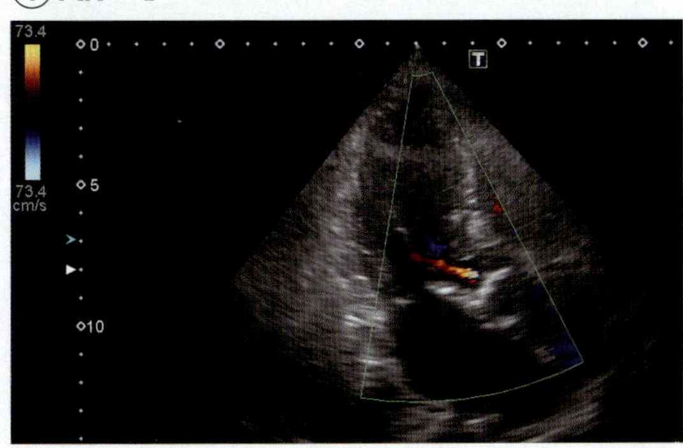

②AR：Ⅲ°

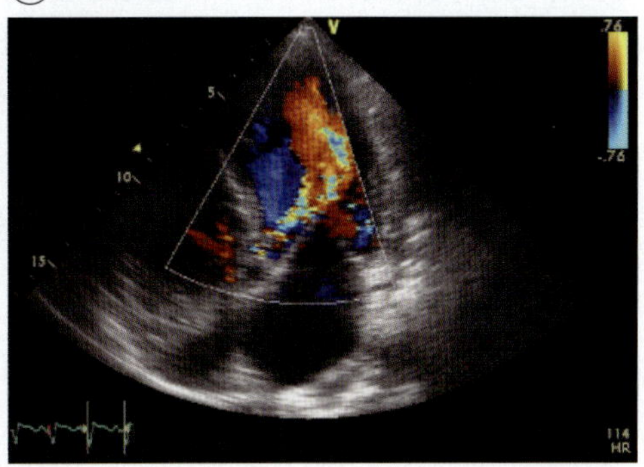

弁膜症においてはここまで臨床上遭遇する可能性が高い疾患を中心にAS，MS，MR，TRを取りあげ解説してきました。最後は臨床上重要な大動脈弁閉鎖不全症（AR）について解説していきます。

- ポイント1　ARは左心不全症状を引き起こす
- ポイント2　ARが進行すると左室が拡大していく
- ポイント3　弁膜症の多くは感染性心内膜炎のリスク因子となりうる

正解は②です。

ポイント1 ARは左心不全症状を引き起こす

大動脈弁閉鎖不全症（AR）の要因の多くは，加齢に伴う変性（弁硬化・石灰化）です。大動脈弁が閉鎖不全を起こすとどのような症状が引き起こされるのかについては，これも他の弁膜症と同様に血行動態がどのように変化をしていくのかを考えると理解しやすくなるかと思います。

大動脈弁が閉鎖不全となると，その血行動態は収縮期において大動脈→左室への逆流が起こります。そうなると左室への負荷が上昇し，さらにそれに耐え切れなくなると，左室→左房への負荷が強まり，肺うっ血などの左心不全症状を来すわけです（**図1**）。

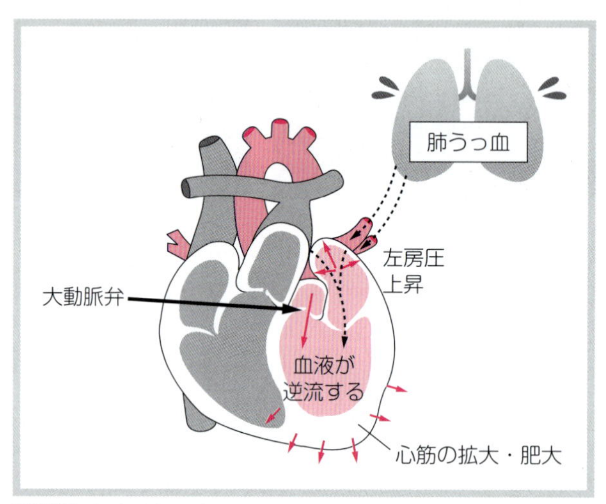

図1 大動脈弁閉鎖不全症

では，ARは心エコーではどのように評価され，どのように重症度が分類されるのでしょうか？　これらは僧房弁閉鎖不全症（MR）と同様に，大動脈→左室へ逆流する血液量，血液の割合，逆流しているときに開いてしまっている弁口の大きさなどにより，**表1**のように評価されます。

表1 大動脈弁閉鎖不全症の重症度分類

	軽度	中等度	重度
定性評価			
大動脈造影 Grade	Ⅰ	Ⅱ	Ⅲ～Ⅳ
カラードップラージェット面積	＜25% of LVOT		＞65% of LVOT
vena contracta width（cm）	＜0.3	0.3～0.6	＞0.6
定量評価（カテまたはエコー）			
逆流量RVol（mL/beat）	＜30	30～59	≧60
逆流率（%）	＜30	30～49	≧50
逆流口面積ERO（cm^2）	＜0.10	0.10～0.29	≧0.3

LVOT：左室流出路

〔吉川純一，他：大動脈弁逆流．弁膜疾患の手術適応と至適時期．今日の心臓手術の適応と至適時期（伊藤浩，他・編），文光堂，p109，2011をもとに作成〕

そして重症度の度合いも同様に，軽症（mild），中等度（moderate），重度（severe）です。さらに逆流の度合いの度数評価も**図2**のように評価されます。

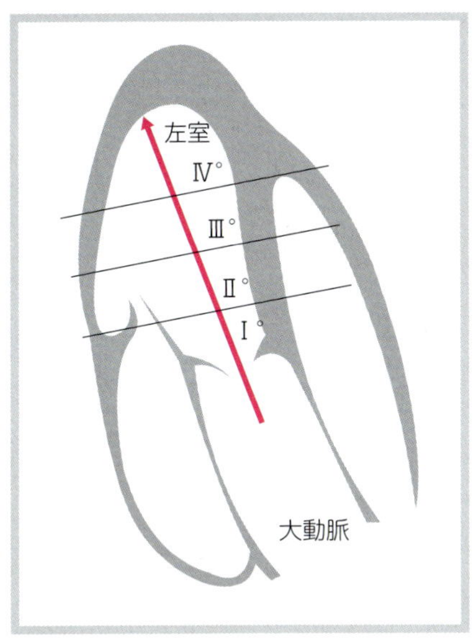

図2 ARの評価方法

難しいと思うかもしれませんが，これらの結果はすべて他の弁膜症と同様に，心エコー結果に記載があります。ここまでは参考程度に知っておくとよいと思います。

ARの治療に関しては，他の弁膜症と同様に根本治療は外科手術しかなく，薬物治療に関しては心不全症状緩和目的での利尿薬，血管拡張薬が主体となります。

ポイント2 ARが進行すると左室が拡大していく

ポイント1ではARの発症に伴って左心不全症状が引き起こされると解説しました。その後の肺うっ血まで進展する過程は大動脈弁狭窄症（AS）と同じではないのか？（p.48）と思うかもしれません。しかし，ASとARでは左室への負荷の違いにより，左室の構造変化が異なります。これは薬剤選択で重要な要素となる可能性があるのでしっかりおさえておきましょう。

では，まずARでどのように左室に負荷がかかるのかを確認していきます。ARでは大動脈弁が完全に閉鎖せずに一部の血液が逆流します。そうなると，その分の血液量が左室内へ留まるため左室への容量の負荷が増大し，それを受け入れるために左室が拡大せざるを得ない状況となるということがわかるかと思います（**図3b**）。

一方，ASではどうでしょうか？　ASでは大動脈弁が狭窄して左室内の圧力が強まることにより，左室への負荷が増大するのです。そうなると，左室はその圧に打ち勝とうとして狭窄した大動脈弁の向こう側に血液を送り出すため，いつもよりも強い力で血液を押し出さなくてならない状況になります。これを簡単に言うと，心筋が日々筋トレをしているような状態です。このようにして左室の心筋が肥大していくということがわかるかと思います（図3c）

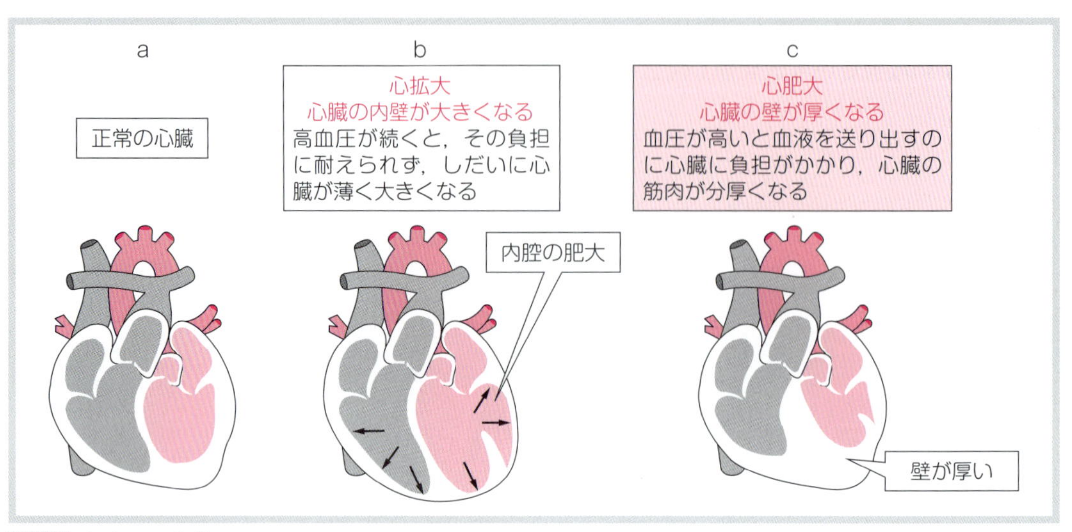

図3 左室への負荷

このように，同じ大動脈弁での弁膜症でもARは左室拡大，ASは左室肥大が主体となることがわかると思います。「主体」としたのは，ARには左室拡大とともに血液を押し出そうとする左室肥大を合併する例もあるからです。

ポイント3 弁膜症の多くは感染性心内膜炎のリスク因子となりうる

ここまで弁膜症について解説してきました。大動脈弁閉鎖不全症に限ったことではないのですが，弁膜症をもつことにより引き起こされるリスクと合併症として，われわれ薬剤師が感染症領域に介入するときにしばしば目にする感染性心内膜炎（IE）があります。

感染性心内膜炎を知っている方も多いとは思いますが，これは何らかの原因（抜歯など）で血液内に進入した病原体が弁に感染巣を作り，弁の閉鎖不全（新規および既存の悪化），弁破壊，塞栓症を引き起こす疾患です。この感染巣は疣贅（ゆうぜい）と呼ばれ，心エコーで確認できます。**図4**は大動脈弁の疣贅です。そして，QuestionのARのエコー画像はこの症例のものです。

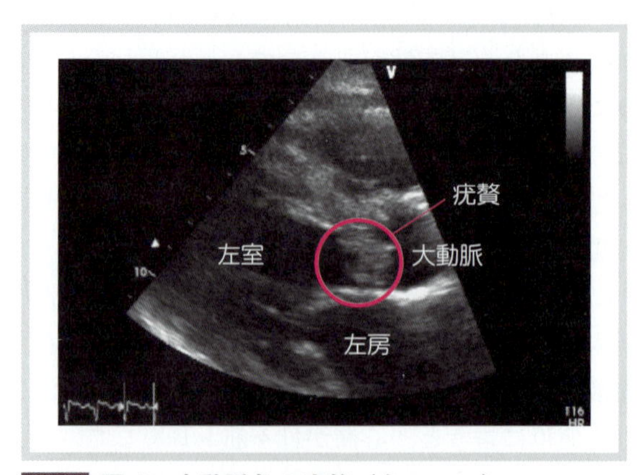

図4 図4 大動脈弁の疣贅（心エコー）

その確認方法は，心エコーにおいても次の2つがあります。

- TTE（transthoracic echocardiography）　：経胸壁心エコー図
- TEE（transesophageal echocardiography）：経食道心エコー図

TTE（経胸壁心エコー図）と書くと耳馴染みがない感じがするかと思いますが，これは通常の心エコー計測方法のことです。TEE（経食道心エコー図）とは，**図5**のように食道から心臓を確認する方法です。

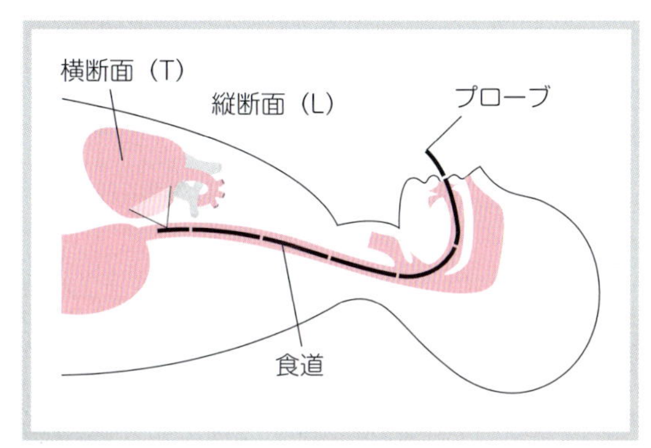

図5 TEE（経食道心エコー図）

感染性心内膜炎で疣贅を確認する際には，TEEが感度・特異度が高いとされています。しかし，施設の設備，手技に熟練を要する点などから必ずしも施行できるとは限りません。また，図5からわかるように侵襲的であるというデメリットがあります。

TTE，TEEの適応について「感染性心内膜炎の予防と治療に関するガイドライン（2017年改訂版）」では，TTEは感度・特異度の点ではTEEに劣りますが，非侵襲的で繰り返し施行することができ，心機能評価やドプラ法を用いた血行動態評価の点でTEEに勝るため，IEが疑われた症例全例に可及的速やかに行うべきであるとされています。TEEはTTEが画像不良で診断できない症例またはTTEで陰性であってもIEの可能性が臨床的に疑われる場合，人工弁例やその他デバイスが挿入されている症例でIEが疑われる場合に施行するべきであるとされています。

感染性心内膜炎には各弁膜疾患でリスクがありますが，その治療の生体弁，機械弁等の弁置換術後において，さらにその発症リスクが高いとされているのでおさえておきましょう（**表2**）。感染性心内膜炎の抗菌薬治療については，本書の目的とは少し違った話となってしまうので他書に譲るとします。

表2 成人におけるIEの基礎心疾患別リスクと，歯科口腔外科手技に際する予防的抗菌薬投与の推奨とエビデンスレベル

IEリスク	推奨クラス	エビデンスレベル
1．高度リスク群（感染しやすく，重症化しやすい患者）		
•生体弁，機械弁による人工弁置換術患者，弁輪リング装着例 •IE の既往を有する患者 •複雑性チアノーゼ性先天性心疾患（単心室，完全大血管転位，ファロー四徴症） •体循環系と肺循環系の短絡造設術を実施した患者	Ⅰ	B
2．中等度リスク群（必ずしも重篤とならないが，心内膜炎発症の可能性が高い患者）		
•ほとんどの先天性心疾患*1 •後天性弁膜症*2 •閉塞性肥大型心筋症 •弁逆流を伴う僧帽弁逸脱	Ⅱa	C
•人工ペースメーカ，植込み型除細動器などのデバイス植込み患者 •長期にわたる中心静脈カテーテル留置患者	Ⅱb	C

エビデンス評価の詳細は「CQ4：高リスク心疾患患者に対する歯科処置に際して抗菌薬投与はIE予防のために必要か？」参照
*1 単独の心房中隔欠損症（二次孔型）を除く
*2 逆流を伴わない僧帽弁狭窄症では IE のリスクは低い
IE：感染性心内膜炎

〔日本循環器学会．感染性心内膜炎の予防と治療に関するガイドライン（2017年改訂版）．http://www.j-circ.or.jp/guideline/pdf/JCS2017_nakatani_h.pdf（2019年5月閲覧）〕

薬物治療でこう活かす！

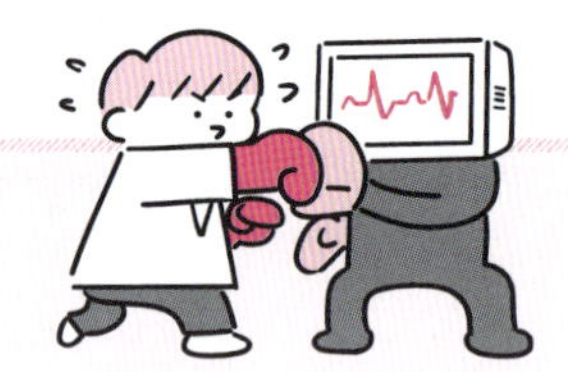

外来で尿路感染症の診断を受けた糖尿病既往のある患者さんが，内服抗菌薬治療を数日行っても中止すると発熱するため，再治療を繰り返し，ついには高熱が続いて急性腎盂腎炎で入院となりました。以前の入院歴での心エコーの計測結果があり，それは下記でした。今回再度心エコー確認後，抗菌薬治療を考慮したほうがよいエコー結果は図6の①，②どちらでしょうか？

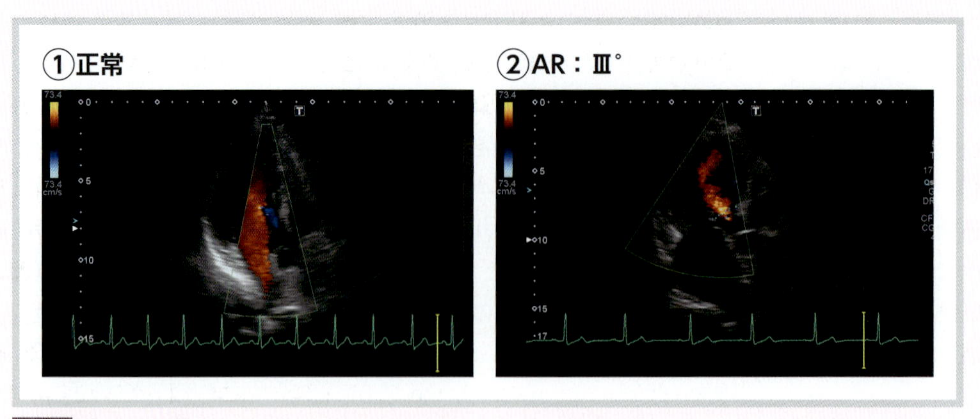

図6 心エコー図

正解は②です。①のドプラは左房→左室への正常流入を示し，ARはありません。わかりにくいですが薬剤師は計測された結果をみて評価するのでこの点はご安心ください。

Question! 13

QT延長症候群が引き起こされている心電図はどれでしょうか？

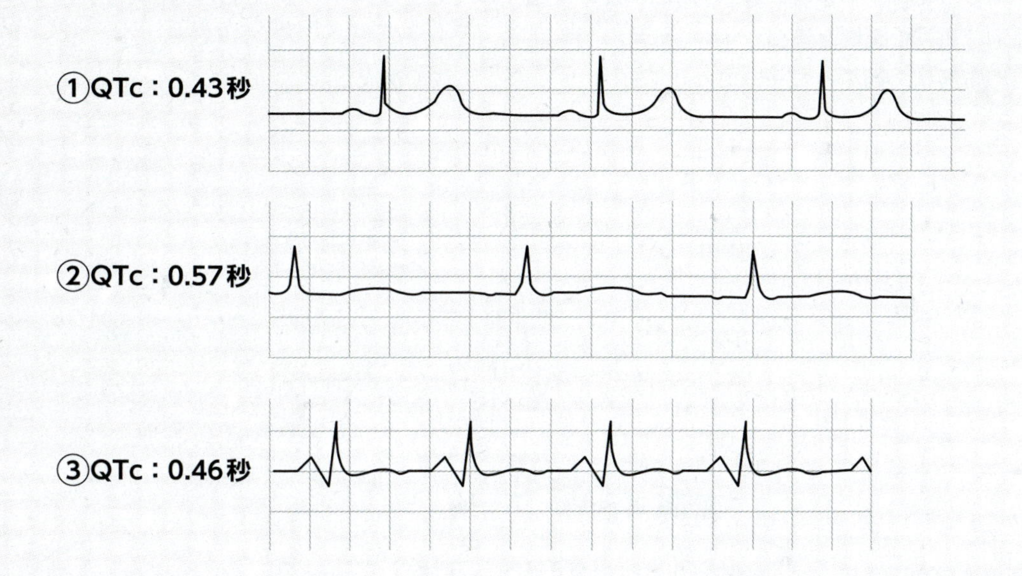

胸部X線，心電図，心エコーなど主に循環器領域で活用されるモダリティには，ほかにも活用方法があります。その１つとして，心電図で確認できる薬剤性QT延長症候群について解説していきます。

ポイント１ QT間隔の評価は主にQTc（補正QT時間）で行う　正常値：0.36＜QTc≦0.44

ポイント２ QT延長症候群で致死的な不整脈が引き起こされる可能性がある

ポイント３ 薬剤性QT延長症候群の確認ではまず以前の心電図と見比べる

正解は②，③です。

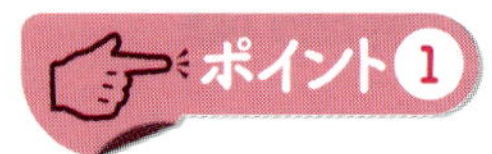

QT間隔の評価は主にQTc（補正QT時間）で行う 正常値：0.36＜QTc≦0.44

まず心電図でいうと，QT時間とはどこを指すのでしょうか？　学生時代の知識のおさらいを兼ねて再度心電図を確認していきましょう。

心電図は，**図1**のように主としてP，Q，R，S，T波で構成されています。

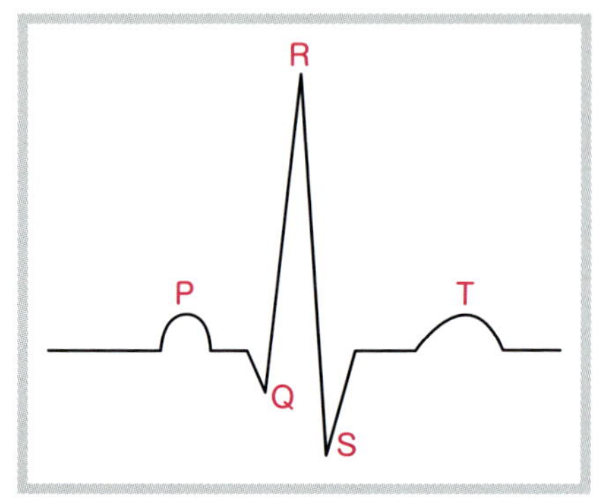

図1　基本波形

ではQT時間とはこのなかのどこからどこまでの時間でしょうか？　QTなので，すぐにわかりそうですが，具体的にどこからどこまでと言われるとあれっ？と思うかもしれません。

QT時間とは，Q波の始まりからT波の終わりまでです（**図2**）。

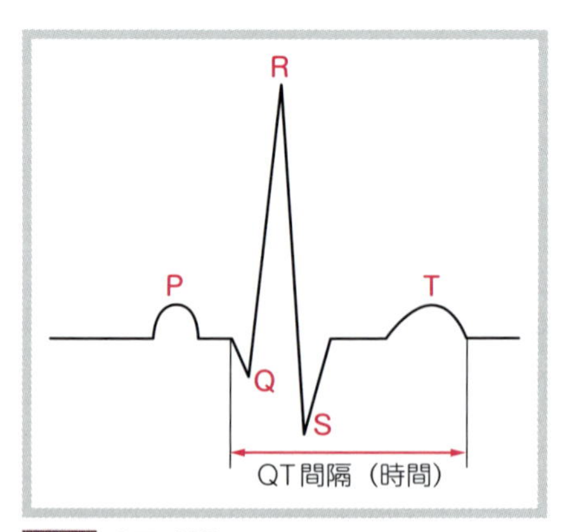

図2　QT時間

QT時間は，正常ではおおよそ0.30～0.45秒とされるので，当然それ以上でQT延長の可能性が示唆されるわけです。しかし，話はそう簡単にいきません。

QT時間は，心拍数の影響を受けて変動してしまうため，本来はどの程度なのかそのまま実際の心電図から計測した場合では判断しかねます（**図3**）。

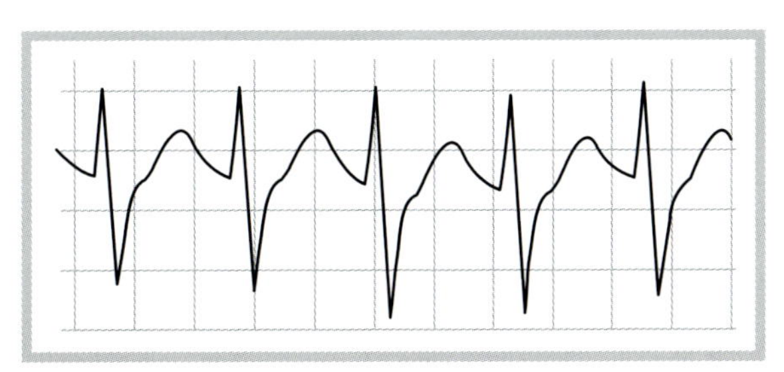

図3 脈拍140回/分のQT延長心電図

そこで，心拍数の影響を加味した補正計算が必要となるわけです。それが，補正QT時間です。QT時間の補正方法は多くありますが，一般的にBazett法による次の計算式が用いられます。その正常値は$0.36 < QTc \leqq 0.44$です。

$$QTc(Bazett) = \frac{QT}{\sqrt{RR}}$$

QTcのcは，corrected（補正）の略なのでQTcとはそのまま補正QT時間のことを示します。

なんだか難しい，妙な式が出てきた！と思うかもしれませんが，安心してください。QTc値は**図4**のように，12誘導心電図解析結果にしっかり表示されています。極論を言ってしまうと心電図を直接みなくても，ここをみればQT延長か否かは評価できるわけです。

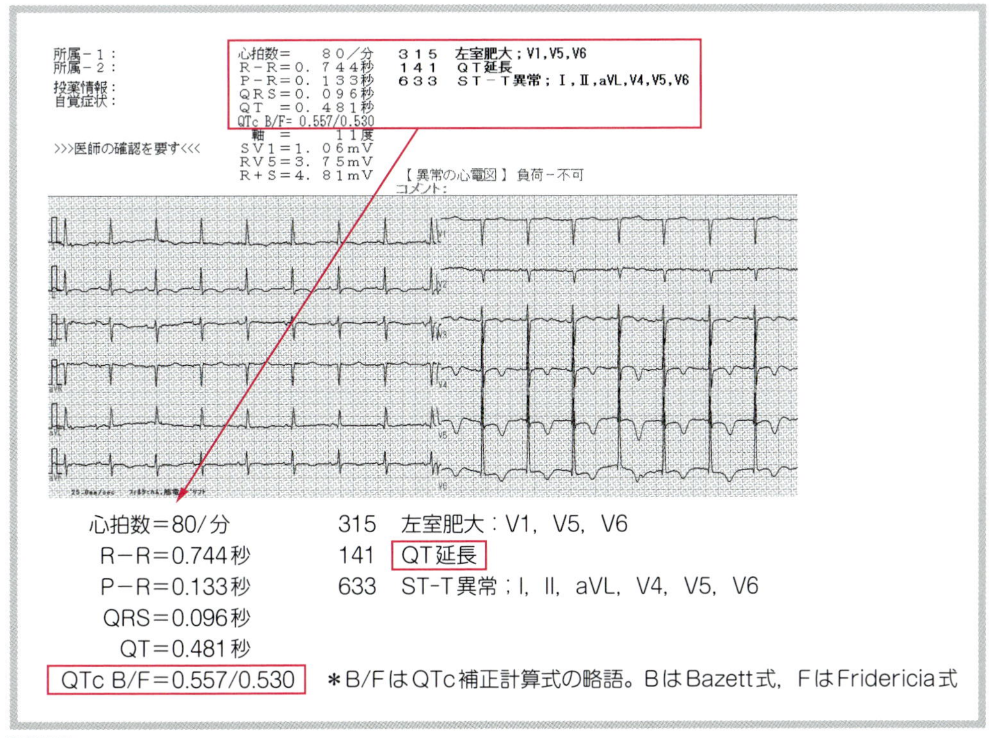

図4 12誘導心電図解析

その他にもQT延長の判定には簡易法として，**図5**のようにRR間隔の中央にT波がかかっているか否かで，QT延長の可能性があると推測できる方法もあります。

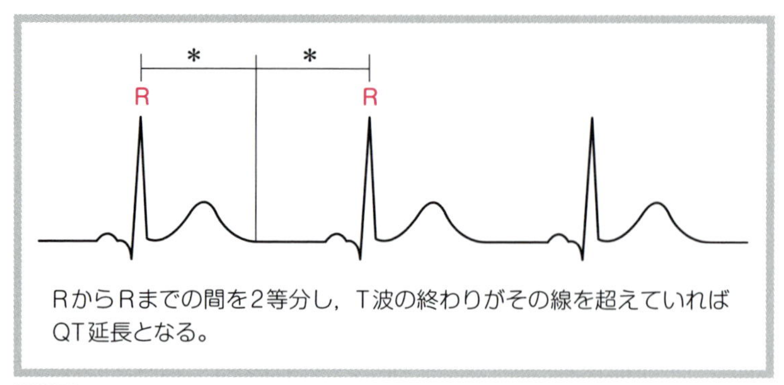

図5 QT延長判定の簡易法

この方法はあくまで簡易法であり，先ほどのQTcのように心拍数による変動補正がされていません。徐脈，頻脈の際には参考とならないので注意が必要となりますが，モニター心電図で簡易的にQT延長か否かを考慮する際などに有用です。

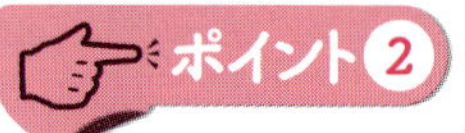

ポイント2 QT延長症候群で致死的な不整脈が引き起こされる可能性がある

ポイント1では，QT間隔の評価について解説しました。ではQT延長が認められたとして臨床上何が問題となるのでしょうか？ こう言われて，確かにQT延長症候群＝非常に危険な副作用と学生時代に叩き込まれたけどそういえばなぜだったかな？と思う方がいるかもしれません。ここは非常に重要なので，しっかりおさえておきましょう。

QT延長が危険な副作用とされるのは，時として致死的な不整脈であり心室細動に移行しうる不整脈，torsades de pointes（トルサード・ド・ポアント）が引き起こされる可能性が高くなるためです。その波形は**図6**の波形となり，そのダイナミックな波形からも何となく危険そうな感じがするかと思います。

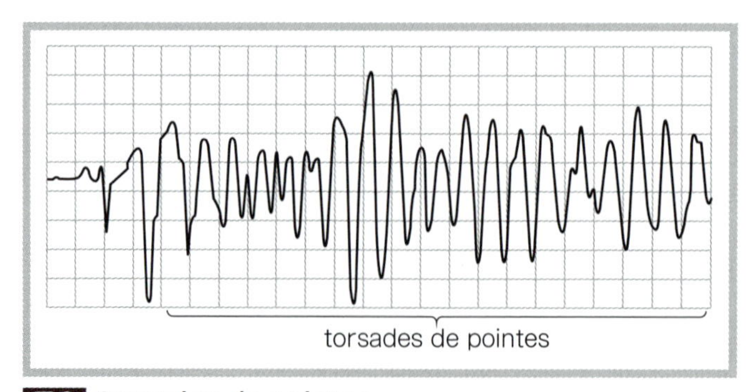

図6 torsades de pointes

さて，QT延長によってなぜtorsades de pointesが引き起こされるのか？が気になるところかと思いますが，この発生機序は多岐にわたりすべてを解説しようとすると複雑になりすぎてしまいます。そこで，その発生機序の1つとして，R on Tとよばれる比較的イメージしやすい現象があるので，その解説にとどめます。

R on Tとは，その名のとおりT波の頂点付近にR波が乗ってしまうという現象です（**図7**）。

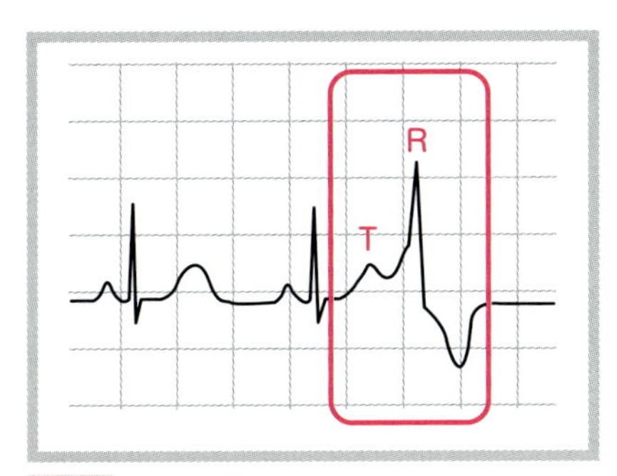

図7 R on T

実際に発生した心電図でみてみましょう（**図8**）。先ほどのtorsades de pointesの心電図波形の発生直前の波形をみるとT波のうえにR波が乗っているのがわかると思います。

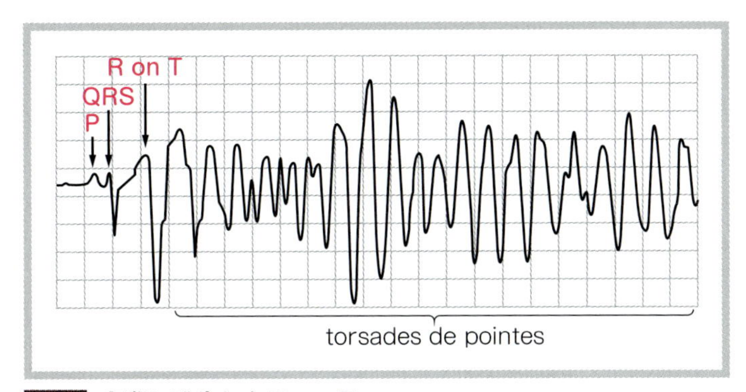

図8 実際に発生したR on T

T波は心室の弛緩波，R波は心室の収縮波です。R on Tとは，心室が弛緩しようとしているときにいきなり収縮しろという命令が下っているという状況です。大きな混乱が起きそうだということがイメージ的にわかると思います。この混乱によってtorsades de pointesが生じます。

では，心室が弛緩しようとしているときにいきなり「収縮しろ！」という命令が下るという通常起こりえない現象はどのようにして起こるのでしょうか？

この命令を引き起こす現象として最も起こりうるのは，心室性期外収縮という不整脈です。この不整脈は，字のとおり**図9**に示すように何の前触れもなく心室内で突然電気刺激が発生し，突然の心室の収縮を引き起こします。

とはいえ，この不整脈があったからといって通常ではR on Tはなかなか生じません。心室性期外収縮は正常の人でも比較的多く見受けられる不整脈なので，それにあわせてR on Tが頻発してしまっては大変なことになってしまいます。

細かいことは割愛しますが，すばらしいことに身体には一種の防衛機構のようなものが備わっているのです。

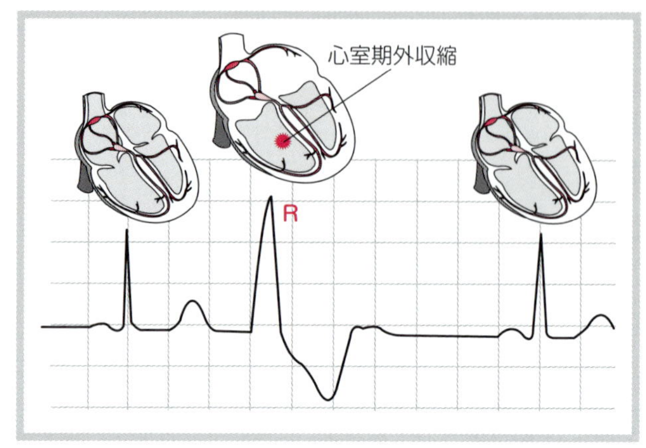

図9 心室性期外収縮

ところが，QT延長している場合においてはそうはいきません。簡単に言うと，QTが延長しているということは，心室弛緩の時間が延びているわけですから，図10のように，心室性期外収縮による突然の心室収縮が入り込むスキを多く与えてしまうことになります。

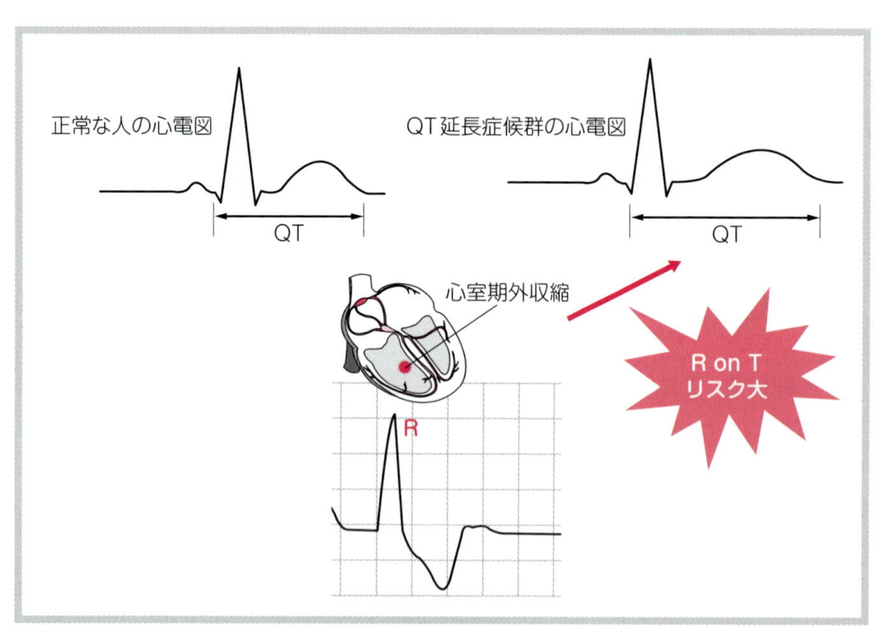

図10 QT延長による心室性期外収縮のリスク

ここから，R on T→torsades de pointesを引き起こすリスクが高まってしまうことがわかると思います。ですから，QT延長症候群は危険な副作用となりうるのです。

ポイント3 薬剤性QT延長症候群の確認ではまず以前の心電図と見比べる

実際に心電図を確認し，QTcの延長が確認されたとします。そのときに，QTを延長させうる被疑薬があった場合に即座にそれを要因としてよいのでしょうか？　こう言うと答えがわかりますが，もちろんそれのみで判断はできません。なぜなら，QT延長症候群は薬剤性だけでなく，さまざまな因子によって引き起こされる可能性があるからです。

QT延長症候群は，先天性QT延長症候群（先天性LQTS）と二次性QT延長症候群（二次性LQTS）に分けられ，さらに二次性QT延長症候群は**表1**にあるように多くの要因によって引き起こされます。

表1からわかるように，薬剤性QT延長の可能性は多くの因子の中の一部です。QT延長症候群は1つの要因からではなく，このなかの複数因子から引き起こされる場合が多いとされます。

では，薬剤性QT延長症候群を疑う場合には，まず何を確認していけばよいのでしょうか？上記因子をすべて鑑別でしょうか？　薬剤因子以外にも可能性があるということを知識として知っておくことはもちろん重要ですが，その判断をすべて薬剤師が行うことは，薬剤師本来の業務とは思えませんし，そもそも困難です。

それよりも，まずすべきことはその薬剤が投与される前の心電図と見比べることです。なんだ，あたりまえのことではないか！と思うかもしれませんが，実際臨床現場で遭遇すると，ついこの薬剤がQT延長を引き起こしているすべての要因であると決めつけて，医師へ報告してしまいがちなので注意が必要です。

表1 二次性LQTSの主な原因

1）薬物
抗不整脈薬 　Ⅰa群（キニジン，ジソピラミド，プロカインアミド，シベンゾリンなど） 　Ⅰc群（プロパフェノン，フレカイニドなど） 　Ⅲ群（ソタロール，ニフェカラント，アミオダロンなど） 抗菌薬（エリスロマイシン，ST合剤など） 抗真菌薬（イトラコナゾールなど） 抗アレルギー薬（テルフェナジン，アステミゾールなど） 抗高脂血症薬（プロブコールなど） 抗精神病薬（ハロペリドール，クロルプロマジンなど） 三環系抗うつ薬（イミプラミン，アミトリプチリンなど） 抗癌薬（ドキソルビシンなど）
2）徐脈
房室ブロック，洞不全症候群，心房細動から洞調律に復帰後
3）低K血症，低Mg血症，低Ca血症
4）急性心筋梗塞，左室肥大，ストレス心筋症
5）脳卒中，クモ膜下出血，頭蓋内出血，他の中枢神経疾患
6）甲状腺機能低下症，神経性食欲不振症
7）女性，高齢

〔日本循環器学会．遺伝性不整脈の診療に関するガイドライン（2017年改訂版）．http://www.j-circ.or.jp/guideline/pdf/JCS2017_aonuma_h.pdf（2019年3月閲覧）〕

薬剤が投与される前のベースの心電図がない場合，これは非常に困ります。入院時や内科疾患での外来通院の際に心電図がとられていないケースというのはなかなかないとは思いますが，万が一そのようなことがあり状況的に今後薬剤性QT延長を来すリスクが高いと推測される場合（表1で示した電解質異常があるなかで，QT延長リスクのある薬剤が投与されるなど）には，一度ベースとなる心電図確認を薬剤師が提案するのもよいかもしれません。

ちなみに表1でのQT延長リスクとなりうる薬剤記載には非常に古いものがあり，現在はミラベグロン，エスシタロプラムなど，添付文書にてQT延長症候群への注意喚起が明記されている薬剤がほかにも数多くあるので注意が必要です。

薬物治療でこう活かす!

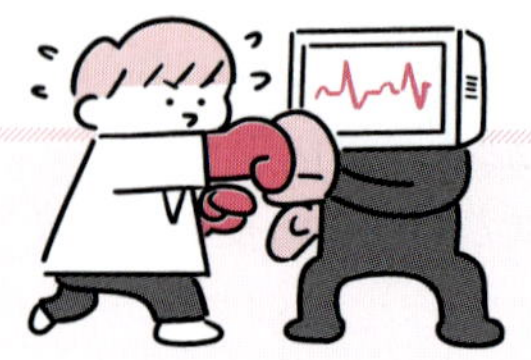

QT延長を引き起こす可能性が高い持参薬があったため，心電図を確認したところ，QTcが0.57秒に延長していました。

そこで，被疑薬服用以前の心電図を確認したところ，**図11**の①，②どちらのパターンで被疑薬による薬剤性QT延長が疑われるでしょうか？

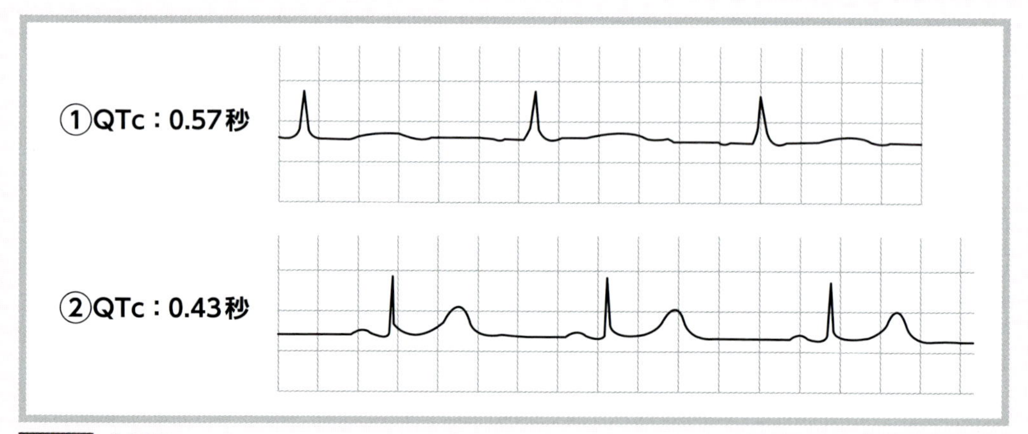

図11 心電図

正解は②です。しかし，②のみにリスクがあるかというとそうではありません。①はすでに延長しているので，今後さらに延長する可能性もあり，注意が必要となる可能性もあるわけです。

このようにQT延長を来す可能性がある薬剤を投与する場合，投与している場合においては，日々の病態変動，および併用薬の追加などで適切なフォローアップが必要です。しかしながら，循環器科以外での入院などにおいてのフォローアップはまだ十分とはいえないのが現状であるかと思われるので，薬剤師が心電図確認をしていくことは有意義であると思います。

Question! 14

肺水腫が確認される胸部Ｘ線はどちらでしょうか？

①

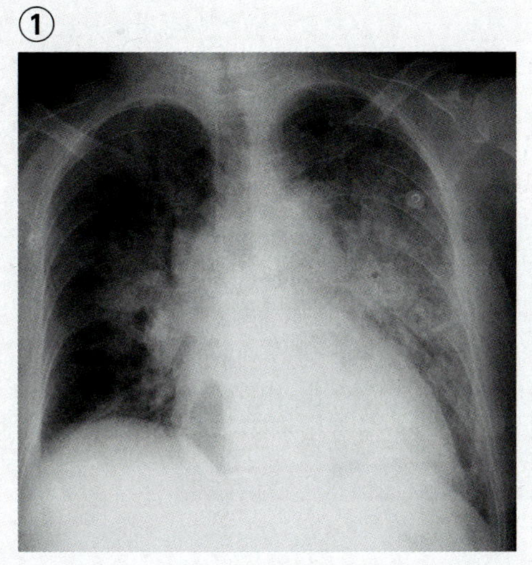

②

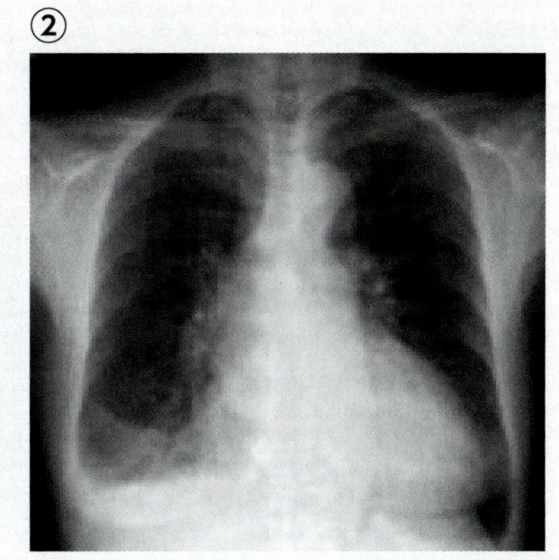

循環器領域のモダリティのなかでも，胸部Ｘ線，胸部CTをより活用すると，肺水腫の確認が可能になります。序盤の胸水の項でも取りあげた胸部Ｘ線，胸部CTの知識を踏まえて解説していきます。

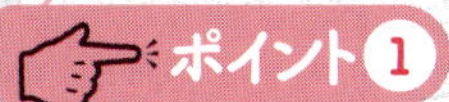

ポイント① 肺水腫は胸水とは異なる

ポイント② 肺水腫は肺血管から漏れ出た水によって引き起こされる

ポイント③ 肺水腫は間質性から肺胞性へ進展する

正解は①です。

ポイント1 肺水腫は胸水とは異なる

肺水腫は胸水と似たようなものでは？と思う方がいるかもしれません。肺水腫と胸水は，確かに言葉は似たような感じですが，その病態は大きく異なります。

ではこの2つ，何が違うのでしょうか？　違いを理解していただくために，まず胸水の要点についておさらいをします。

胸水は，胸部X線，CTでは**図1**のように写ります。

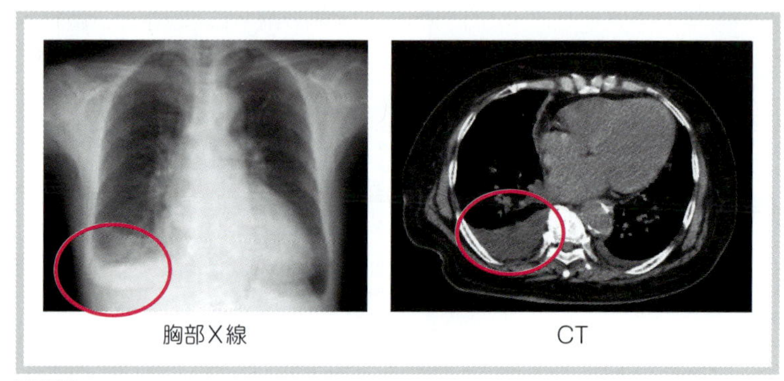

図1 胸水

肺の中に水が貯留しているようにみえます。しかし，肺の周りには肺を包み込むように被さっている胸膜という膜があり，胸水とは胸膜の中に水が貯留する現象で，肺の中に水が貯留するわけではありません（**図2**）。

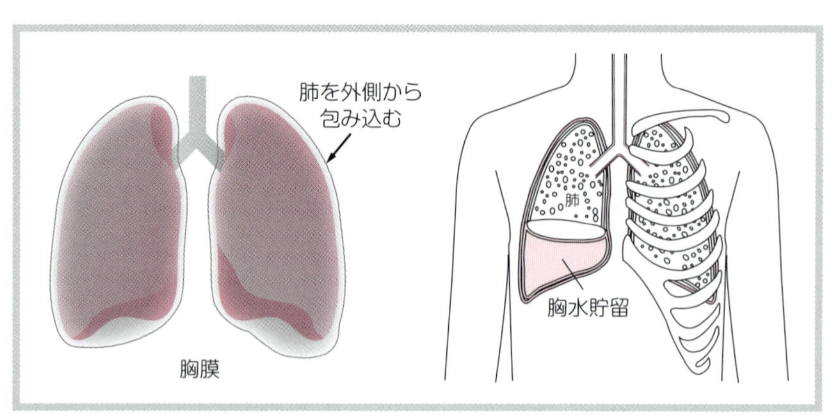

図2 水の胸膜への貯留

一方，肺水腫は，ここまでで答えがわかっているとは思いますが，胸水とは異なり文字どおり肺の中に水が貯留する現象です。その典型例としては**図3**に示すような胸部X線，CTとなります。

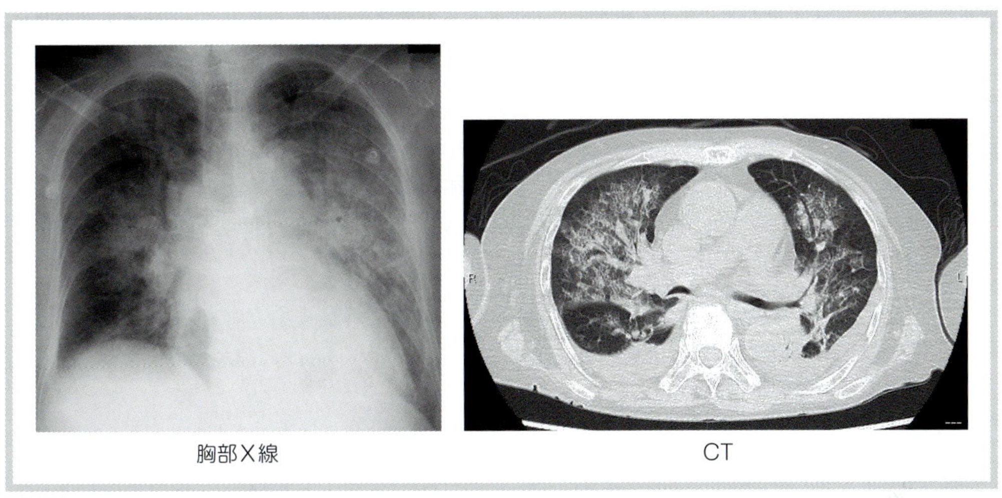

図3 肺水腫

先ほどの胸水とはずいぶん異なる画像となっています。肺水腫がこのような画像になると覚えてしまってもよいかもしれませんが，なぜこのような画像になるのか理解を深めることは，肺炎の画像の理解においても非常に重要です。ここからはしっかりおさえていきましょう。

ポイント2 肺水腫は肺血管から漏れ出た水によって引き起こされる

ポイント1で肺水腫は肺の中に水が貯留する現象と言いました。ではこの水はどこからきて肺内のどこに貯留するのでしょうか？　ポイント2ではまず水がどこからくるのかを解説していきます。

これを理解するためには，肺の解剖を知ることが重要です。**図4**は肺内の血管がどのようになっているのかを示しています。

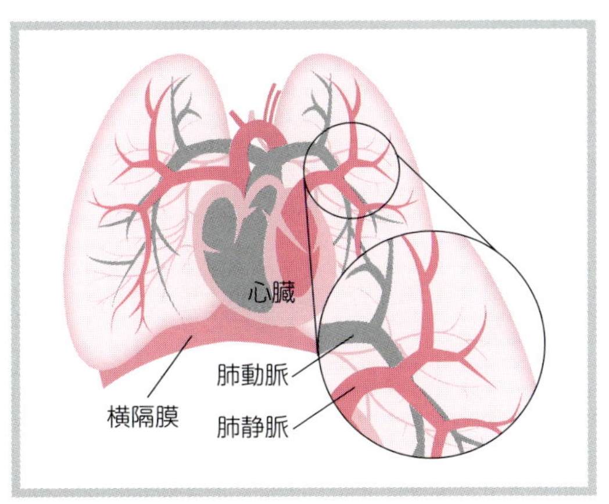

図4 肺の解剖

簡単に言うと，肺水腫は何らかの要因により肺内の血管への負荷が強まり，血管から水が漏れ出てしまうことにより肺内に水が貯留する現象です。

何らかの要因の多くは心不全であり，そのなかでも左心不全によって引き起こされる肺のうっ血症状が要因となります（**図5**）。では，この漏れ出た水は胸部X線ではどのように写っていくのでしょうか？　肺内血管は，肺門部とよばれる箇所付近で非常に太くなっています（**図6**）。

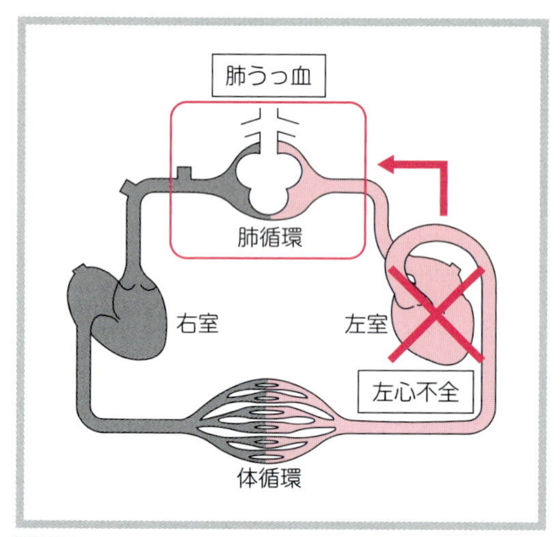

図5　左心不全による肺のうっ血症状

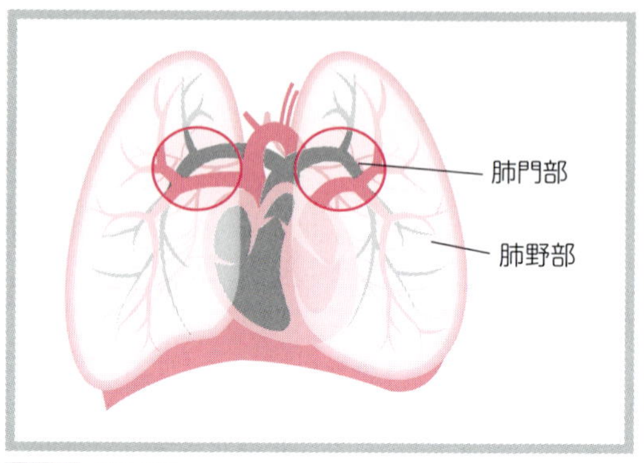

図6　肺門部

そこから漏れ出す水の量が多くなることから，胸部X線ではその周囲の陰影が主として濃くなるわけです。ちなみにこの陰影は蝶のような形をしていることから，蝶形陰影（butterfly shadow）とよばれます（**図7**）。

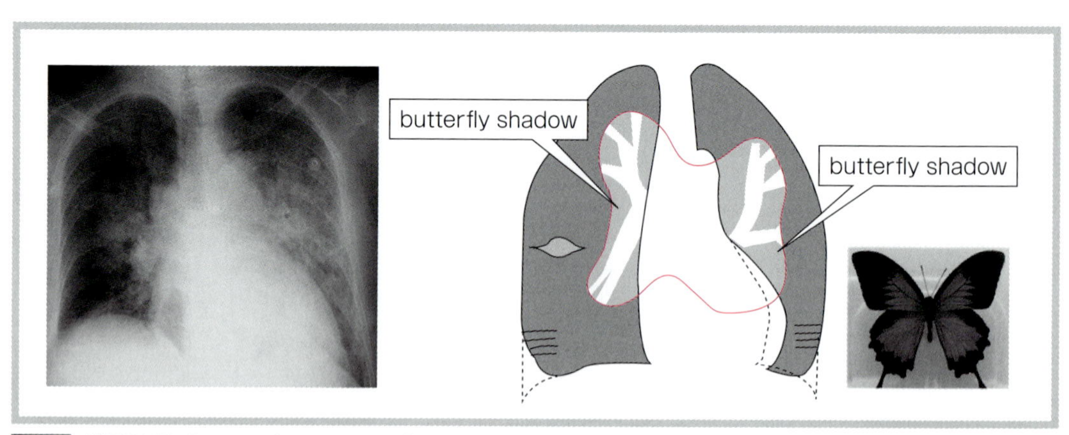

図7　蝶形陰影（butterfly shadow）

CTはどうなっているかというと，同様に肺門周囲を主体として，白い影が強く出ており，そこを中心として線上に血管が浮き出ています（**図8**）。

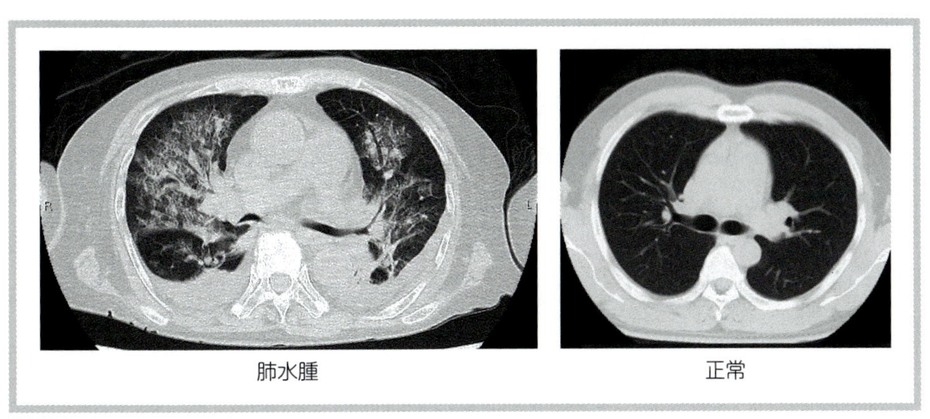

図8 **肺水腫のCT**

すぐにはわかりにくいでしょうが，正常の肺野条件と比べると何となくわかるでしょうか？

ポイント3 肺水腫は間質性から肺胞性へ進展する

ポイント2で肺水腫の水は主として肺内の血管から漏れ出ると解説しました。では，漏れ出た水は肺内のどこに貯留していくのでしょうか？

これに関しては少し教科書的で解説が長くなりますが，今後胸部画像を理解していくうえで特に重要なので，ぜひ理解していただきたいポイントです。

そのためには，まず先ほどの肺血管の解剖の知識に加え，さらに肺の解剖を知ることが重要です。肺は**図9**のように気管支が張りめぐっています。そして気管支の先には肺胞が集まった肺胞嚢というブドウの房のような器官があります。

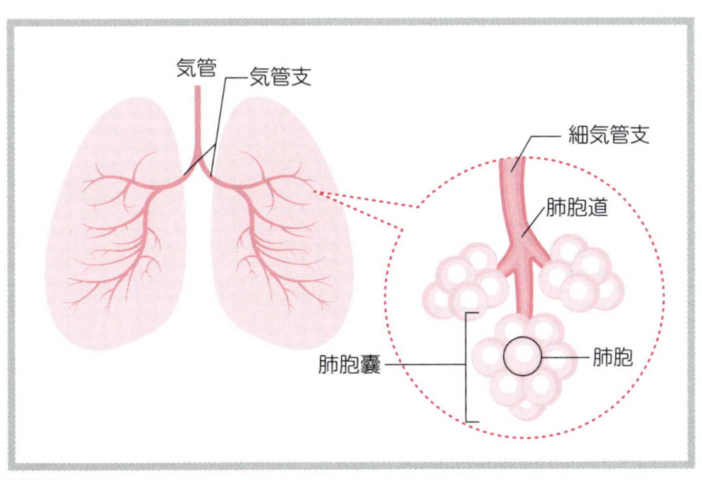

図9 **肺胞**

この肺胞で主として呼吸の重要な要素である血液の酸素の取り込み，二酸化炭素の排泄といったガス交換を行っています（**図10**）。

また，肺胞は断面をみると**図11**のようになっており，各腔の間は間質とよばれます（間質の範囲は，狭義，広義とありますが，概念の理解を優先し，まずは狭義のみの記載とします）。

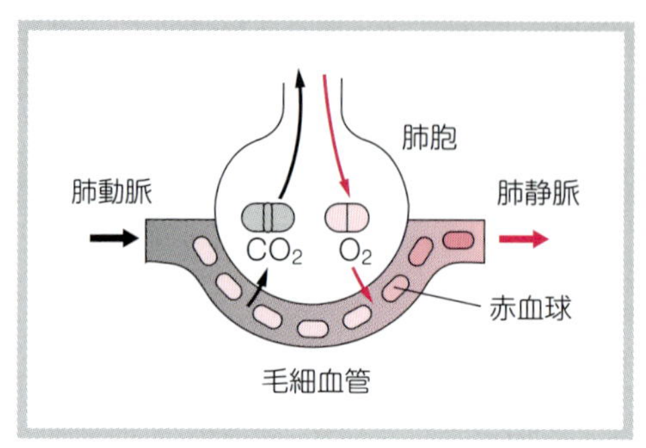

図10 ガス交換

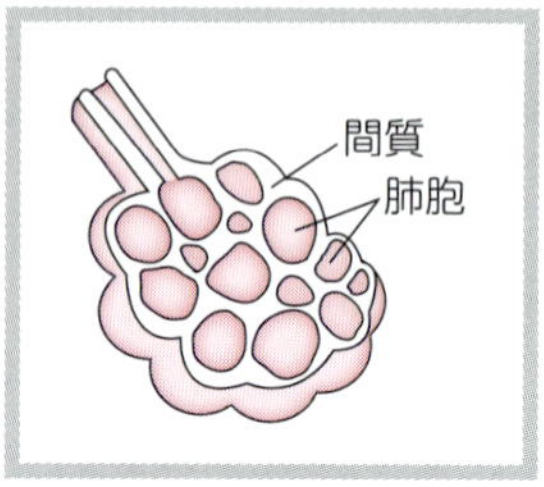

間質
肺胞

図11 肺胞の断面

ではこれらを踏まえて本題に戻りましょう。肺水腫の水は肺内のどこに溜まっていくのでしょうか？　肺内血管から漏れ出るからと考えると，やはりまだ少し混乱します。

この混乱は，肺の各器官と肺内血管がどのような位置関係にあるかを解剖学的に理解することで解消します。その位置関係は**図12**のようになっており，肺の各構造に沿う形で，肺内血管は走行しています（厳密に言うと肺動脈，静脈で異なりますが，概念の理解を優先しこのような記載とします）。

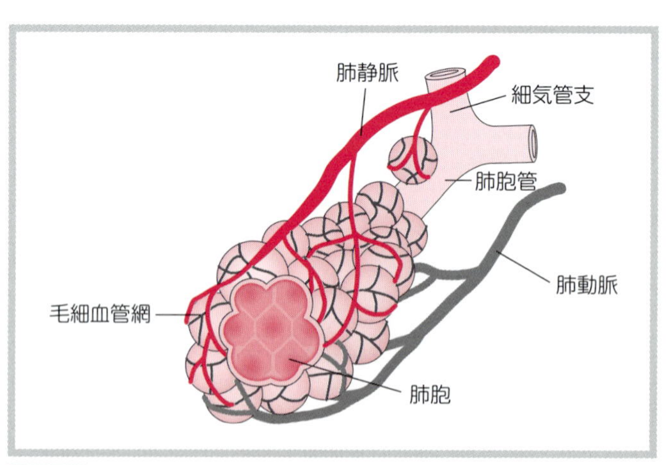

図12 肺内血管

これを踏まえて先ほどの図9の肺の気管支構造と，図4の肺内血管構造をよくみてみましょう。確かにその位置が一致しています。また，よくよく考えるとあたりまえなのですが，図10で示したように肺胞の役割は血液のガス交換を主としているので，当然血管と密接していないといけません。

改めて肺血管内の水が漏れ出たらと考えると，当然肺胞周囲の血管から肺胞内に水が溜まっていくことがわかると思います。ただし，ここで注意していただきたいのが，肺胞内に水が貯留する前に，まずは**図13**のように間質に水分が入り込み，その後肺胞内に水が入り込むということです。

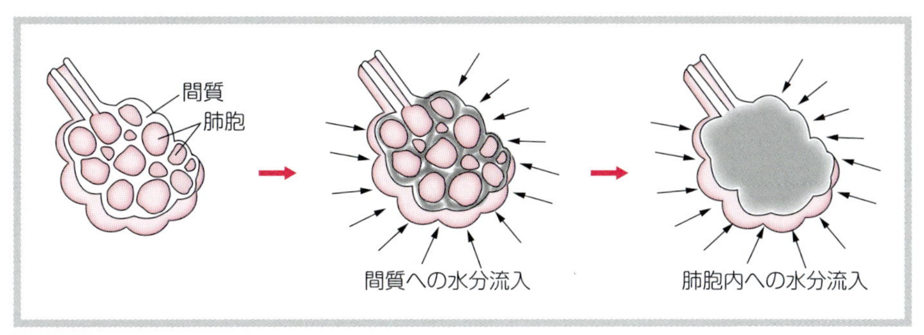

図13 肺胞内に水分が流入する過程

つまり，肺水腫はまず間質に水が入り込む間質性肺水腫となり，その後肺胞内へ水が入り込む肺胞性肺水腫へと進行していくのです。

そして，その違いはCTにおいては**図14**に示したような画像の違いとなります。

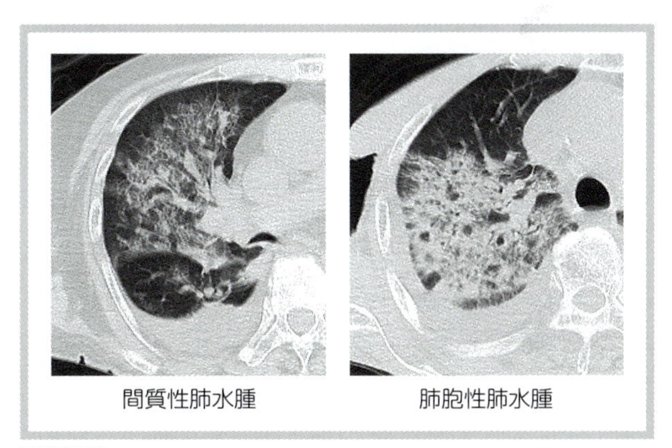

図14 間質性肺水腫と肺胞性肺水腫のCT

同じ肺水腫でも画像がまったく異なります。ぱっとみた印象では，肺胞性肺水腫は陰影が強い（白い）箇所が多く比較的わかりやすいですが，間質性肺水腫はわかりにくいです。これは，肺胞性肺水腫は血管への負荷が非常に強く，かつ肺胞内への水分貯留があるためです〔水分（血液も）は白く写ります〕。ちなみに先ほどの胸部X線のbutterfly shadow（図7）も肺胞性肺水腫の画像です。

臨床上大きな問題となるのは，当然ガス交換の低下が著明となる肺胞性肺水腫なので，まずはこれを肺胞性肺水腫の画像としてしっかりおさえておきましょう。

間質性肺水腫については，その理解，画像の見方についてさらに詳しい解剖の知識（狭義，広義の間質，肺動脈，静脈の位置関係など）が必要です。図14の画像の違い，見方がよくわからないと思う方が多いかもしれませんが，まずは肺水腫には間質性と肺胞性があり，間質性肺水腫が進展して肺胞性肺水腫となっていくという概念の理解が重要なポイントなので，この点をしっかりおさえておきましょう。

薬物治療でこう活かす！

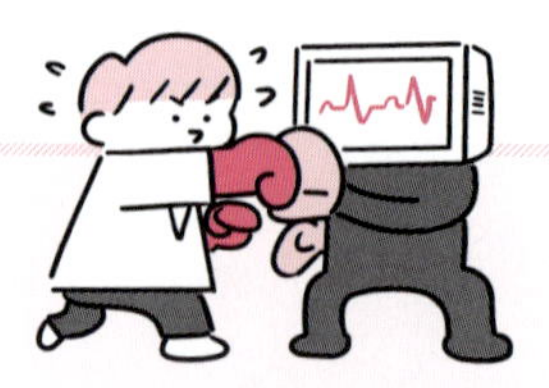

利尿薬投与中の患者さんから突然の呼吸苦の訴えがあり，胸部X線を確認してみました。**図15**の①～③のうち，心不全の増悪の可能性が示唆され，利尿薬の増量が考慮される可能性があるのはどれでしょうか？

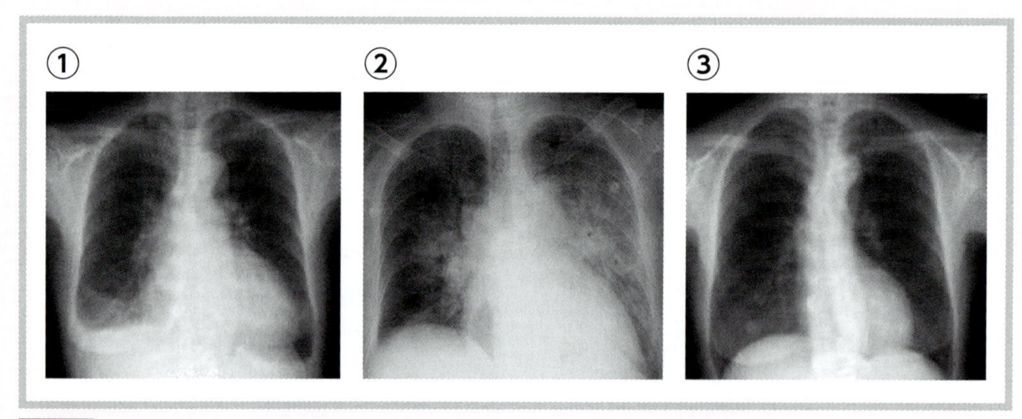

図15 胸部X線

正解は①と②です。①は胸水，②は肺水腫です。

このように心不全の水分貯留は胸水，肺水腫と異なるパターンがあります。もちろん①と②の両方が合併して出現している**図16**のような画像もあります。

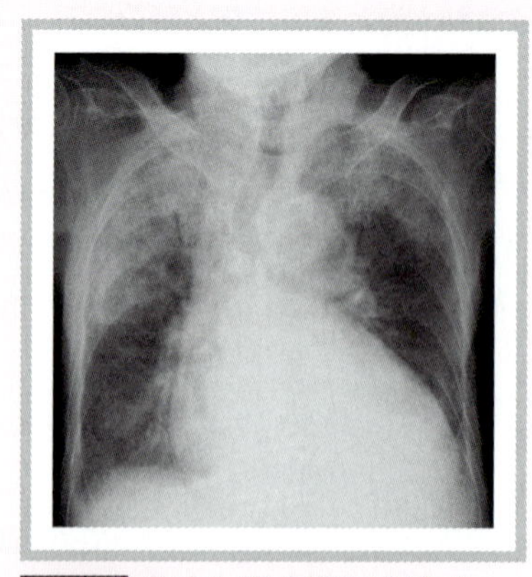

図16 胸水と肺水腫の合併

Question! 15

肺胞性肺炎が示唆される胸部Ｘ線はどちらでしょうか？

①

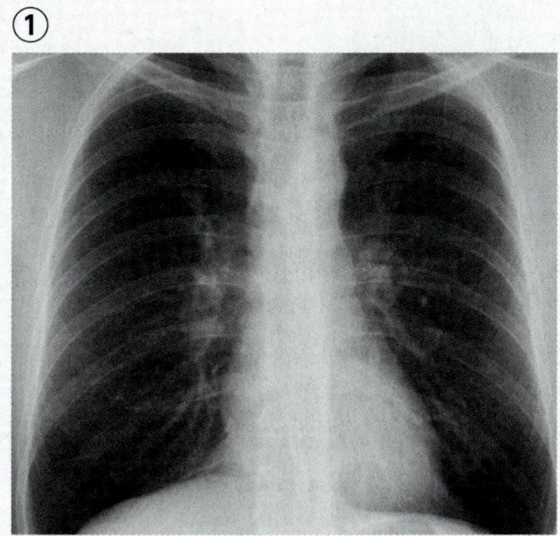

②

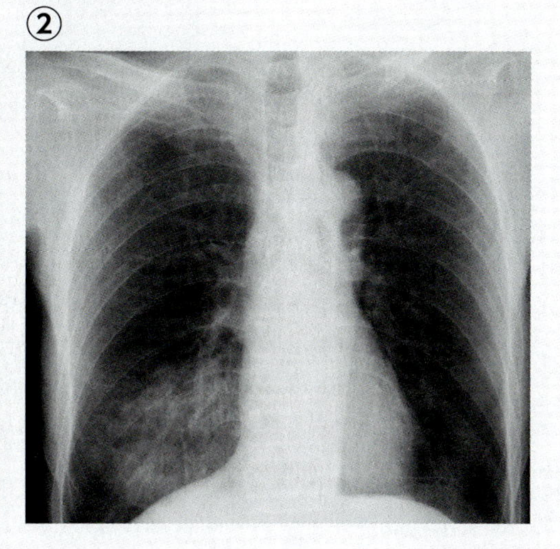

モダリティがさまざまな領域において薬物療法で重要な要素となるケースが多々あります。ここからは呼吸器科領域に注目し，まずは肺炎でのモダリティの活用方法について解説していきます。

ポイント 1　肺炎は主に肺胞性肺炎と間質性肺炎に大別される

ポイント 2　肺胞性肺炎の画像の特徴としてコンソリデーション，エアブロンコグラムがある

ポイント 3　肺胞性肺炎は大葉性肺炎と気管支性肺炎に大別される

正解は②です。図1の◯で囲んだ部分に示唆されます。

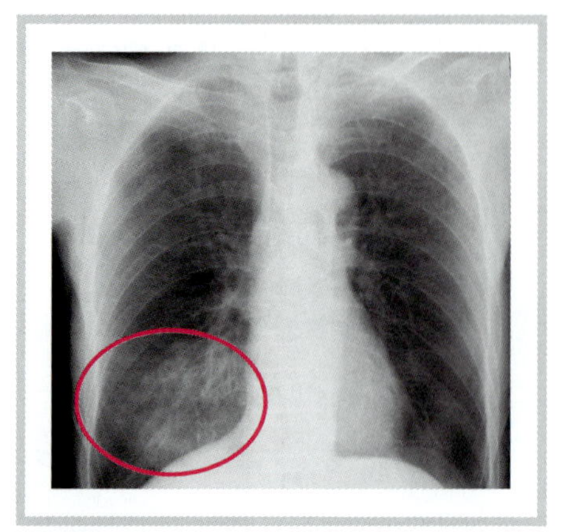

図1 肺胞性肺炎の示唆

ここ最近，抗菌薬の適正使用に関する薬剤師の関心が高まり，その治療に積極的に携わるケースが多くなっているかと思います。入院患者さんにおいては，その多くはやはり「肺炎」に対しての抗菌薬治療への関与ではないでしょうか？　その効果判定法の1つとして，胸部X線を基本とした画像確認は非常に重要な要素となります。

もちろん画像をすでに十分確認しているという方も多いと思います。そういった方にとっては少し基本的な内容ではありますが，肺炎の薬物治療におけるモダリティの活用方法について紹介していきます。

ポイント1 肺炎は主に肺胞性肺炎と間質性肺炎に大別される

ではここからはテーマである肺胞性肺炎について解説していきます。ちょっと待ってください！　肺炎の前に「肺胞性」という聞き慣れない言葉がついているのですが，と思う方がいるかもしれません。

まず知っていただきたいのは肺炎は大きく分けて肺胞性肺炎と間質性肺炎に大別されるということです。間質性肺炎は副作用などで耳馴染みがあるかと思いますが，肺胞性肺炎は誤解を恐れずに言うと通常よくみる一般的な肺炎のことです。この違いを理解するのには，肺の解剖の知識が必要となります。これは肺水腫の項で解説しましたが，非常に重要な要素なのでおさらいを兼ねて再度おさえておきましょう。

肺は図2のように気管支が張りめぐらされており，その先には肺胞が集合したブドウの房のような形状の肺胞嚢があります。肺胞では呼吸に重要な酸素の取り込み，二酸化炭素の排泄といったガス交換が行われます。

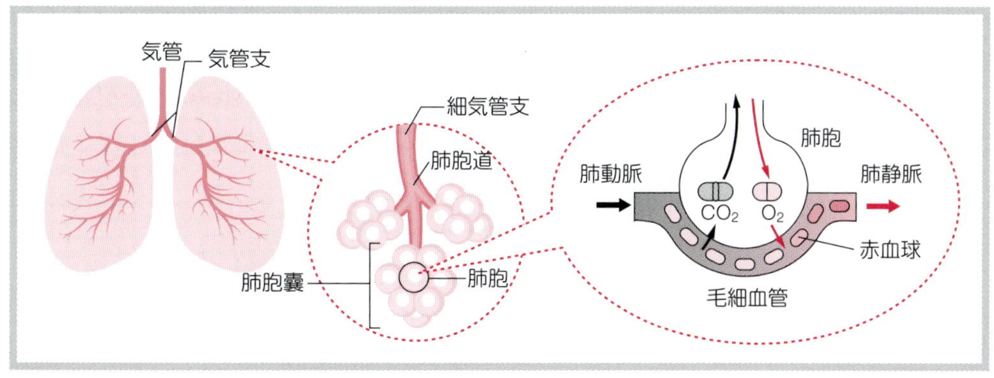

図2 肺胞嚢

肺胞嚢の断面は**図3**のようになっており，肺胞とその間の間質という構造から形成されています。

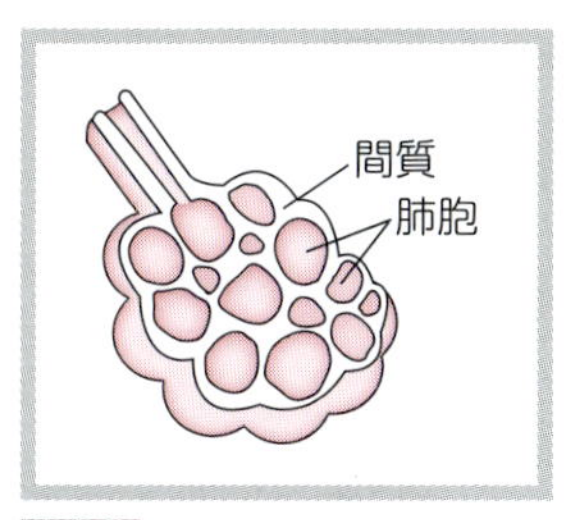

図3 肺胞嚢の断面

肺胞性肺炎とは肺胞が炎症を起こしたもの，間質性肺炎とは間質が炎症を起こしたものを指します。その要因は異なり，胸部X線，CTでの写り方も当然異なったものとなります。

ポイント2からは肺胞性肺炎について本題に入ります。

ポイント2 肺胞性肺炎の画像の特徴としてコンソリデーション，エアブロンコグラムがある

肺胞性肺炎の画像を確認していくうえで，ぜひ知っていただきたいのがコンソリデーション（consolidation）とエアブロンコグラム（air bronchogram）という用語です。

1. コンソリデーション

コンソリデーションは「肺胞内の含気腔の部分が滲出液や細胞，組織が浸潤して置き換わったために肺の透過性が低下したもの」と定義されています。

定義はピンと来ない表現となっていますが，簡単に言うとコンソリデーションとは，浸潤影（厳密にいうと少し違いますが）のことであり，肺胞内が細菌などの侵襲により炎症が起こり，それによって滲出液や膿などで満たされてしまっている状態のことです。

肺胞性肺炎の画像の確認方法の前に解剖図でイメージを確認しておきましょう（**図4**）。肺胞性肺炎では，上気道から入り込んだ細菌が下気道の肺胞まで到達し，そこで炎症が起こっています。

この解説でよく使用される図4のAのような気道の解剖図を用いると，肺胞の位置の認識について勘違いが起こります。下側の末端のみに「肺胞」と記載されているのは理解を優先するためで，便宜上このような描写となっている場合が多くあります。本来，肺胞は図4のBのように気管支の先全般にわたっており，炎症を起こす肺胞はこのなかのいずれかなので勘違いしないようにしましょう。

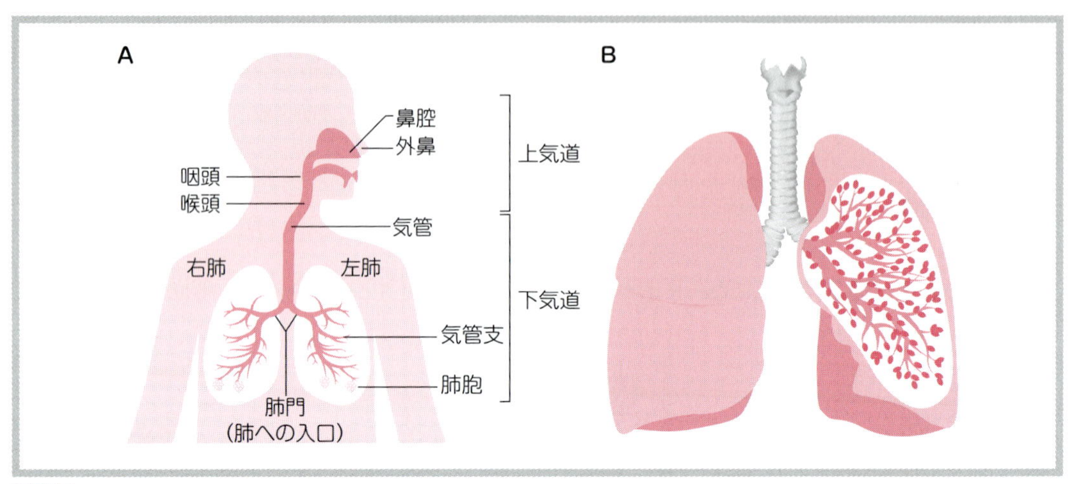

図4 肺の解剖

ではこれを踏まえて，肺胞性肺炎の胸部X線の画像を確認してみましょう（**図5**）。

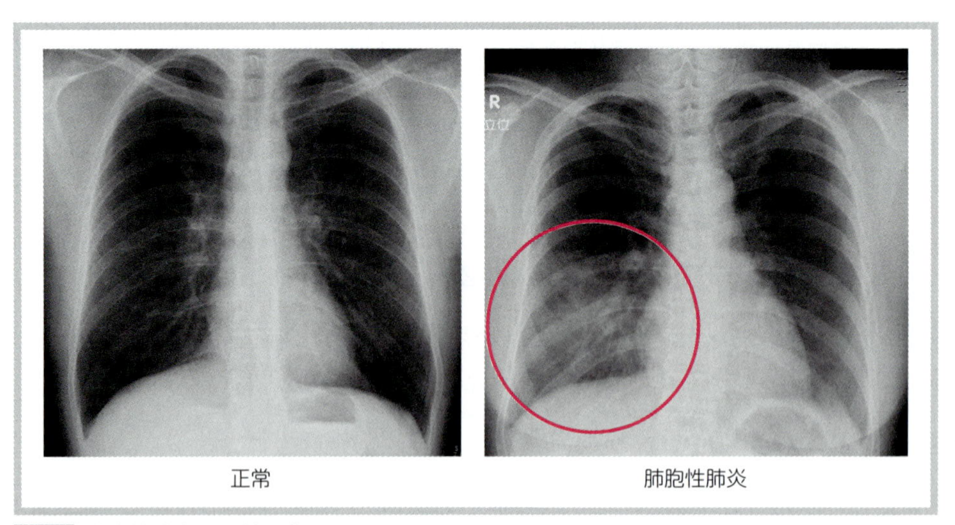

図5 肺胞性肺炎のX線画像

かなり極端な例ですが，正常図と比べて○の箇所が明らかに白く写っていることがわかると思います。胸部X線，CT（肺野条件）では，液体は白く写ります。

それから考えると，肺胞内に貯留した滲出液，膿は液体なので白く写っているわけです。CT（肺野条件）（**図6**）ではどのように写っているでしょうか？

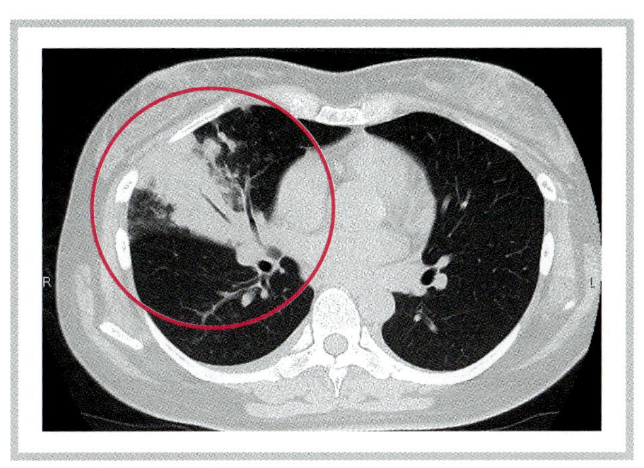

図6 **肺胞性肺炎のCT（肺野条件）**

ここも○の部分が明らかに白く写っているのがわかります。このように主に肺胞内が，滲出液，膿で侵され，白く写っている箇所をコンソリデーションとよびます。

2. エアブロンコグラム

エアブロンコグラムについては先に画像からみるほうがわかりやすいかもしれません。エアブロンコグラムとされる，胸部X線，CT（肺野条件）は**図7**のようになります。

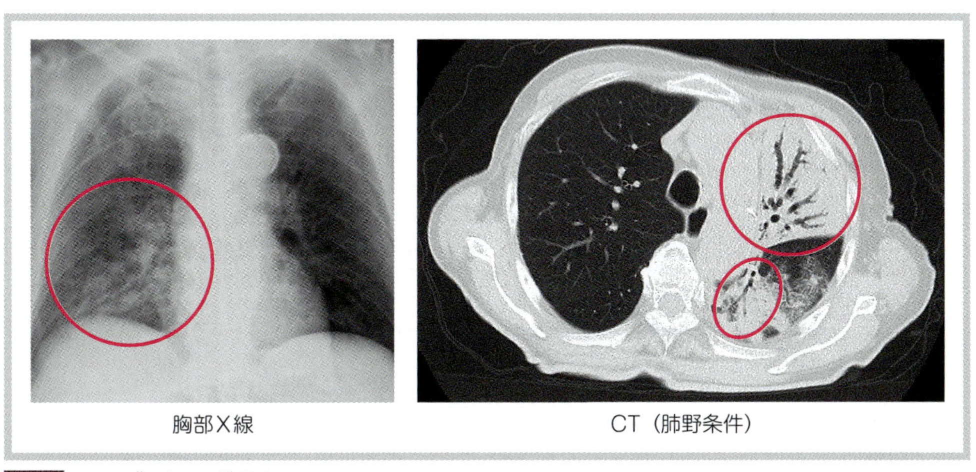

胸部X線　　CT（肺野条件）

図7 **エアブロンコグラム**

胸部X線では少しわかりにくいので，CTで解説します。CTにおいて，○に示す白いコンソリデーション内に黒い枝分かれした像があるのがわかると思います。この像は何となくわかるかと思いますが気管支です。肺のCTなんだから気管支が写ってあたりまえです！　反対側にもそれらしき，白く枝別れした像があります！と思う方がいるかもしれません。

これもまた勘違いしやすいので注意が必要です。胸部X線，CT（肺野条件）において，このように気管支ははっきり写りません。肺内が画像上黒く写る空気で満たされているためです。このなかに本来は気管支が写っているのですが，気管支内も同様に空気で満たされており黒く写っています。黒の背景に黒く写るので当然みえないわけです。では白く枝別れしている気管支のような像は何かというと，これは主に液体である血管です。

このようにコンソリデーション内に写りこんだ気管支の像をエアブロンコグラムとよびます。

肺炎の起因菌のなかでも，肺胞の侵襲度が高いものの気管支に対してはそこまで影響を及ぼさない菌種（肺炎球菌など）において，このような肺炎像となる可能性が高くなります。

ポイント3 肺胞性肺炎は大葉性肺炎と気管支肺炎に大別される

肺胞性肺炎でモダリティを活用する際に，ほかにもぜひ知っていただきたい事項として，肺胞性肺炎はその拡がり方により大葉性肺炎と気管支性肺炎に大別されるということがあります。2つの肺炎の違いについての解説の前に，まずは**図8**に示す基本的な肺の区分を知っておきましょう。

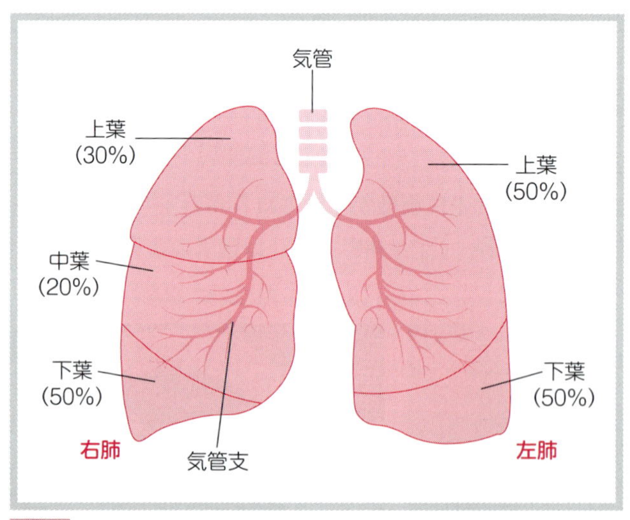

図8 肺の区分

図8のように右肺は上葉，中葉，下葉の3つの葉，左肺は上葉，下葉の2つの葉に分かれています。これを踏まえて，2つの肺炎の違いをざっくり言いますと，大葉性肺炎は1つの葉の中でじっくり拡大していく肺炎で，気管支性肺炎はある程度の肺炎が葉をまたがって拡大していく肺炎です（**図9**）。気管支性肺炎と似たような名称に気管支炎がありますが，異なる病態なので注意が必要です。気管支炎はその名のとおり気管支の炎症のみで，肺胞までに至っておらず肺炎は起こしていません。

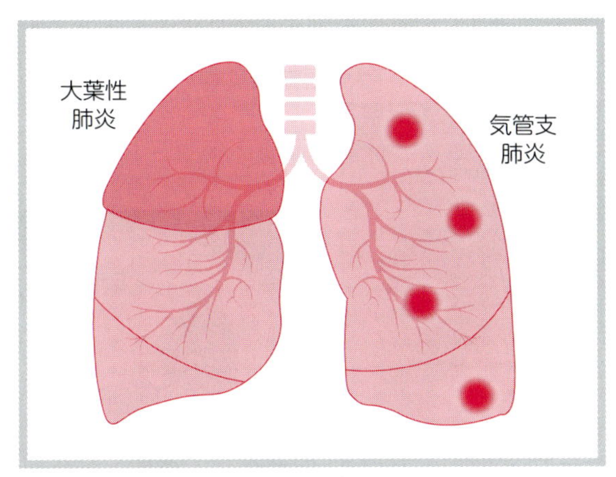

図9 大葉性肺炎と気管支性肺炎

では，なぜ2つのタイプの肺胞性肺炎が存在するのでしょうか？ これは，肺胞性肺炎を引き起こす起因菌，要因（誤嚥など）によってその肺炎の起こし方，拡がり方が異なるからです。

大葉性肺炎がなぜ1つの葉で拡大していくのかというと，肺胞は**図10**のようにKohn孔という小孔でつながっており，滲出液，膿が多量に出やすい起因菌などで引き起こされた場合にその病変がKohn孔から次の肺胞へと次々に拡がっていくからです。

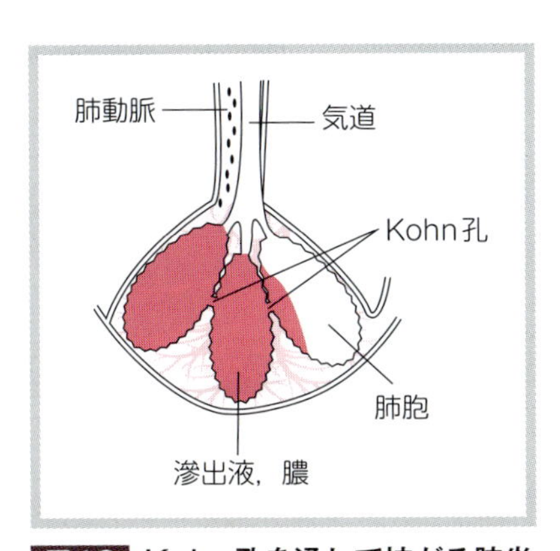

図10 Kohn孔を通して拡がる肺炎

気管支肺炎は，その名に起因するように気管支を通じていろいろな箇所に肺炎を引き起こしていきます。肺胞内への滲出液，膿は少量にとどまるため，あまり大きくない病変が点在するわけです。

これらを踏まえると，大葉性肺炎，気管支肺炎の胸部X線，CT（肺野条件）は**図11**のようになります。

ちなみに絶対ではありませんが，肺炎球菌，肺炎桿菌，レジオネラなどが大葉性肺炎を，インフルエンザ菌，黄色ブドウ球菌，緑膿菌などが気管支肺炎を起こすとされています（注：これらがすべての菌種ではありません）。

大葉性肺炎

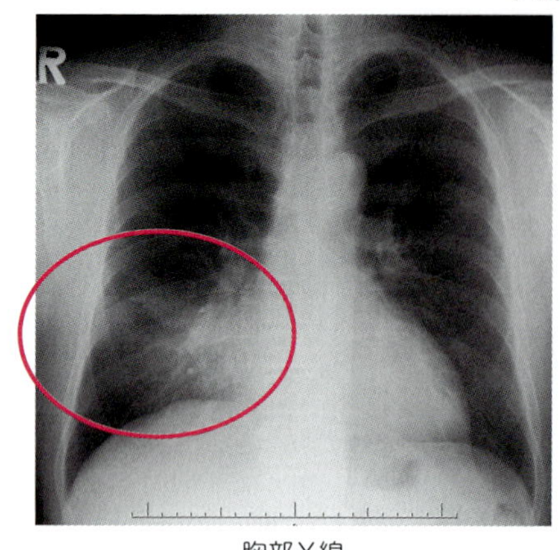

胸部X線

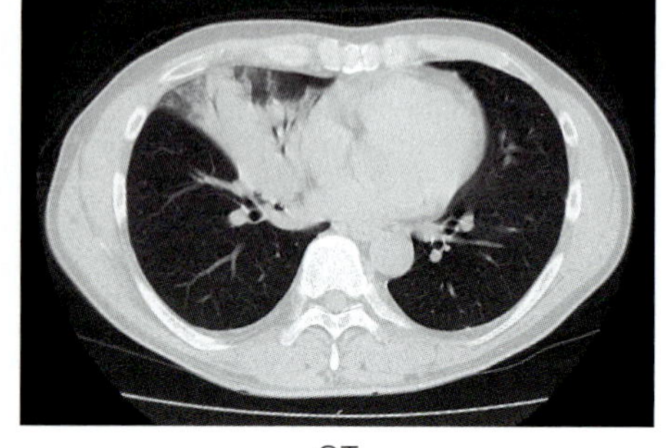

CT

気管支肺炎

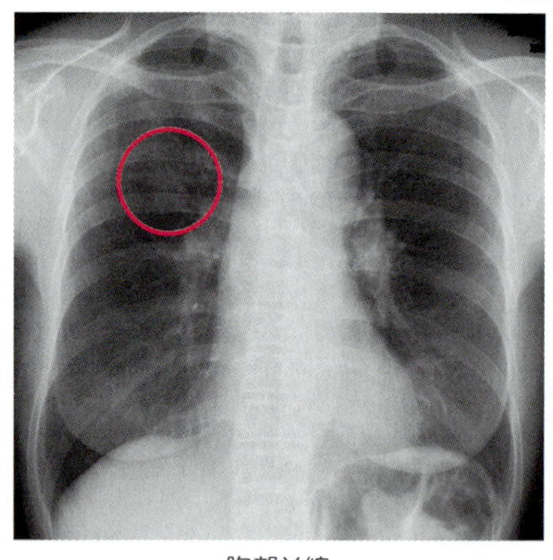

胸部X線

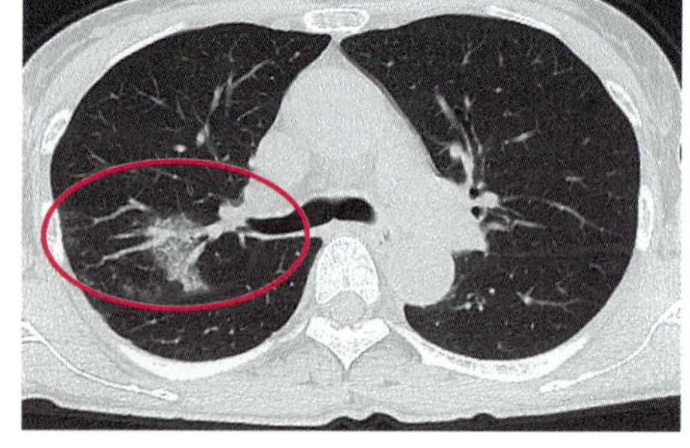

CT

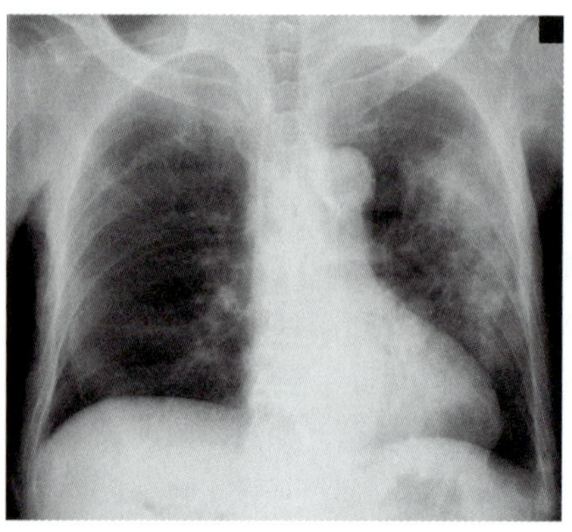

胸部X線（増悪時）

図11　大葉性肺炎と気管支肺炎

薬物治療でこう活かす！

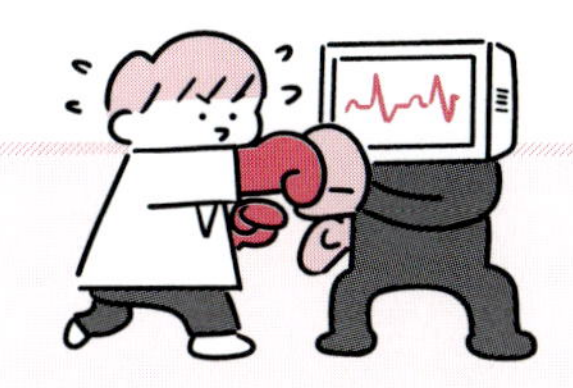

市中肺炎で入院してきた患者さんに対して，推奨抗菌薬の問い合わせがありました。その後提案した抗菌薬を投与することとなり，3日後に胸部X線でフォロー確認することとなりました。

図12の①，②どちらにおいて改善が認められているでしょうか？

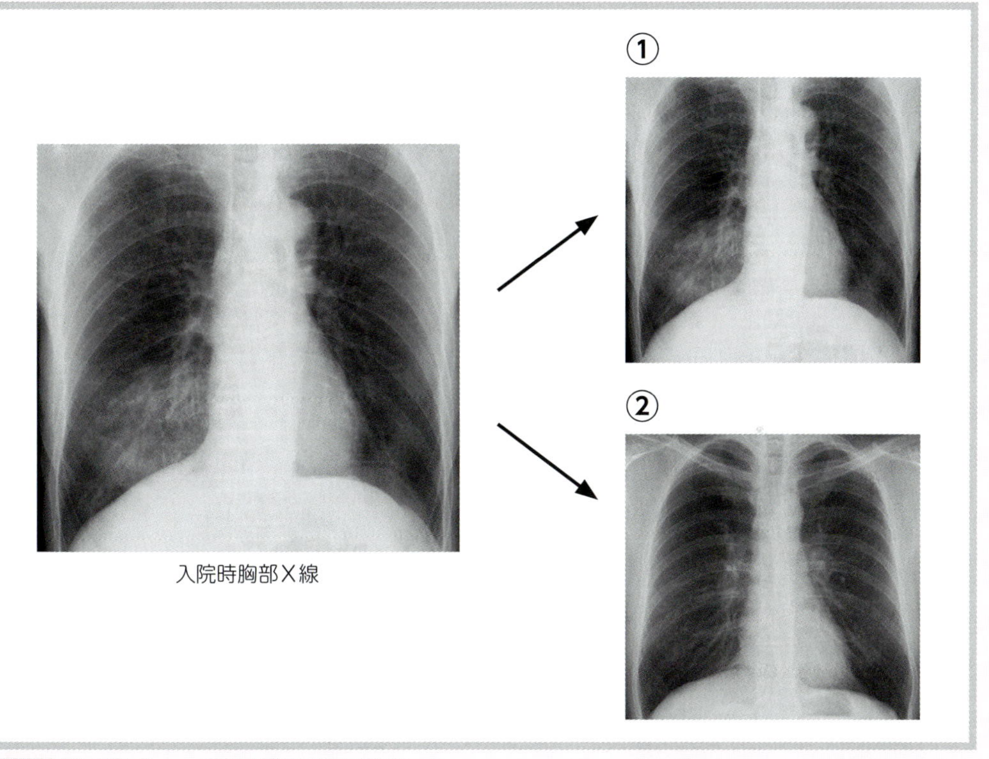

図12 市中肺炎への抗菌薬投与後の経過

正解は②です。胸写は見比べると非常にわかりやすいです。肺炎の治療効果判定にはもともとの胸部X線が非常に重要です。しかし場合によっては，入院時にCTしか撮影されておらず，フォローは胸部X線で，となってしまっているときがあるかもしれません。肺炎で入院した際のフォローの画像評価は胸部X線が基本となるかと思います。肺炎入院時の画像がCTのみとなっている場合は，一度胸部X線の撮影を提案してみてもよいかもしれません。

これ以外にも抗菌薬の提案などをする際において，前述のように起因菌により特徴的な画像となる場合もあるので，肺炎の薬物治療の際にモダリティはさらに幅広く活用できると思います。ぜひ活用してみてください。

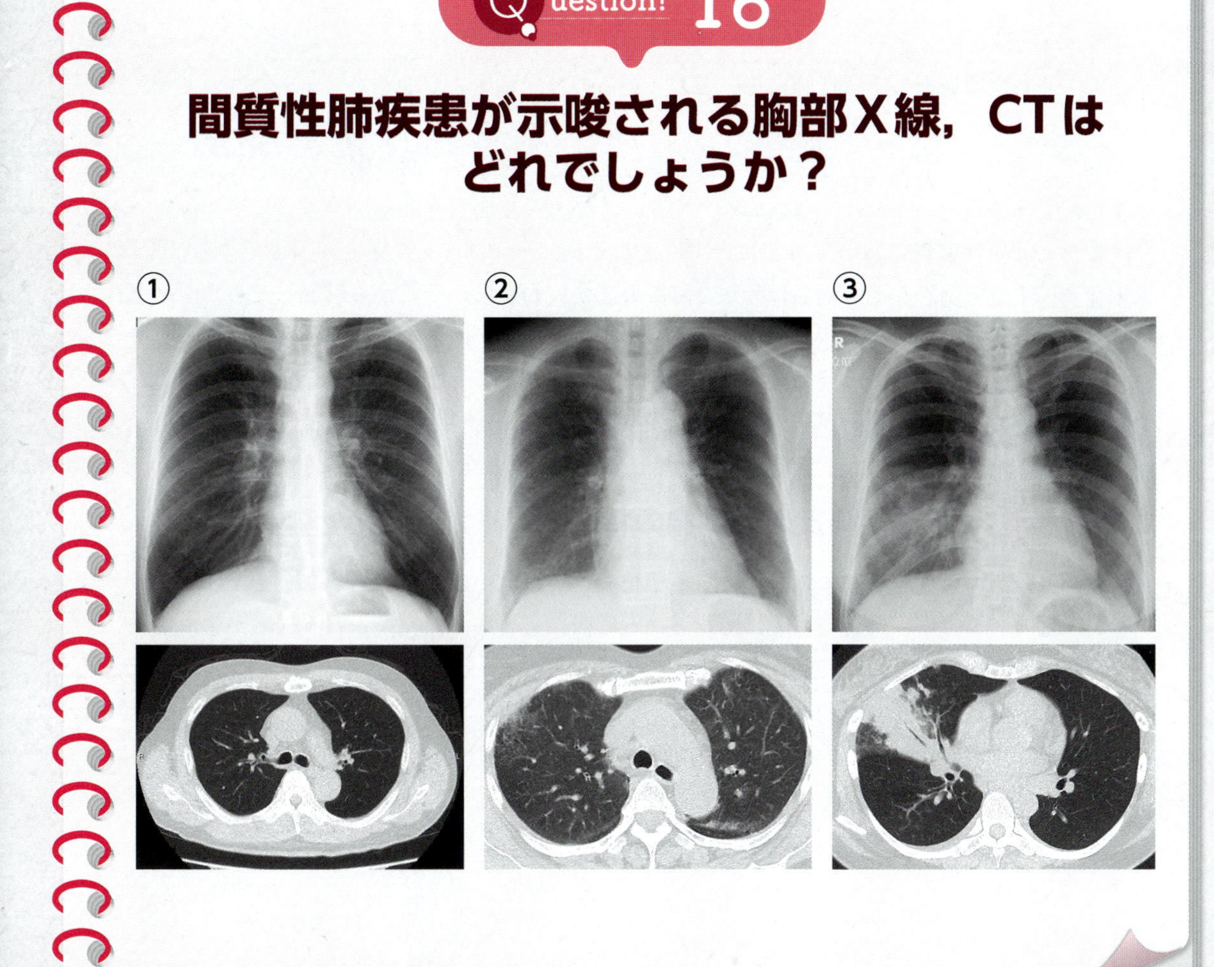

胸部Ｘ線，CTなどの呼吸器科領域で活用されるモダリティに関して，肺胞性肺炎の次は間質性肺疾患について解説していきます。

ポイント１　間質性肺疾患の画像の特徴はすりガラス影と蜂巣肺

ポイント２　間質影だからといって必ずしも間質性肺炎ではない

ポイント３　間質性肺炎には多くの分類がある

正解は②です。

さて，間質性肺炎を「間質性肺疾患」としているのは記載ミスではなく，あえてこのようにしているということを伝えておきます。

これは，先に言っておくとポイント2にもあるように，画像上，間質影をとるからといってすべてが間質性肺炎というわけではないからです。このように間質性肺疾患の定義はやや複雑であり，また，間質性肺炎においても実はその病名は単純に1つではありません。後述するように，要因などによって細かくその病名は分類されています。しかし，そこから解説してしまうとそれに伴って略語の多い難解な表が登場し，おそらく理解するのが困難な状況に陥るかと思います。

そこで，他書などとは解説の順番が異なりますが，少しでも理解しやすくなるように，まずは本題である間質性肺疾患の画像から解説していきます。

ポイント1 間質性肺疾患の画像の特徴はすりガラス影と蜂巣肺

間質性肺疾患の画像を確認するために，まずは肺の解剖についておさらいをします。

肺には**図1**のように，気管支の先に肺胞という呼吸に必要なガス交換を行う組織が集まったブドウの房のような形をした肺胞嚢があります。

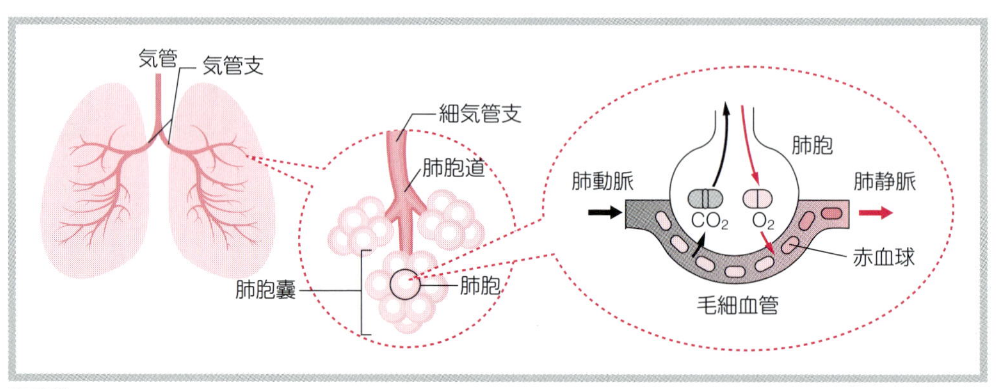

図1 肺胞嚢

そして，肺胞嚢の断面は**図2**のような構造で，肺胞と間質から形成されています。

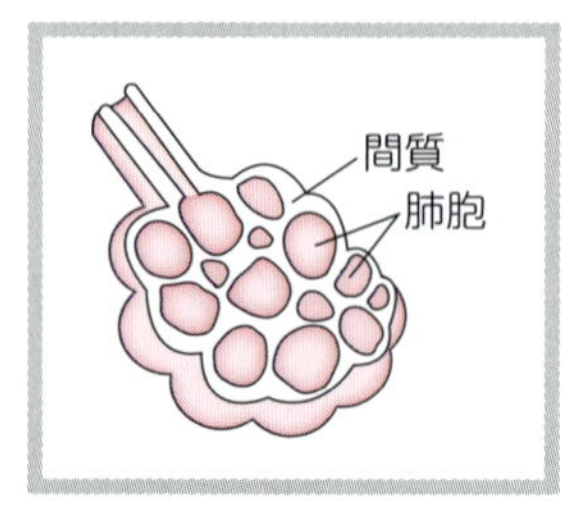

図2 肺胞嚢の断面

ここからが本題ですが，間質性肺疾患とは主にこの間質が炎症，肥厚などを起こした状態のことです。間質の定義は厳密に言うと，狭義，広義とありますが，広義の概念を入れると，理解に混乱を招くので，あえて狭義のみの概念で解説します。

百聞は一見にしかず，まずは画像がどうなるのか確認していきましょう。画像を理解するうえでは，胸部CTのほうが胸部X線よりもわかりやすいと思います。胸部CTは，**図3**のようになります。

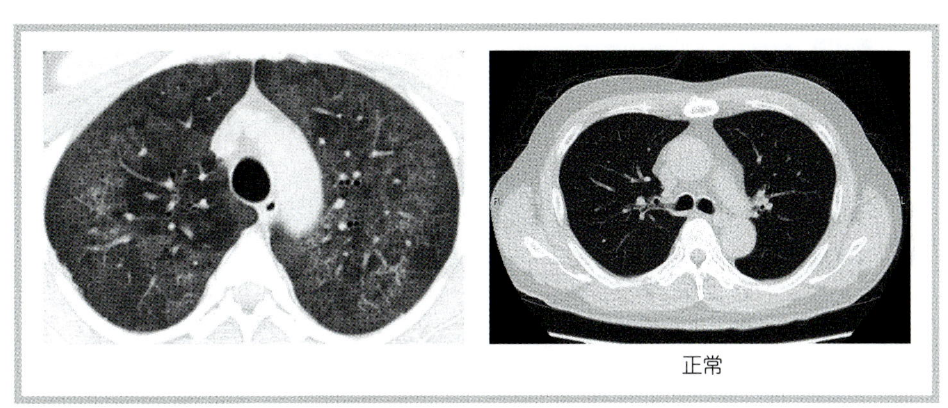

図3 間質性肺疾患のCT（肺野条件）

正常像と見比べると，明らかに異なるのがわかると思います。肺胞性肺炎のCT（**図4**）とも比べてみましょう。これとも明らかに異なっているのが一目瞭然です。

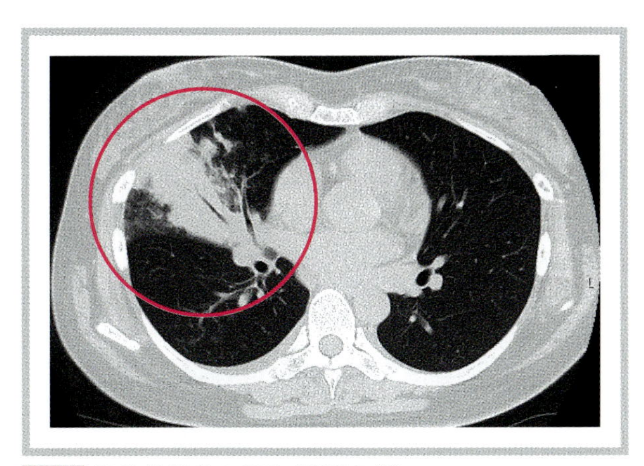

図4 肺胞性肺炎のCT（肺野条件）

ではこの違いはどのようにして起こるのでしょうか？　ここからを間質性肺疾患全体の解説とすると，少しややこしくなるので間質性肺炎について解説していきます。

間質性肺炎では前述のとおり，肺胞嚢の間質が炎症を起こし肥厚します（**図5**）。一方，肺胞性肺炎では肺胞内が滲出液，膿などで侵されています（**図6**）。

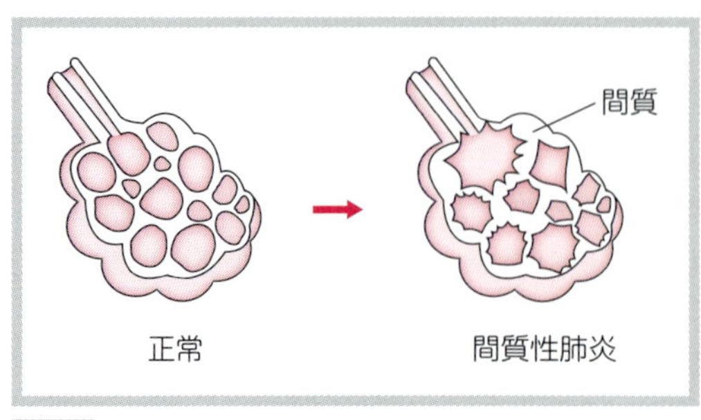

図5 炎症による間質の肥大

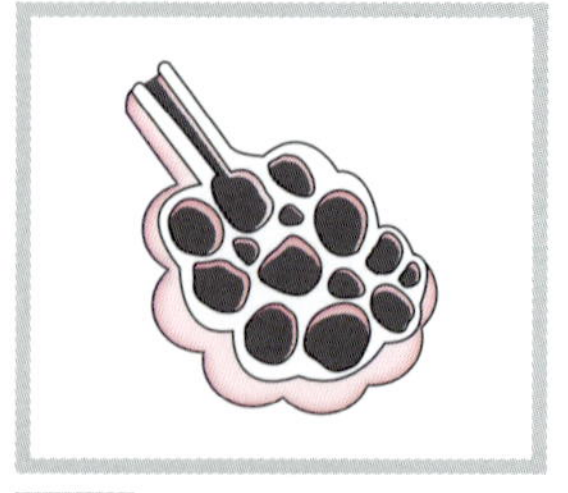

図6 肺胞性肺炎

肺胞嚢は図7に示すように肺全体にあり，当然のことながら肺炎を起こした箇所に画像が反映されます。

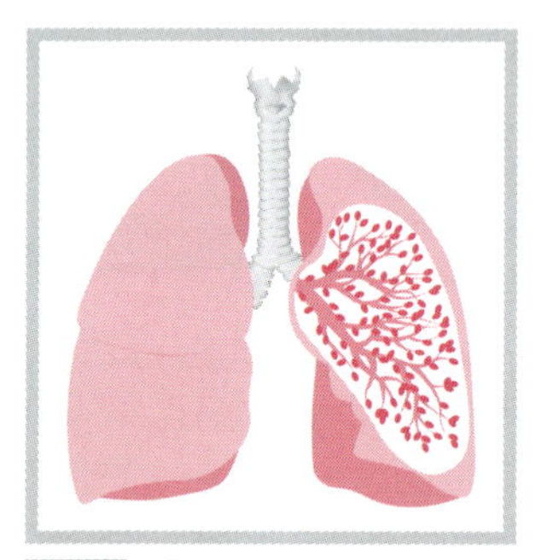

図7 肺胞嚢

胸部X線，CT（肺野条件）ともに液体は白く写るので，肺胞性肺炎はわかりやすく白く写ります。

一方，間質性肺炎では間質が肥厚していても肺胞はあるので，当然その中の空気は残りますから（気体は黒く写るため），真っ白というわけではないのです。

ただし，肥厚した間質は白く写り込むので，図8のCT拡大のように，残存している肺胞内の空気（黒）＋肥厚した間質（白）が合わさって「うっすら白」に写ります。これが，間質性肺炎でよくいわれる「すりガラス影」の正体です。

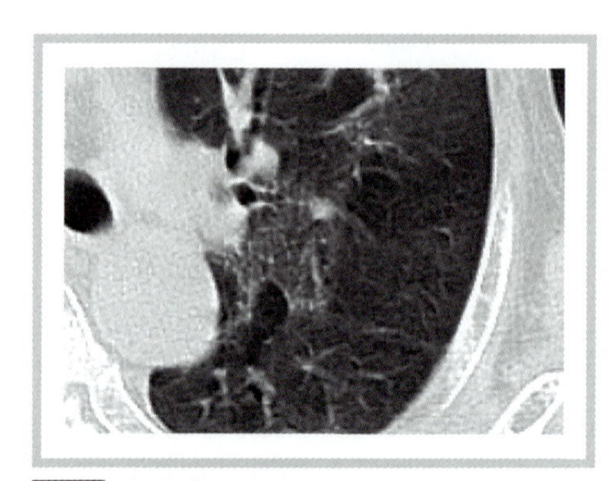

図8 すりガラス影

余談ですが，肺胞性肺炎は肺胞内が滲出液や膿で侵されているためそれを排出しようと痰が出るので湿性咳嗽となるのに対し，間質性肺炎は滲出液などがないので空咳となります。

有名なすりガラス影が出てきたところでポイント1は終了としたいところですが，実は間質性肺炎にはもう1つ知っていただきたい特徴的な像があります。

具体的に言いますと，間質性肺炎は進行により画像が変化していきます。間質性肺炎は先ほどの間質の肥厚からさらに進行すると，**図9**に示すように間質が線維化という非常に硬い状態となってしまい，それに伴って肺胞が縮んでしまいます。

しかし，一部の肺胞はほかの肺胞が縮んだ影響で逆に引き伸ばされた状態となります。

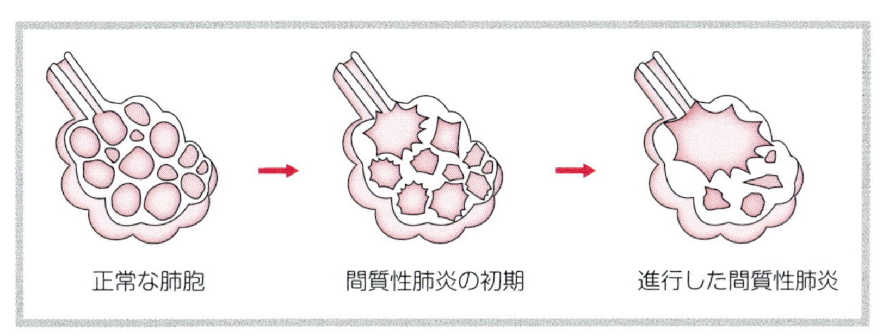

図9 間質の線維化

この進行した間質性肺炎のCTが**図10**です。何となく先ほどの図から間質性肺炎が進行した肺胞嚢の集合体であることが画像からわかると思います。

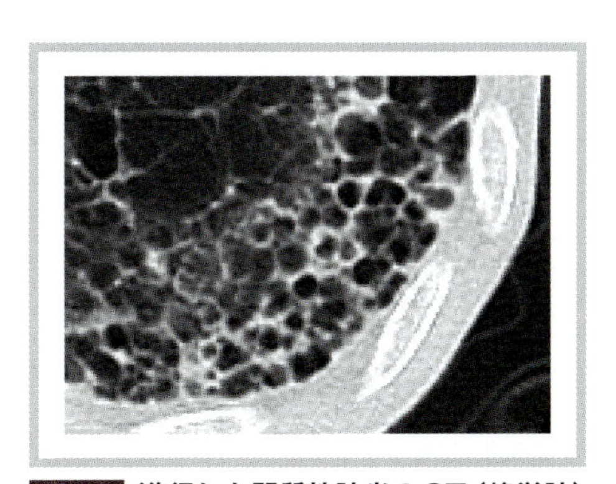

図10 進行した間質性肺炎のCT（蜂巣肺）

この感じ，どこかでみたような気がします。そう，蜂の巣に似ているのです。この像はその見た目のとおり，「蜂巣肺」とよばれます。このように，間質性肺炎はすりガラス影だけではなく，その進行度合いによって画像が変化する点をおさえておきましょう。

では，これらを踏まえてCTと比べて少しわかりにくい間質性肺炎の胸部X線画像を確認してみましょう（**図11**）。

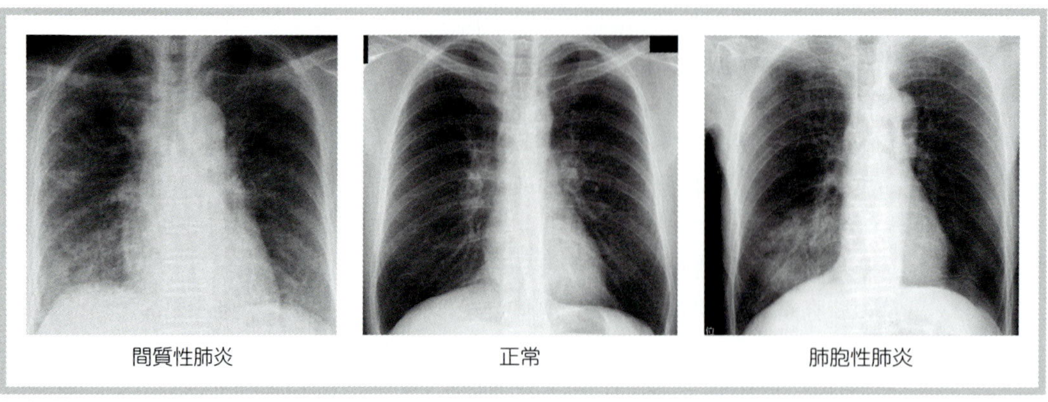

図11 **間質性肺炎の胸部X線画像**

比べてみると，間質性肺炎の画像が全体的にすりガラス影となっているのがわかります。

ポイント2 間質影だからといって必ずしも間質性肺炎ではない

これには最初に少し触れましたが，何を言っているのかよくわからないと思ったかもしれません。しかし，非常に重要な概念なのでぜひおさえておきたいポイントです。

この概念を理解するための1つの例として，間質性肺水腫があげられます。これは，肺水腫の進行過程で肺胞内への水分流入前に，まずは間質への水分流入が起こる現象です（**図12**）。

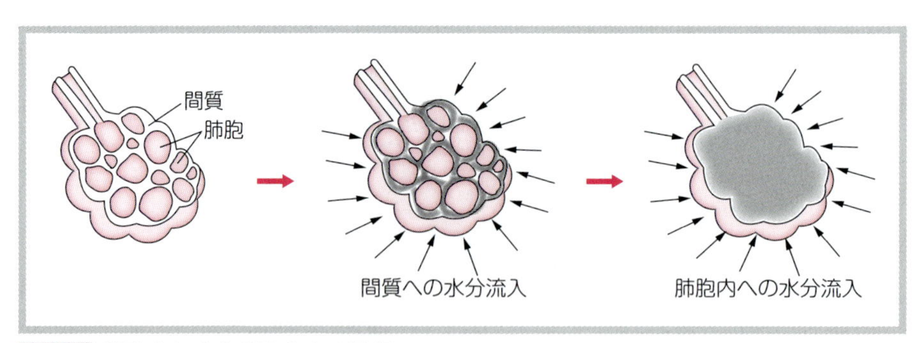

図12 **肺胞内に水分が流入する過程**

図13は間質性肺水腫の画像です。ポイント1での間質性肺炎の間質の肥厚と同様にすりガラス影となっていることがわかると思います。

一部にコンソリデーションがありますが，うっすらすりガラス影となっています。しかし，間質性肺水腫は当然肺炎ではないので，この画像は間質影とよばれます。

そのほか，間質性肺炎という言葉の定義の解釈によっては，驚くことにマイコプラズマ，クラミジア，サイトメガロウイルス，ニューモシスチスなどによる感染由来の場合，間質性肺炎とはよばれないことがあります。これはさすがに間質性肺炎では？と思いますが，解釈によっては別とされることがあるので，特に呼吸器科医師との会話の際には注意が必要となる場合があります。

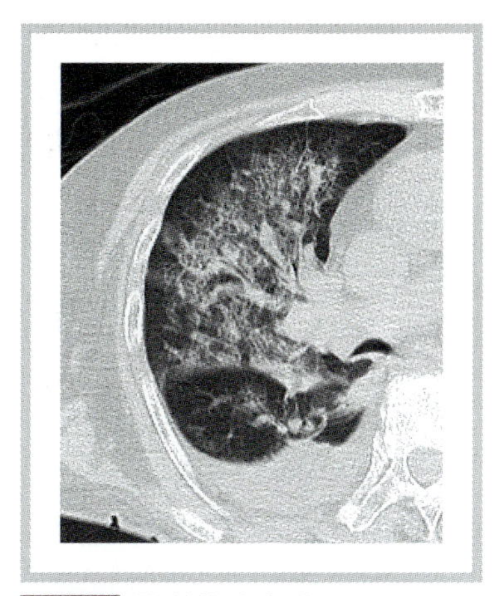

図13 間質性肺水腫

ポイント3 間質性肺炎には多くの分類がある

では，結局のところ間質性肺炎はどのような要因で起こるのでしょうか？と思うかもしれません。実はその5～6割は原因不明とされています。これより間質性肺炎は，原因のわかっているものと不明のものに分類されます。

原因のわかっているものの要因としては，薬剤，職業・環境，膠原病の3つがあげられます。

原因のわかっていない間質性肺炎は，特発性間質性肺炎とよばれ，さらに**表1**の病名に分類されています。

表1 特発性間質性肺炎の病型

	病　型
慢性型	特発性肺線維症（IPF）
	非特異性間質性肺炎（NSIP）
	特発性器質化肺炎（COP）
	呼吸細気管支炎を伴う間質性肺疾患（RB-ILD）
	剥離性間質性肺炎（DIP）
	リンパ球性間質性肺炎（LIP）
急性型	急性間質性肺炎（AIP）

略語も多く複雑です。しかもこれらに加えて，表には載せませんが，病理組織による分類（これも略語多数）もあります。

趣旨はあくまで間質性肺疾患の画像をどのように薬物治療へ活かすのか？なので，間質性肺炎の分類の基礎知識を知ることが重要であると思い紹介しました。したがって，いま必要なのですべて覚えてくださいと言っているわけではありません。

こうみると薬剤の副作用としての間質性肺炎というのは，ポイント2の間質影を含めて考えると，非常に多くのなかの1つであるということがわかってくるかと思います。

薬物治療でこう活かす!

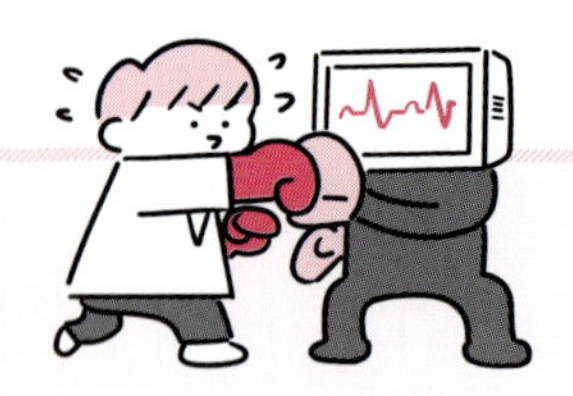

関節リウマチにてメトトレキサートを服用している入院中の患者さんが空咳，発熱，倦怠感を訴えたため画像評価をすることとなりました。

図14の①，②どちらに，メトトレキサートによる間質性肺炎の可能性があるでしょうか？

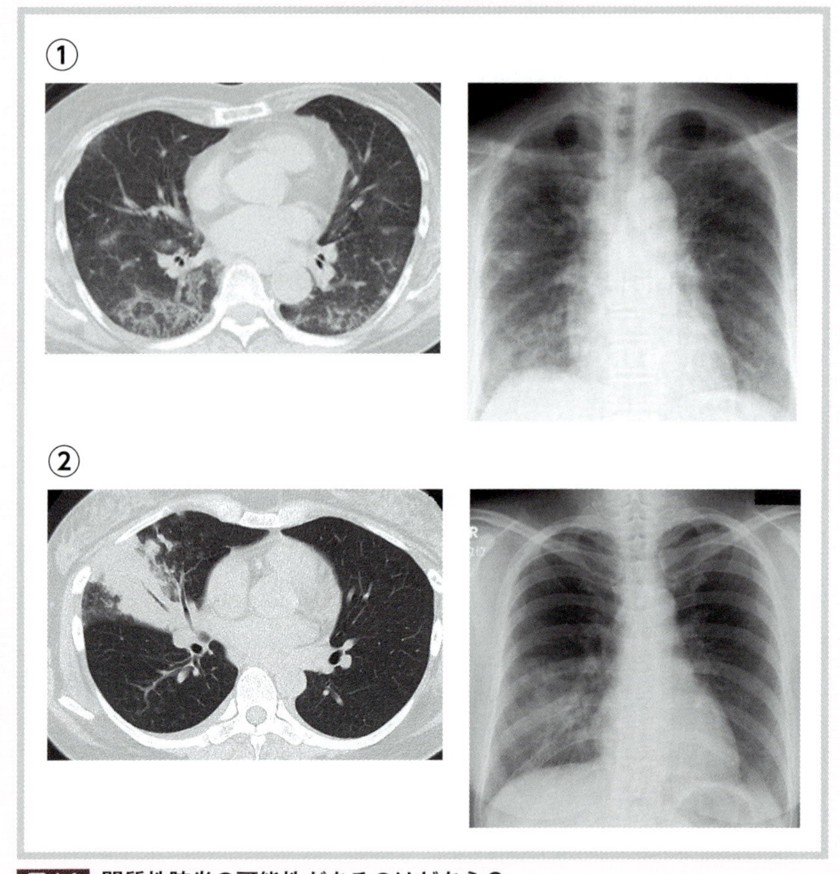

図14 間質性肺炎の可能性があるのはどちら？

正解は①です。一部の薬剤の副作用の代名詞とされている間質性肺炎は，前述のように多岐にわたる因子のなかのごく一部です。その可能性を疑い医師に報告する際には断定的に伝えず，医師はあくまでこのような認識のもとその可能性を考慮していることを知っておいてもよいかと思います。

具体例を言うと，この症例においてすでに医師のなかではこれらの経過，画像から，メトトレキサートによる間質性肺炎，メトトレキサート服用による免疫機能低下によって引き起こされたニューモシスチス肺炎（ポイント2の間質影をとる疾患として紹介），そのほかリウマチ肺炎が考慮されているわけです。

Question! 17

ARDSが示唆される胸部CTはどれでしょうか？

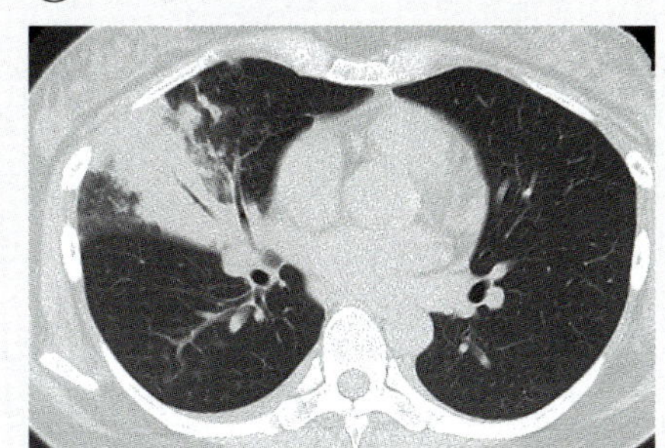

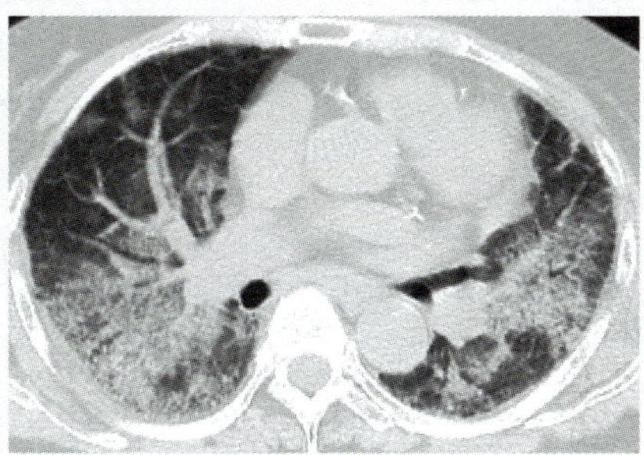

③
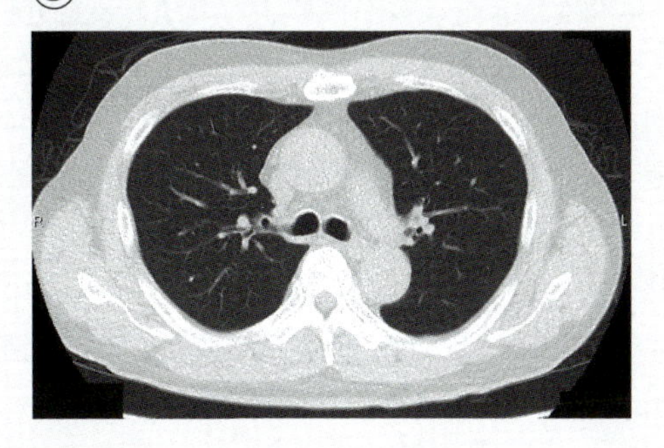

循環器領域，呼吸器領域の画像を確認していくとおそらく出合うことになる疾患があります。それは急性呼吸窮迫症候群（acute respiratory distress syndrome；ARDS）で，その確認などについて解説していきます。

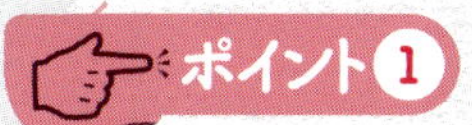

ARDSの呼吸障害は主として肺血管から漏れ出た水によって引き起こされる

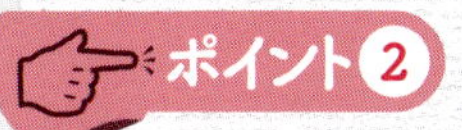

心原性肺水腫とARDSの判別は画像（胸部X線，CT）のみでは困難

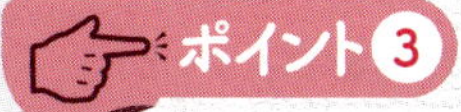

心原性肺水腫とARDSの薬物治療は異なる

正解は②です。

さて，ARDSを初めて聞いたという方がいるかもしれません。この疾患は，主に呼吸器，循環器領域のモダリティを活かした薬物治療を行っていくと一度は経験する病態です。おそらくその場面においては，医師は診断，治療に苦慮している可能性が高く，それだけ重症度の高い疾患であるといえます。

では早速画像の解説を，と言いたいところですが，やはり画像を確認するうえでは，その画像がどのような病態から引き出されているかを理解しておくことが非常に重要です。

ARDSの病態に関しては，本来その解説だけで一冊の書籍が書けてしまうほど複雑です。詳しいことは他書に任せるとして，ここでは画像がどのような病態から引き出されるのか？の解説と，その画像ゆえに医師が診断の際に苦慮する理由の大枠がわかる程度の解説にとどめます。

ポイント1 ARDSの呼吸障害は主として肺血管から漏れ出た水によって引き起こされる

ARDSは，単一の疾患ではなくさまざまな原因によって生じる症候群で，主に肺炎や敗血症などの先行する基礎疾患があって発症する重度の呼吸不全を来す疾患です。

障害が引き起こされる臓器は主として肺であり，簡単に言うと肺の血管内皮が過剰な炎症によって傷つき，血液中の水分やタンパクがにじみ出て間質や肺胞にひどい浮腫を起こすことによって重度の呼吸不全が引き起こされます。

では，これを踏まえて具体的に胸部X線，CTがどのようになるのか，肺の解剖から考えていきます。肺血管は**図1**のような支配となっており，そのなかでも肺門部周囲の血管は非常に太くなっています。

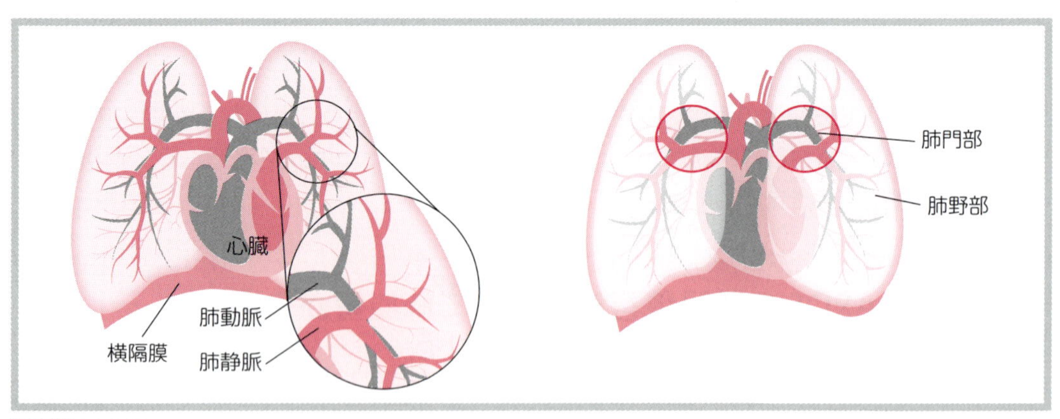

図1 肺血管

そこから漏れ出す水の量が非常に多くなるわけですから，胸部X線ではその周囲の陰影が強くなります。よって，ARDSの際の特徴的な胸部X線は**図2**のようになります。この陰影は，ちょうど蝶のような形をしていることから，蝶形陰影（butterfly shadow）とよばれます。

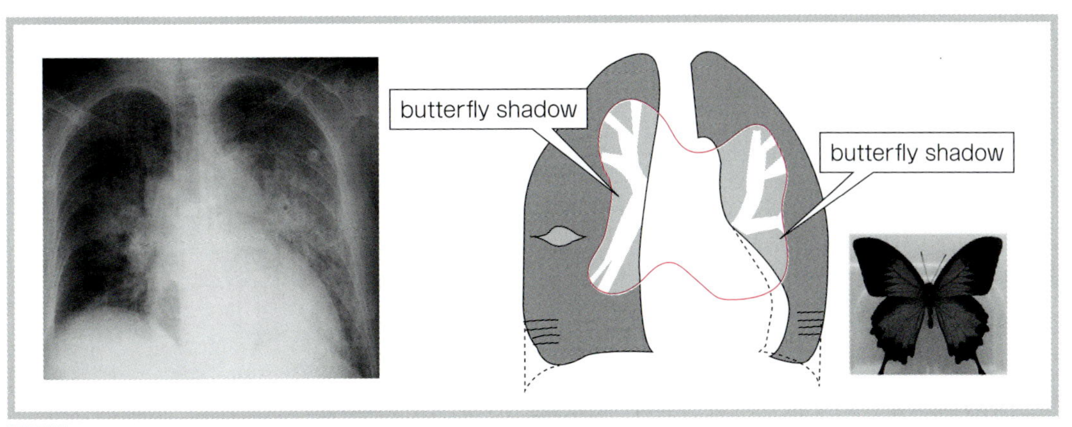

図2 蝶形陰影（butterfly shadow）

あれ？以前聞いたような気がする，デジャブかな？と思うかもしれませんが，デジャブではありません。肺水腫（心原性）とまったく同じ解説（p.82）です。

ポイント2では血管から漏れ出た水がどのように肺胞へ影響を及ぼし，呼吸不全を引き起こしていくのか，CTの確認も含めて解説していきます。

ポイント2 心原性肺水腫とARDSの判別は画像（胸部X線，CT）のみでは困難

肺血管は**図3**のように肺胞囊を取り囲むように走行しています。

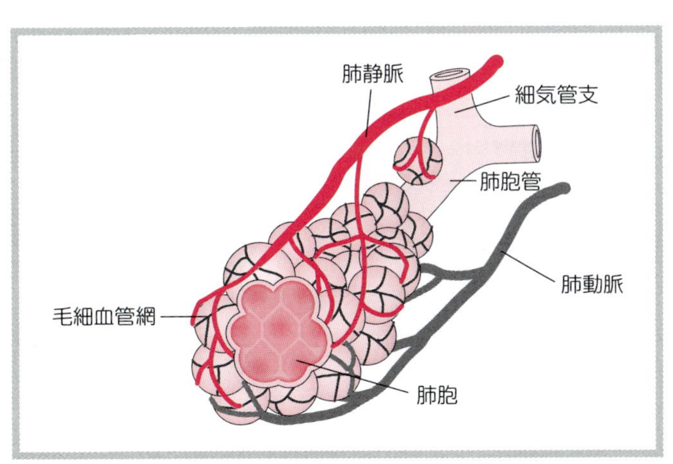

図3 肺内血管

これから考えると，肺胞の外側から水が流入してくるわけですから，**図4**のように，まず肺胞の間質が浮腫を引き起こし，その後肺胞が浮腫を引き起こすわけです。

肺胞は**図5**のようにガス交換の場ですから，それが行えなくなることにより呼吸不全が引き起こされます。

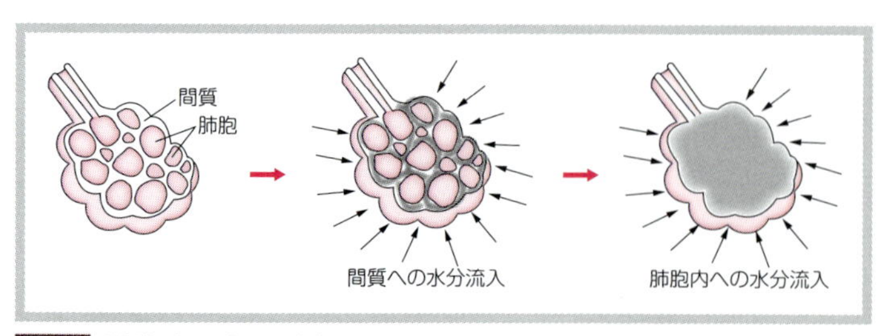

図4 肺胞内に水分が流入する過程

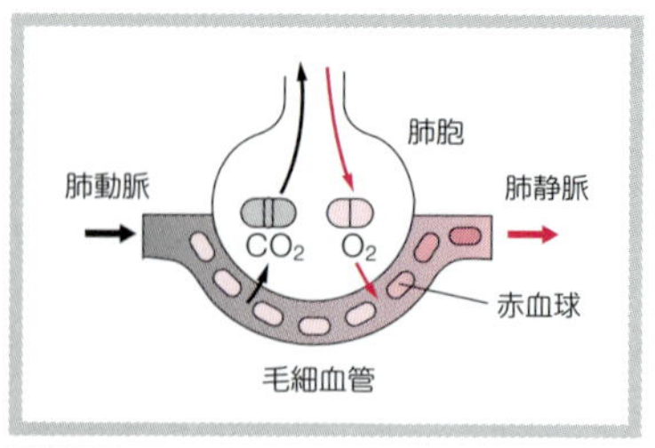

図5 ガス交換

では，一連の知識を踏まえてARDSのCTをみてみましょう（図6）。

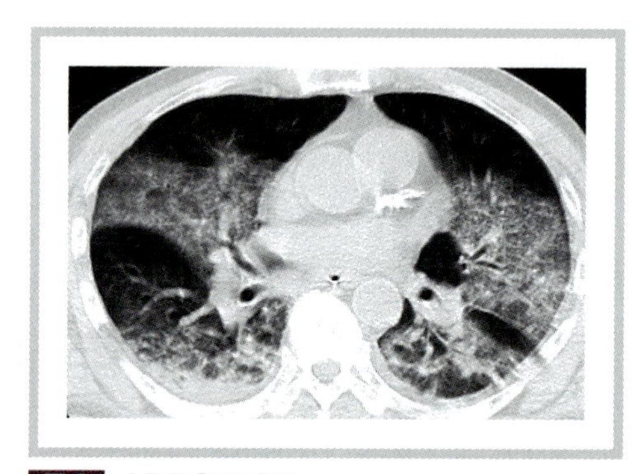

図6 ARDSのCT

間質影が主体で一部が肺胞性陰影となっていることが何となくわかると思います（間質影の解説はp.102）。この画像に関しても，肺水腫（心原性）と同じような気がしますが，そのとおりです。CTも同様の画像となります。比較参考までに，肺水腫（心原性）の画像は図7です。

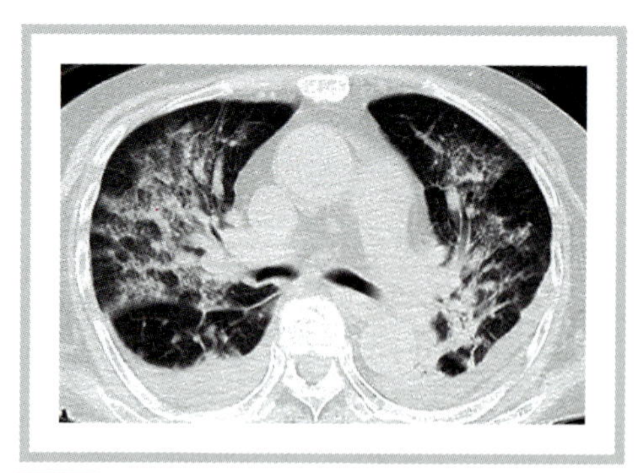

図7 肺水腫（心原性）のCT

どうでしょうか？　同じような画像ということがわかるでしょうか。このように胸部X線，胸部CTの画像評価のみでは，ARDSなのか心原性肺水腫なのかの判別は非常に困難となるわけです。ここに医師が診断に苦慮する要因があります。

当然，その鑑別にはほかの臨床所見を含めての総合的な評価が必要となります。画像に関しては，さらにCTでの細かい見分け方，肺エコーでの評価などの方法がありますが，薬剤師が鑑別を行うことはありませんので，これ以上の解説は控えます。

ポイント3 心原性肺水腫とARDSの薬物治療は異なる

では，画像が同じになるからといって同じ病態か？　薬物治療は同じか？というと，それは当然のことながら違います。

同じ肺血管から水が漏れ出る現象が呼吸不全の要因ですが，各々の機序を比べると心原性肺水腫は，心不全（主に左心不全）により引き起こされた肺うっ血（肺の毛細血管静水圧上昇）によって肺血管から水が漏れ出るものです（**図8**）。

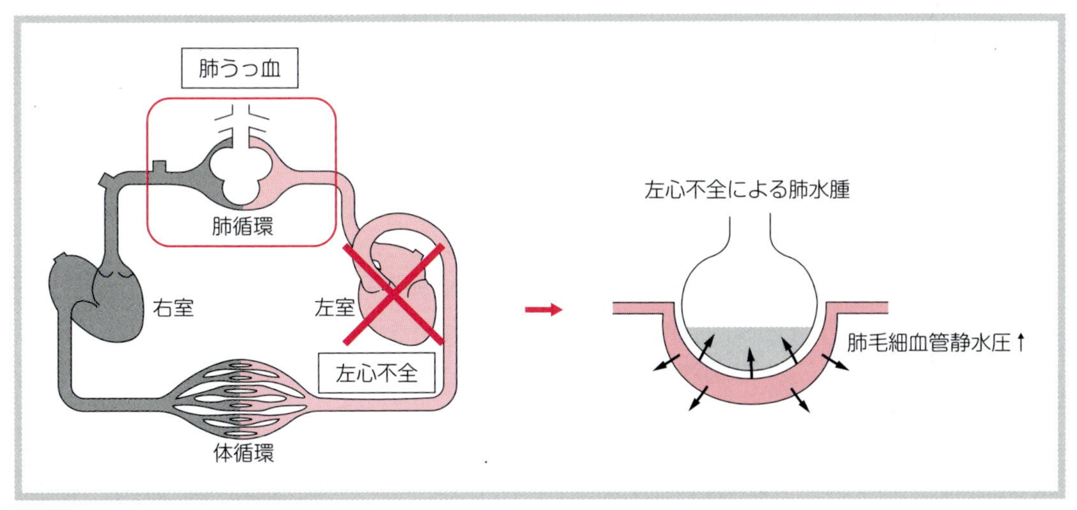

図8 左心不全による肺水腫

一方，ARDSは主に肺炎や敗血症によって引き起こされた肺血管の内側の損傷（血管透過性の亢進）により水が漏れ出てしまうという現象です（**図9**）。

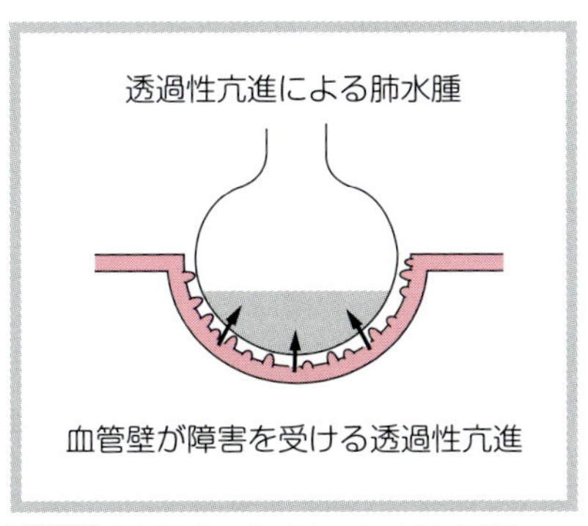

図9 肺血管の損傷による肺水腫

あたりまえですが，薬物治療に関して前者は利尿薬を中心としたものとなります。後者に関しては，血管の損傷を惹起している炎症物質を抑える目的があるので，原因疾患の薬物治療，抗菌薬投与に加えて，播種性血管内凝固症候群（disseminated intravascular coagulation；DIC）であればトロンボモジュリン製剤などが主体となるわけです。

さらに，ARDSの薬物治療のなかで1つおさえておきたい薬剤があります。それは，シベレスタットナトリウムです。作用機序は，肺血管透過性を亢進させる炎症物質である好中球エラスターゼ阻害作用であり，その適応病名は全身性炎症反応症候群に伴う急性肺障害の改善と，まさにARDS治療薬となっているわけです。ここで注目していただきたいのが，添付文書の使用上の注意に記載のある下記の内容です。

急性肺障害に関しては，以下の全項目を満たすものとする。
- 肺機能低下（機械的人工呼吸管理下で PaO_2/F_IO_2 300mmHg以下）が認められる。
- 胸部X線所見で両側性に浸潤陰影が認められる。
- 肺動脈楔入圧が測定された場合には，肺動脈楔入圧≦18mmHg，測定されない場合には，左房圧上昇の臨床所見を認めない。

どうでしょうか？　いままでの解説から何となく，心原性肺水腫ではない肺水腫による呼吸不全→ARDSに使用というニュアンスでの記載であるということがわかるでしょうか？

ARDS治療については，薬物治療以外にも人工呼吸器管理などの重要な治療法が「ARDS診療ガイドライン2016」（日本呼吸器学会など）に記載されています。当然，薬剤師の業務の領域外となるかと思いますが，どのような治療が行われていくのかを知っておいてもよいと思います。一度目を通してみてもよいかもしれません。

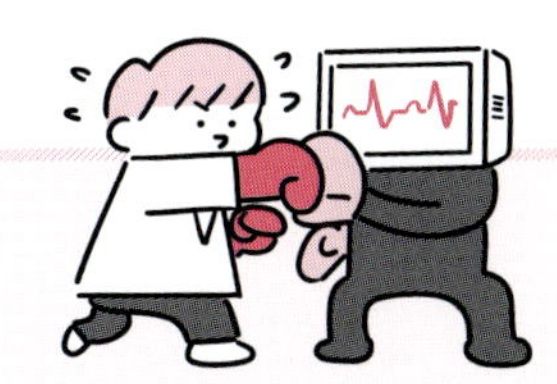

薬物治療でこう活かす！

入院中の患者さんの肺炎治療コントロールがつかず，敗血症によるDICおよびARDSとの診断でメロペネム，トロンボモジュリン製剤，シベレスタットナトリウムが開始となりました。診断時の胸部CTは**図10**です。

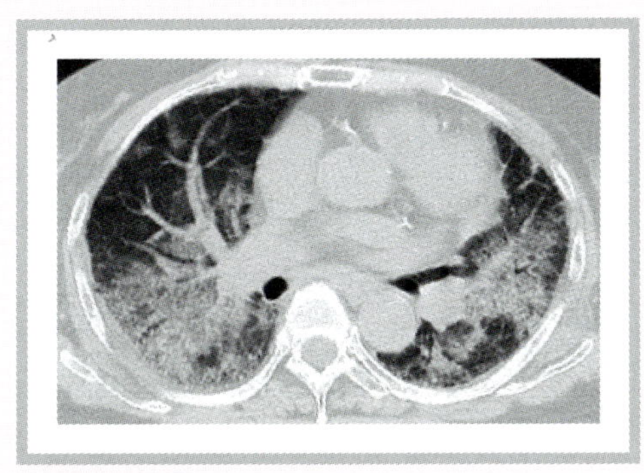

図10 胸部CT（診断時）

治療経過にて，**図11**の①，②どちらが改善傾向となっているでしょうか？

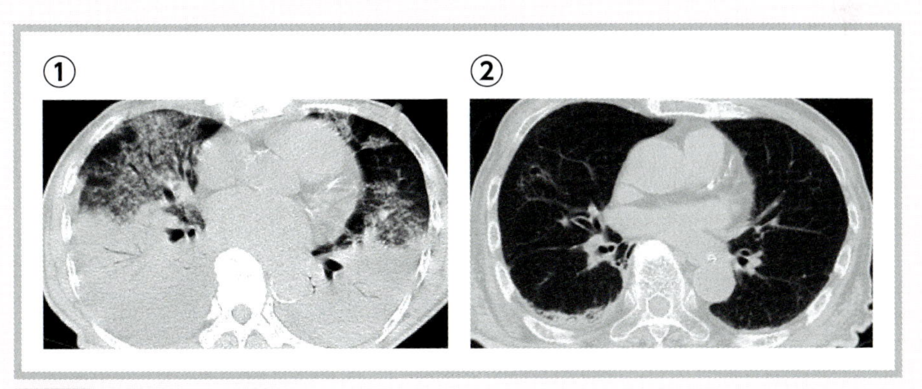

図11 胸部CT（治療経過）

正解は②です。

第2章・胸部以外の臓器編

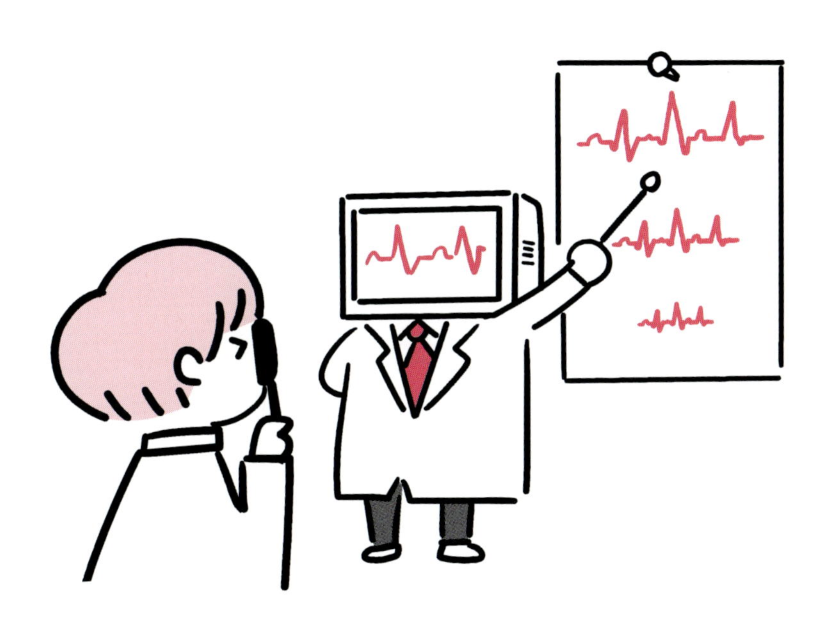

Question! 18

腹水が認められる腹部CTはどちらでしょうか？

①

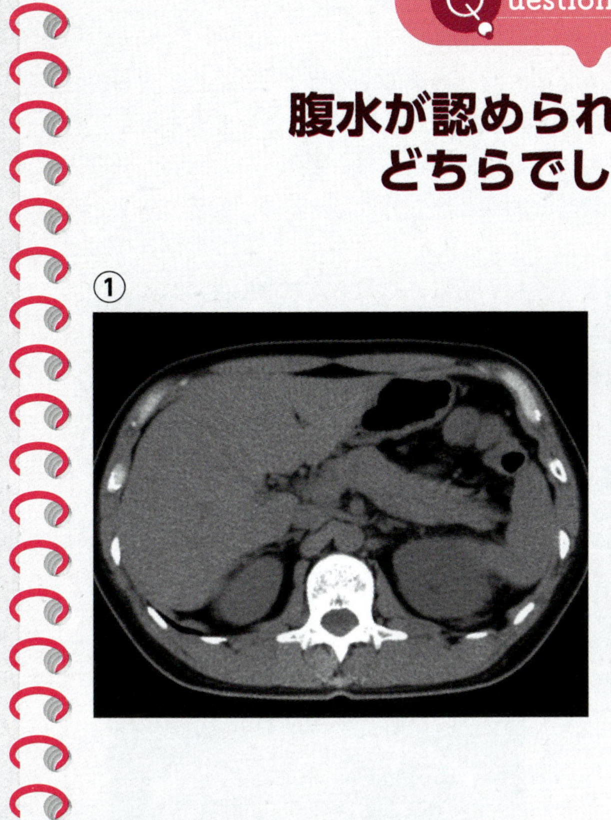

②

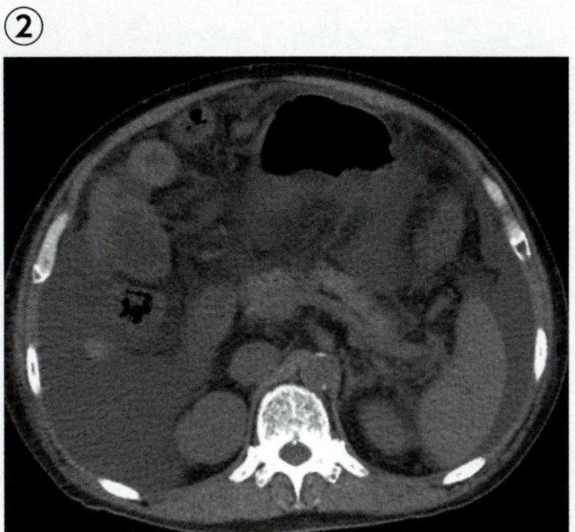

消化器領域の画像を薬物治療に活かすためには，腹部CTが重要となります。胸部と比べ腹部の臓器は多く，いきなりすべてをみようとすると混乱を招く可能性があります。そこで，腹部画像に慣れるために，水（腹水）について解説していきます。

ポイント1 腹水は腹膜腔に貯留する

ポイント2 腹水は後腹膜腔には貯留しない

ポイント3 腹水の貯留の要因には主として血管からの水の漏出と滲出の2つがある

正解は②です。

冒頭で述べたように腹部には多くの臓器があります。腹部の画像を理解するために，大前提として，腹部には何の臓器があるのか？　また，その位置関係はどのようになっているのか？を知っていなければなりません。多くの書籍はそのような構成となっています。それはあたりまえですよね！と思うかもしれませんが，これらの臓器と画像と照らし合わせるのが初めて画像をみる方にとっては非常に困難です。

しかし，そこから解説すると非常に長くなります。思い切ってそのあたりは他書に譲ることにして，腹部画像全体の理解に通ずる腹腔の概念について腹水を中心に解説し，以降は臓器と疾患を絞って，腹部画像の薬物治療への活かし方を紹介していきます。

ポイント1 腹水は腹膜腔に貯留する

解説の前にCTの見方の基本についておさらいをします。まずCTは臥位で撮影され，画像は**図1**のように足側からみた像となっています。左右の位置関係に注意が必要です。

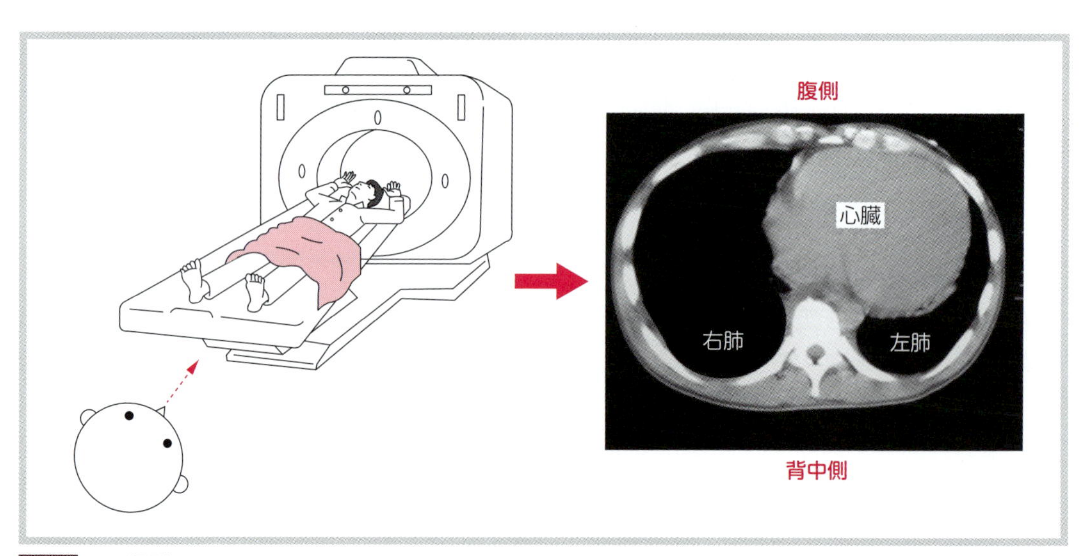

図1 CT撮影

続いて胸部CTには**図2**のように，白っぽい肺野条件と黒っぽい縦隔条件という2つの条件があります。

この2つの違いは，みたいものの焦点の合わせ方によります。肺がしっかりみえるように焦点を合わせたのが肺野条件，縦隔がしっかりみえるように焦点を合わせたのが縦隔条件です。

腹部CTには当然肺野条件はなく2つの条件はありません。縦隔条件と同様の条件で，黒っぽい画像1つのみとなっています。縦隔とは，**図3**に示したような両肺に囲まれた器官の総称です。

腹部内も同様に多くの器官があるので，縦隔条件がそれらを確認するのに適しています。この条件では，骨＜臓器・筋肉＜水＜脂肪組織＜空気という順で色が白から黒くなっていきます。この色の濃さの違いは，腹部CTを確認するうえで重要なので，しっかりおさえておきましょう。

では，これらを踏まえて，腹水が貯留しているCT画像を確認してみましょう。線で囲った部分が腹水です（**図4**）。

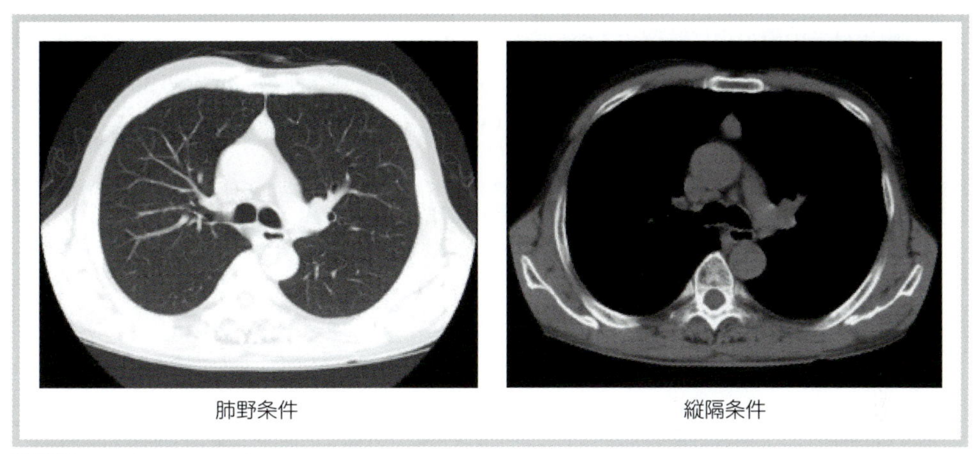

図2 肺野条件と縦隔条件

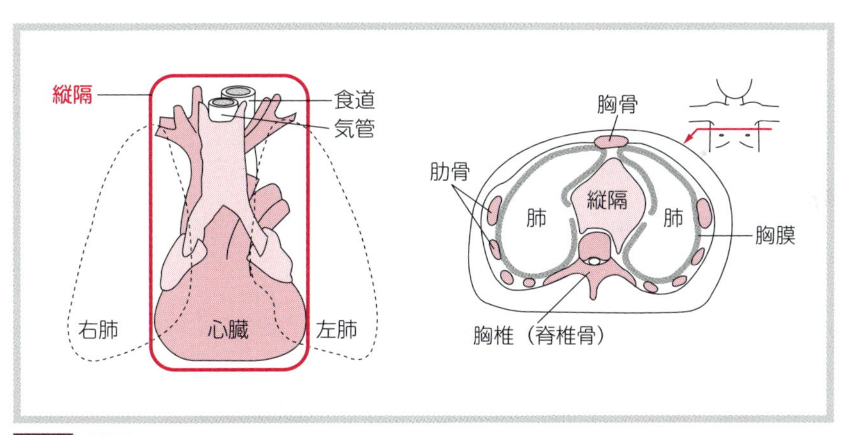

図3 縦隔

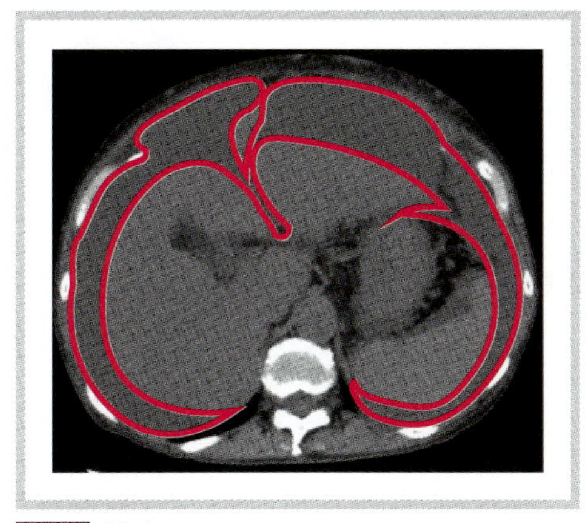

図4 腹水

これをみていかがでしょうか？　何となく，読んで字のごとく臓器が詰まっている箇所以外の腹部内に水が浸入し，水浸しとなっている印象でしょうか？

実はこの認識には大きな誤りがあります。なぜなら腹部内には各臓器を包み込むような二重の膜があり，腹水はその膜の中に貯留するからです。これと同じ概念に胸水と胸腔の関係があります。

肺には胸膜という肺を外側から包み込む膜があり，その膜は二重構造となっています（**図5**）。胸水はその二重となった膜の間に水が貯留しています。

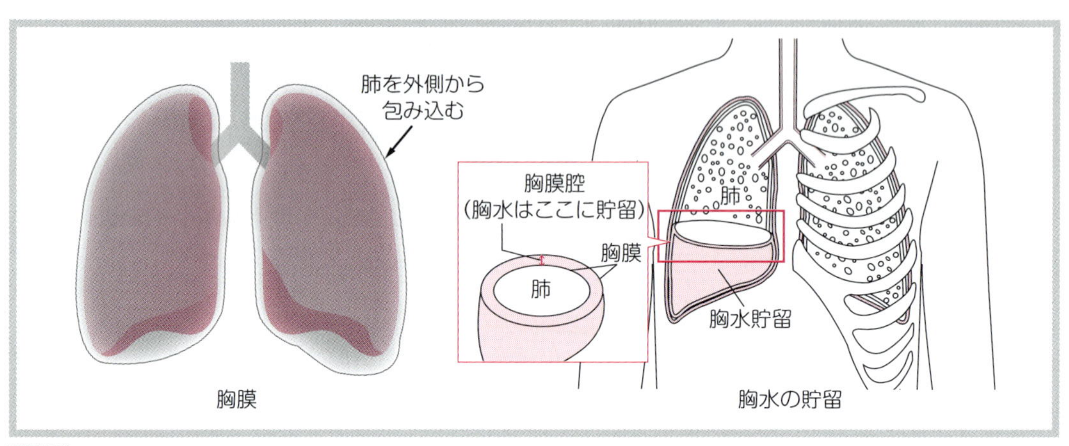

図5　胸膜と胸水

これと同様の膜が腹腔内にもあるわけです。そのまま「腹膜」です。胸膜と同様に二重構造となっており，その中（腹膜腔）に水が貯留するわけです（**図6**）。腹腔と腹膜腔の違いは重要な概念なのでおさえておきましょう。

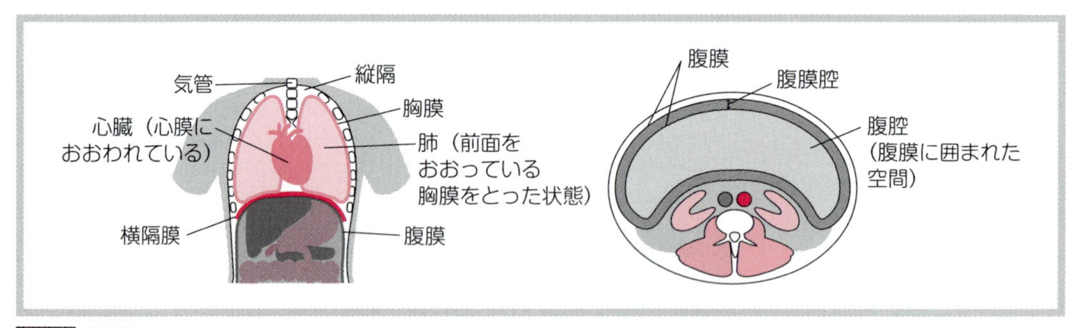

図6　腹膜

これを踏まえて，図4の腹水の画像を線なしで確認してみましょう（**図7**）。何となくイメージがつくでしょうか？

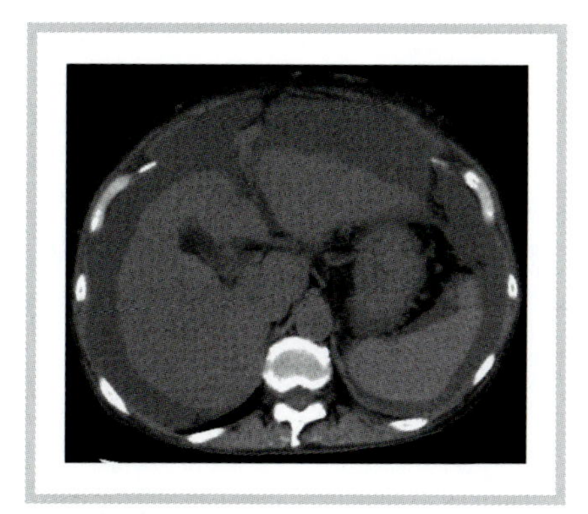

図7 腹水（線なし）

腹膜，腹水の関係の大枠の解説をしてきましたが，腹膜は図6よりも実際は複雑な構造となっています。これは当然のことながら胸部と比べ腹部内の臓器の数が多く，それらを腹膜が包みこんでいるからです。このイメージは立体だけでは理解しにくいと思うので，側面からの図とあわせて記載します（**図8**）。これらを正確に確認するとなると，やはり学習して覚えるしかありません。

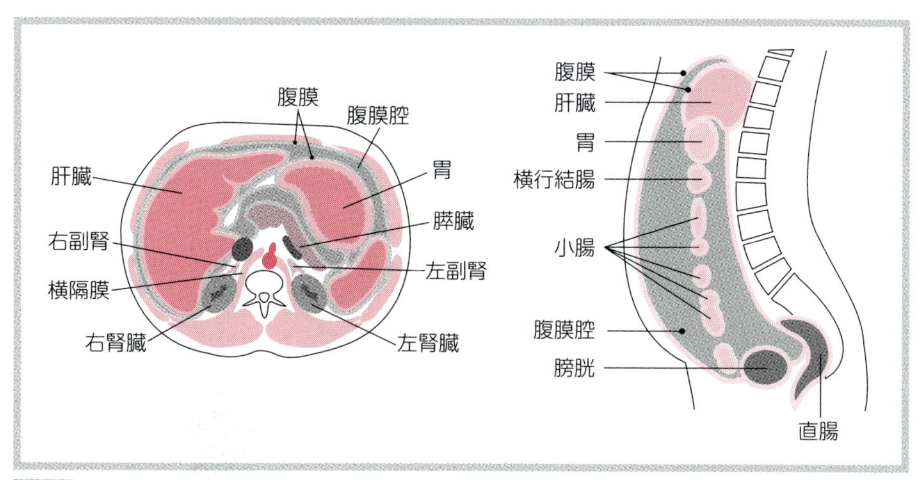

図8 腹膜が包む臓器

しかし，腹水への薬物治療のフォローアップなどで画像を確認する際は，どの部位に水が貯留しているのかを確認したうえでの話となるので，まずは図7を確認したときのようなイメージで画像をみるとよいかと思います。

ポイント2 腹水は後腹膜腔には貯留しない

腹腔のイメージを何となく理解できたでしょうか？　しかし，これから少しカルテをみてみようかな？　他書などで学習しようかな？と思った矢先に混乱を招く用語に出会うことになります。それが「後腹膜腔」です。

後腹膜腔，この言葉を初めて聞いた方は，「腹膜腔とは異なる膜の腔かな？　少しややこしくなってきたな」という印象をもつのではないでしょうか？　この言葉から受ける印象が，後腹膜腔を理解するうえでの混乱の元となります。

先に言うと，後腹膜という膜は存在しません。えっどういうこと？と思うかもしれませんが，百聞は一見にしかず，図をみて位置関係を知れば非常に単純な話です。

後腹膜腔はどこの領域を示すかというと，よくある通常のCT画像での位置関係からみると，**図9**の領域になります。

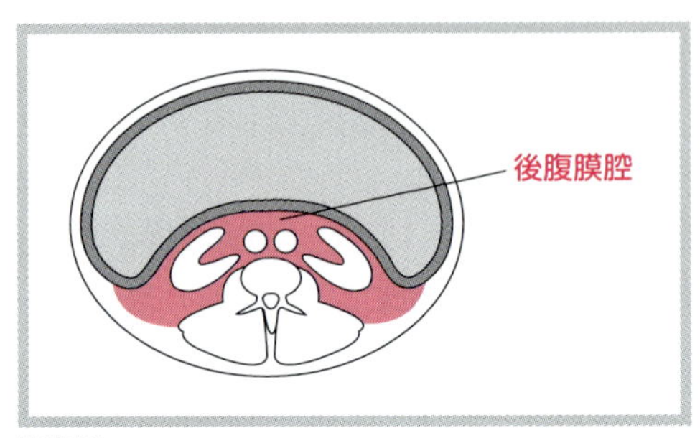

図9　後腹膜腔

腹膜のちょうど後ろ側の領域で，上からみた図ではイメージが付きにくいです。横からみた図（**図10**）で確認してみましょう。

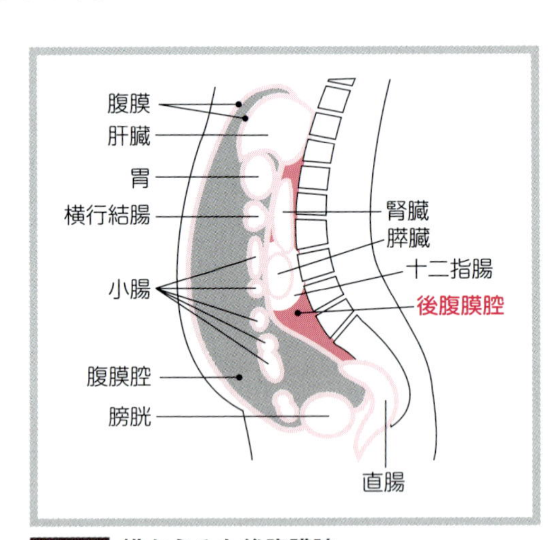

図10　横からみた後腹膜腔

こうみるといかがでしょうか？　腹膜に囲まれた領域のちょうど後ろ側の領域ということがわかると思います。「腹膜の後ろ側の腔」，それでこの領域は後腹膜腔とよばれるわけです。位置関係そのままの認識からすると，「腹膜後腔」という名であれば誤解が生じないような気がします。

さて，後腹膜腔の領域には何が詰まっているのかというと，一部の臓器（腎臓，十二指腸，膵臓など）と血管，靱帯，神経などが存在し，その間隙を脂肪組織が埋めています。

よって，後腹膜腔には腹膜腔とは異なり，基本的には水が貯留しません。腹水とは腹膜腔への水分貯留を示すことになるわけです。それでは，先ほどの腹水を囲んだ画像（図4）を改めてみてみましょう。後腹膜腔領域には水が貯留していないことがわかるかと思います。

ポイント3 腹水の貯留の要因には主として血管からの水の漏出と滲出の2つがある

では，腹水が貯留する病態としてどのようなものがあげられるでしょうか？　代表的なものとしては，腹膜全体には**図11**のように血管が走行しており，そこから何らかの因子により，血管内の水が腹腔内へ流れ込み腹水が貯留するものがあげられます。

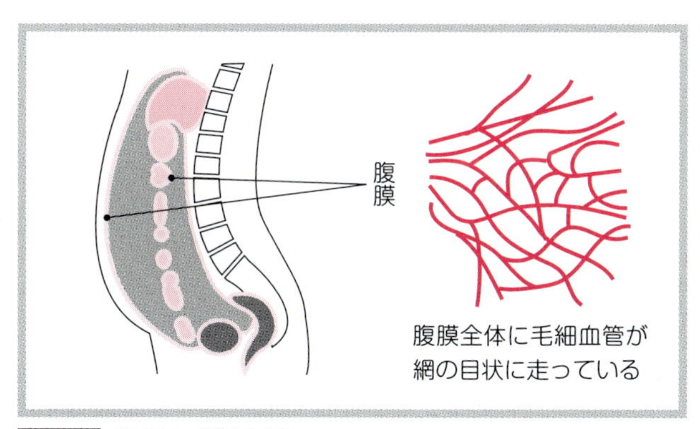

図11 腹膜の毛細血管

何らかの因子と言いましたが，これは大きく分けて血管内へ水分を保持する圧の異常により水が漏れ出てしまう現象と，血管の内皮が損傷し水が滲出してしまう現象の2つのパターンに分けられます。これらは，心原性肺水腫と急性呼吸窮迫症候群（ARDS）の違い（p.109）と同じ概念です。おさらいも兼ねつつ，さらに詳しく解説していきます。

まず，血管内へ水分を保持する圧の異常，と言っても正直意味がよくわからないかもしれません。この概念を理解するうえでまず知っておくべきことは，血管内，外の水分の移動は**図12**に示すように，「静水圧」と「膠質浸透圧」の2つの圧によって支配されているということです。

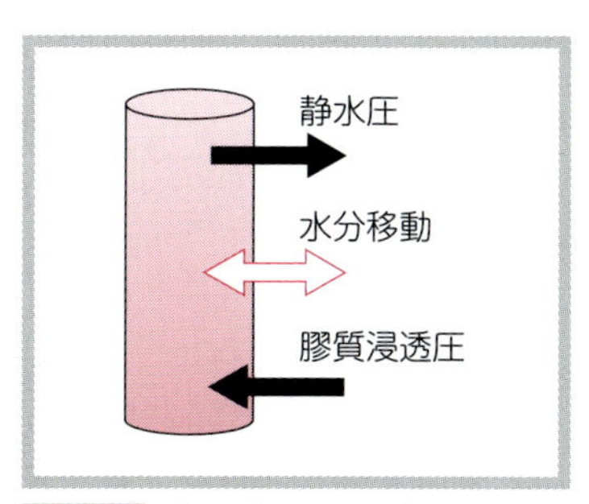

図12 水の移動と血管への圧力

各圧は矢印のとおり，静水圧は血管内の水が外に出ようとする力で，膠質浸透圧は逆に血管内へ水を引き込もうとする力です。この2つのバランスが崩れると水が血管から流出し腹水が貯留してしまうわけです。

当然，その各圧のバランスの喪失は，静水圧が異常に高くなる（**図13**）ことと，膠質浸透圧が異常に低くなる（**図14**）ことによって引き起こされることがわかると思います。

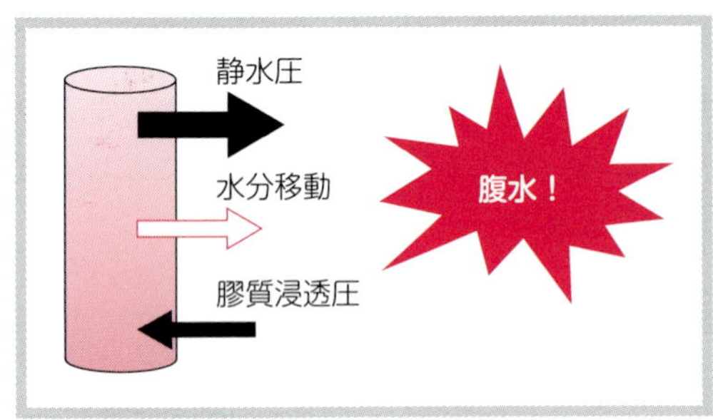

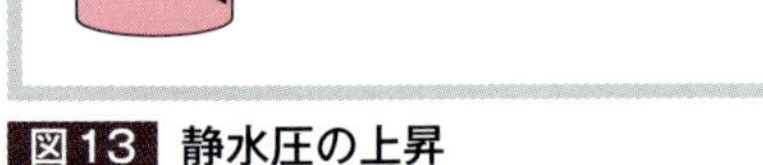
図13 静水圧の上昇

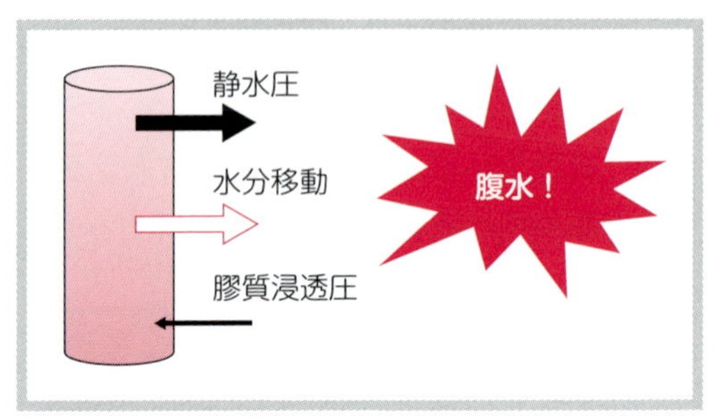

図14 膠質浸透圧の低下

静水圧が異常に高い病態に関して，これはすぐにイメージがつきます。血管への圧力が高い状態です。代表的な例をあげると，肝硬変で門脈圧亢進が引き起こされている場合です。

膠質浸透圧が異常に低くなる病態に関しては，そもそも膠質浸透圧が何によって発生しているのかを知らないとイメージしにくいかもしれません。詳しい解説は他書に譲りますが，結論から言うと膠質浸透圧は主として，血管内にあるタンパク成分であるアルブミンによって発生します（**図15**）。

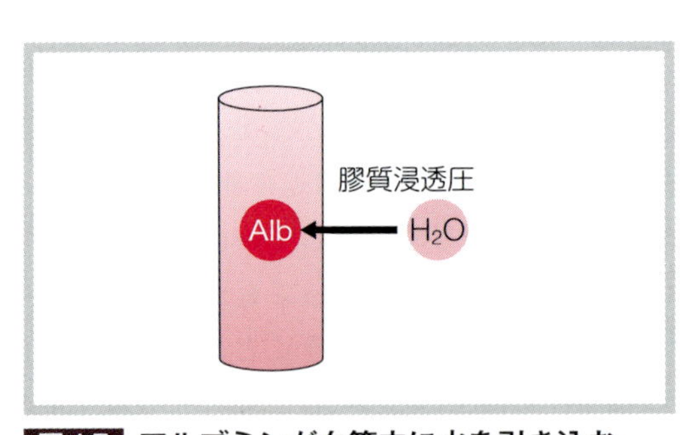

図15 アルブミンが血管内に水を引き込む

簡単に言うと，アルブミンには水を血管内へ引き込む力があるわけです。よって，膠質浸透圧が異常に低くなる状況とは血管内のアルブミン値が低くなっている状況といえます。代表的な病態例をあげると，肝硬変でタンパク合成能が低下し，アルブミン値が低値となっている場合です。ともに例が肝硬変ですが，肝硬変で腹水貯留が引き起こされやすいのはこの2つの因子が同時に起こる可能性があるからです。このように，血管の圧の異常により，漏れ出た水は漏出液とよばれます。

続いて，血管内皮の損傷によって水が滲出する現象です（**図16**）。これは，腹膜に炎症が起こることによって生じます。また，重要な概念として血管壁のダメージにより，傷ついた血管からは本来血管外へ出ないアルブミンも，水とともに滲出してしまう可能性があるということをおさえておきましょう（**図17**）。

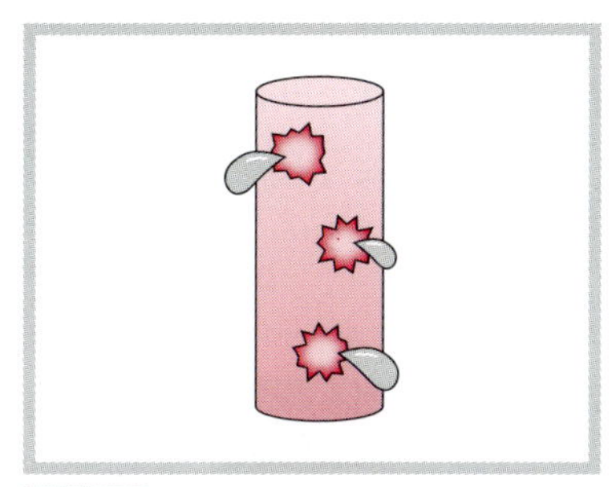

図16 血管内皮の損傷による滲出

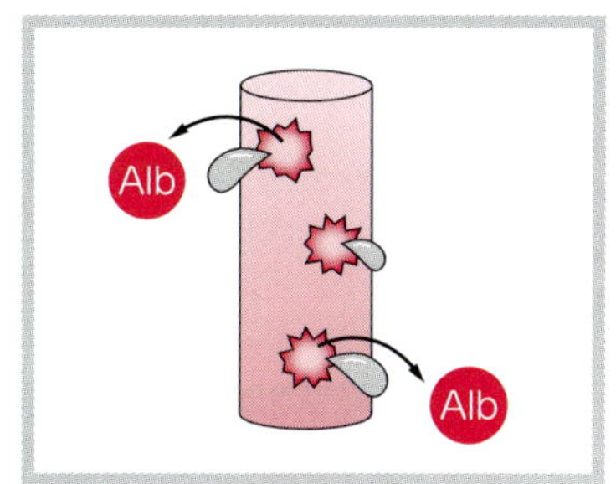

図17 アルブミンの漏出

炎症による血管内皮の損傷が引き起こされる代表的な病態例として，がん性腹膜炎があげられます。このように，血管内皮の損傷により滲出した水は滲出液とよばれます。これらの滲出，漏出という概念は，腹水以外の胸水などにおいても同様に重要なのでおさえておきましょう。各圧による血管内・外の水の移動，滲出液，漏出液の概念について何となくイメージがついたでしょうか？

これらの概念は，腹水評価に用いられている血清腹水アルブミン較差（serum-ascites albumin gradient；SAAG）の概念を理解するうえでも重要です。

SAAG＝血清アルブミン濃度－腹水アルブミン濃度

SAAG≧1.1 g/dL：門脈圧亢進関連ありを示唆

SAAG＜1.1 g/dL：門脈圧亢進なしを示唆

この式をみていかがでしょうか？　略語が出てきて嫌な予感がする，と思うかもしれません。しかし，これらの概念を理解してから式をよくみてみると，通常よりも腹水のアルブミンが相対的に血清のアルブミンより高値となった場合に，滲出性を疑うような形となっていることがわかるでしょうか？

長くなるので詳細には触れませんが，腹水貯留の要因として他にリンパ管への水の吸収障害があります。代表的な病態としては，がん性腹膜炎によるリンパ管の閉塞があげられます。がん性腹膜炎でもまた，血管からの水の滲出とリンパ管への水の吸収障害の2つの要因による腹水が貯留しやすくなるわけです。

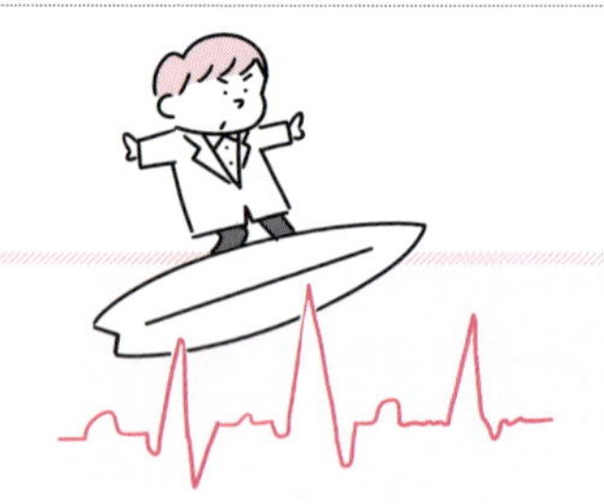

薬物治療でこう活かす！

肝硬変による腹水貯留が著明なため，アルブミン投与後，フロセミドを投与することとなりました。入院時の腹部CTは**図18**です。利尿薬投与後，**図19**の①，②どちらで腹水は減少傾向となったでしょうか？

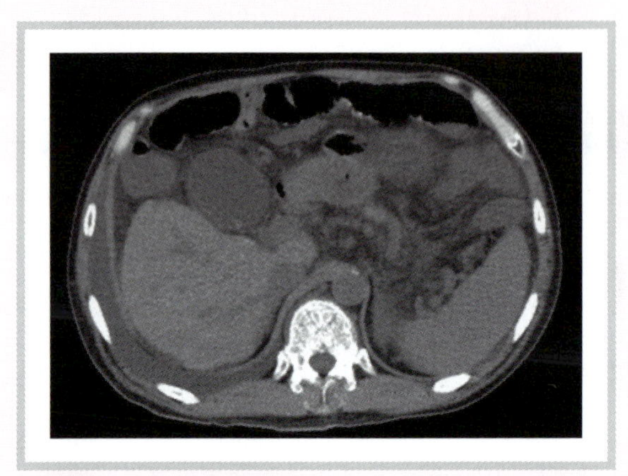

図18 入院時の腹部CT

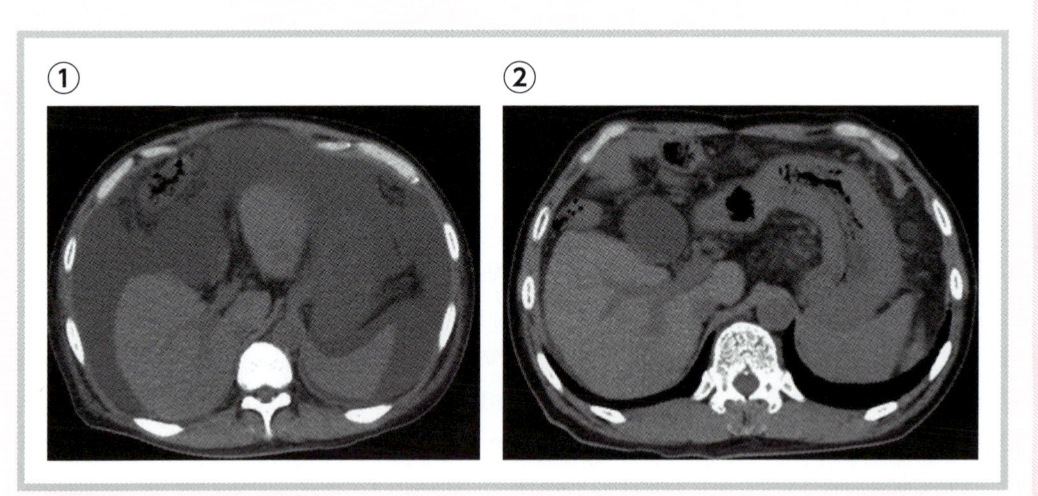

図19 利尿薬投与後の腹部CT

正解は②です。腹水の画像評価には，腹部CTだけでなく腹部エコー（p.144〜145）も活用されています。

Question! 19

胆嚢炎が示唆される腹部CTはどちらでしょうか？

①

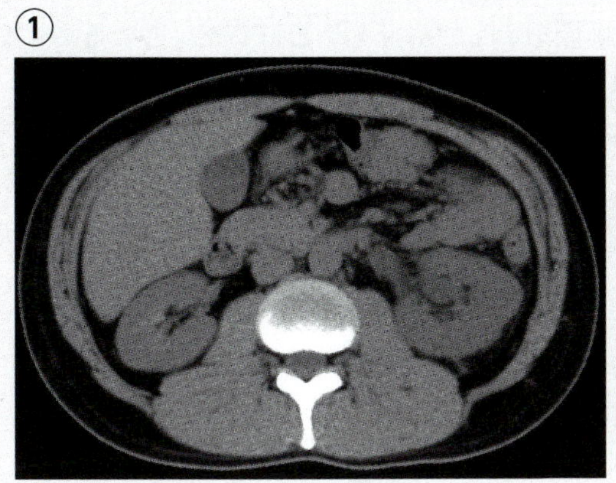

②

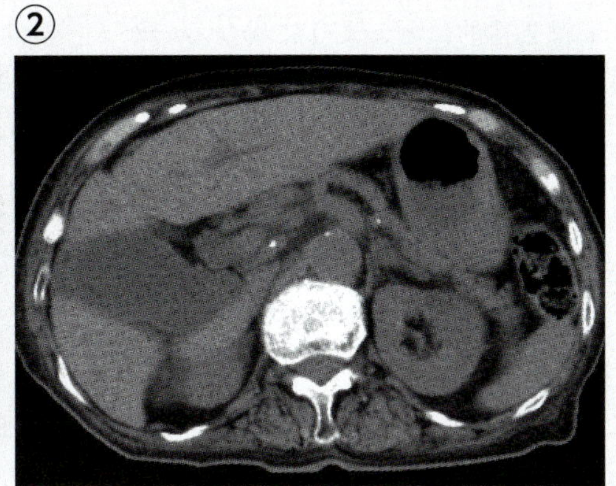

腹部には臓器が多いため，CT画像などの薬物治療評価への活用方法についてすべてを解説すると，それだけで本が１冊書けてしまいます。そこで，消化器領域において臨床上遭遇する機会が比較的多いと思われる胆道炎について解説していきます。

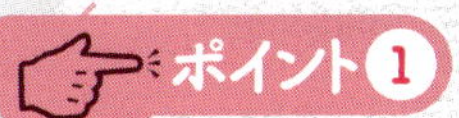

ポイント１ 胆道炎には胆嚢炎と胆管炎がある

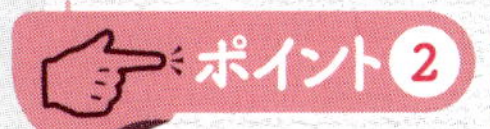

ポイント２ 腹部臓器に炎症が起こるとCTに特徴的な変化が認められる

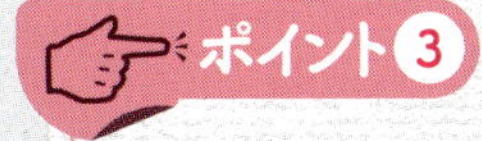

ポイント３ 胆石は種類によってはCTでみえにくい場合がある

正解は②です。

ポイント1 胆道炎には胆嚢炎と胆管炎がある

胆道炎には胆嚢炎と胆管炎があります。名前が似ていますが病態は異なるものであり，当然治療方法も異なります。これらは腹部CTを薬物治療に活かしていくうえで非常に重要です。

では具体的にどのように異なるのか？　早速画像を示して解説を，と言いたいところですが，まずは画像を確認するにあたり避けては通れない道である解剖について解説していきます。

胆道は**図1**のようにちょうど肝臓の下側に位置し，胆嚢と胆管に分けられます。胆道は，肝臓で作られた胆汁を胆嚢で濃縮して胆管を通して十二指腸へ流し，主として脂肪の分解に関わります。

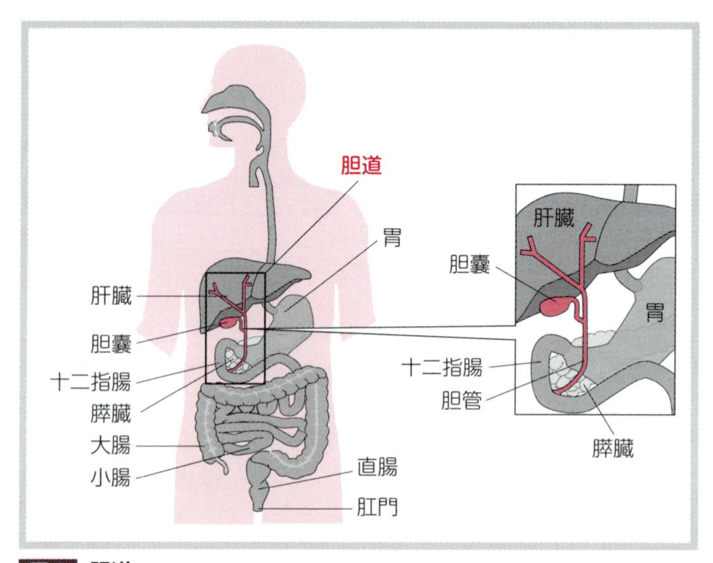

図1 胆道

さらに胆管の名称は**図2**のように場所によって異なります。各名称が似ていてややこしいかもしれませんが，病態，治療を理解するうえで重要な要素なので，しっかりおさえておきましょう。

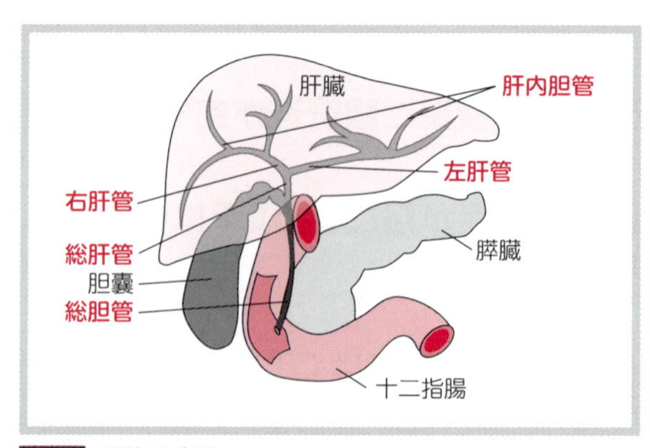

図2 胆管の名称

そのほかにも，**図3**のように総胆管は膵臓に入り主膵管と合流して十二指腸につながっています。この点も後ほど解説する胆管炎の治療を理解するうえで重要な要素です。

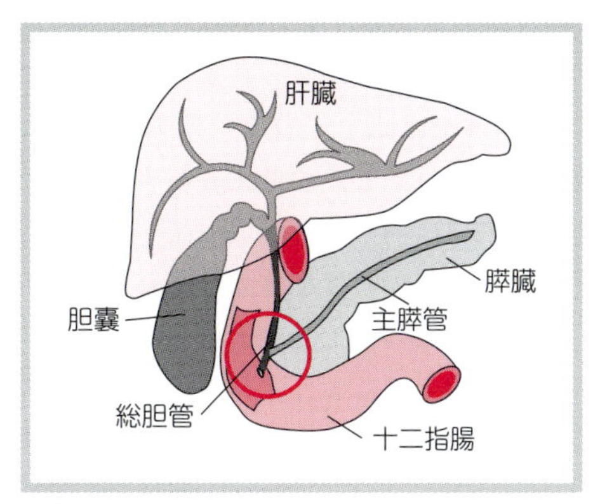

図3 総胆管

ではこれらの解剖の知識を踏まえて，正常時の胆嚢，胆管のCT画像を確認してみましょう。まずは胆嚢です（**図4**）。

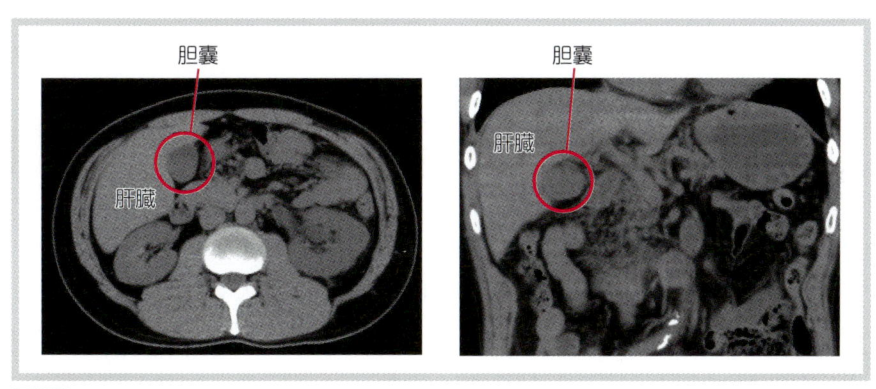

図4 胆嚢のCT

いかがでしょうか？　胆嚢は図3のように，ちょうど肝臓の下側に位置していることが何となくわかるでしょうか？　続いて胆管です（**図5**）。

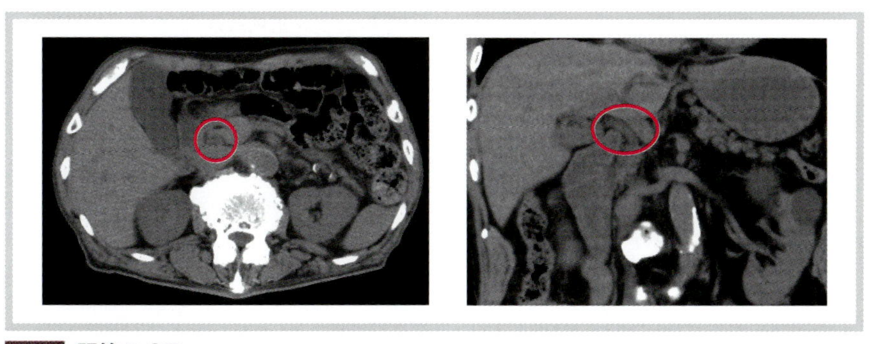

図5 胆管のCT

はっきり言って胆管は，すごく細くてわかりにくいです。胆管は「管」なので当然このようになります。さらに先ほどの解剖で解説したように，この管はその位置によって名称が異なります。図5ではちょうど総胆管の位置にあたるでしょうか。

いきなりそんなことを言われても，と思うかもしれませんが，われわれ薬剤師は診断を行うわけではなく，まず診断ありきで画像を確認するので，まずは大体このくらいの位置に胆管があり，正常画像がこのようなものだということをおさえておきましょう。自力で確認したいときは方法が1つあります。胆嚢と胆管内には同じ胆汁が流れているので，当然CTでは同じ色の濃さで写ります。それを利用して，まず胆嚢の濃度を確認しそれと同じ濃度のものを胆管があると思われる位置から探し出すと確認しやすくなるかもしれません。ちなみに通常のCTで確認できる胆管は肝外胆管です。肝内胆管は肝臓と同じように写り込むので正常時は確認できません。

これらを踏まえてポイント2では，胆嚢炎，胆管炎でどのように画像が変化するかを解説していきます。

ポイント2 腹部臓器に炎症が起こるとCTに特徴的な変化が認められる

一言で胆嚢炎，胆管炎といっても急性と慢性のものが各々あります。すべてを解説するわけにはいかないので，抗菌薬治療などで関わる機会の多い，急性のものについて解説していきます。

1. 急性胆嚢炎

急性胆嚢炎は，その要因の9割が胆石によるものです。**図6**に示すように胆石が胆嚢頸部に詰まり胆嚢が閉塞してしまい，そこに二次的に感染が引き起こされることで発症します。その際に胆嚢はどのように変化するのか？というと，当然閉塞に伴って腫大するということがまずわかると思います。ちなみに，残りの1割は胆石がないのに起こる胆嚢炎で，そのまま無石性胆嚢炎とよばれます。

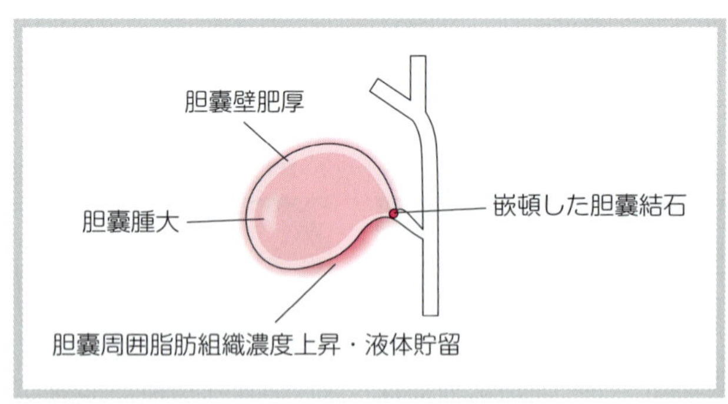

図6 胆嚢結石

では，これを踏まえて急性胆嚢炎のCTを確認してみましょう。急性胆嚢炎発症時のCTは**図7**となります。正常と比べ胆嚢が腫大しているのがわかるでしょうか？

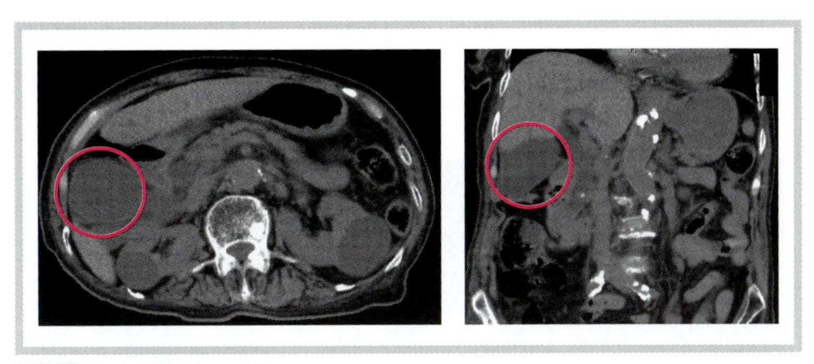

図7 急性胆嚢炎のCT

続いて少しわかりにくいですが，矢印に示すように胆嚢のまわりに少し毛羽立ったようなもやがあるのがわかるでしょうか（**図8**）？　これは，「脂肪組織の乱れ（fat density）」といって，胆嚢周囲の脂肪組織に炎症によって水分などが入り込むことによって引き起こされます。これによって本来は空気同様に黒く写らなければならない脂肪が，少し濁って写っているわけです。

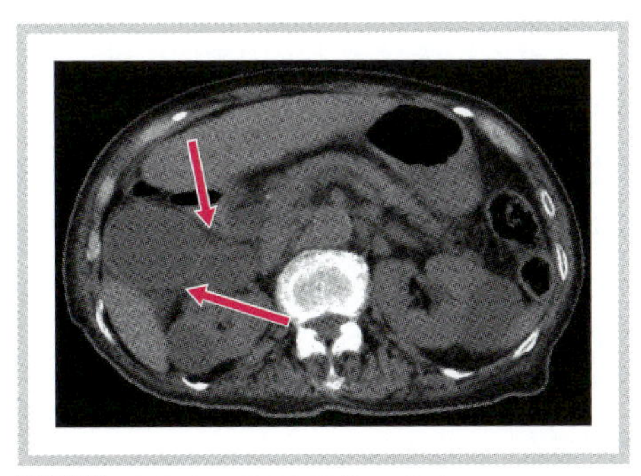

図8 胆嚢炎の脂肪組織の乱れ

この現象は，胆嚢炎特有の現象ではなく，**図9**に示すようにさまざまな腹部臓器に炎症が起こった際でも現れる特徴的なCT変化なのでおさえておきましょう。

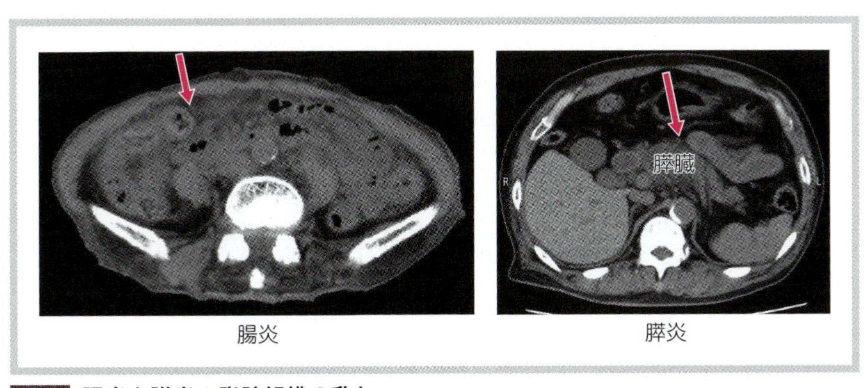

図9 腸炎や膵炎の脂肪組織の乱れ

腹部臓器炎症にはさらにもう1つ特徴的なCT変化があり，それが臓器の壁肥厚です。当然胆嚢炎でも起こる変化です。百聞は一見にしかず，CTをみてみましょう（**図10**）。

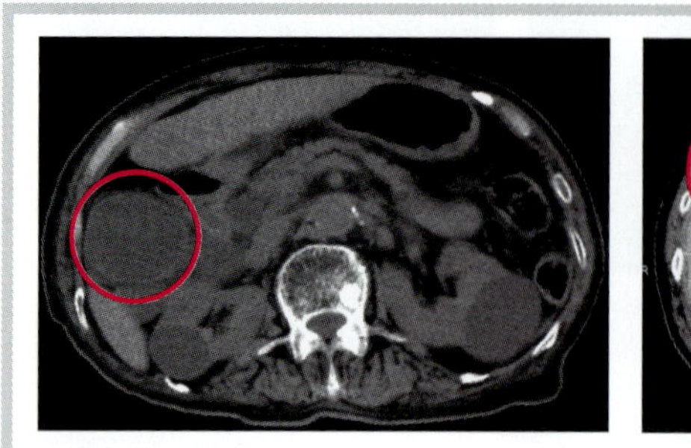
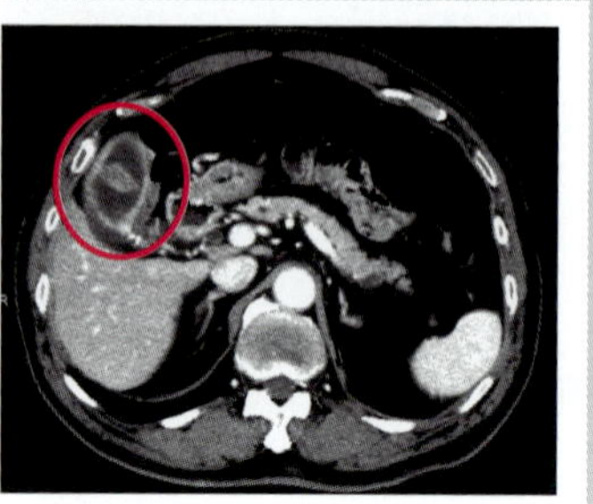

図10 胆嚢壁の肥厚

まずは左の画像です。何となく胆嚢の周囲に輪郭が浮き出ているのがわかるでしょうか？ 続いて右です。胆嚢の白い輪郭周囲の壁が肥厚しているのが明らかにわかります。これをもっと早くみたかった，と思うかもしれません。先ほどまでの画像にはこんなにはっきりとした像はありませんでした。実はこの画像は，通常のCT（単純CT）ではなく，造影剤を使用したCTです。通常のCTだと胆嚢壁の輪郭は不鮮明であり，造影剤を追加で用いるとこのように鮮明となります。この点を知っておいてもよいと思います。**表1**は急性胆嚢炎の診断基準です。

表1 急性胆嚢炎診断基準

急性胆嚢炎診断基準
A. 局所の臨床徴候
A-1. Murphy's sign
A-2. 右上腹部の腫瘤触知・自発痛・圧痛
B. 全身の炎症所見
B-1. 発熱
B-2. CRP値の上昇
B-3. 白血球数の上昇
C. 急性胆嚢炎の特徴的画像検査所見
確診：Aのいずれか＋Bのいずれか＋Cのいずれかを認めるもの 疑診：Aのいずれか＋Bのいずれかを認めるもの

注：ただし，急性肝炎や他の急性腹症，慢性胆嚢炎が除外できるものとする。

急性胆管炎・胆嚢炎診療ガイドライン改訂出版委員会，他・監：TG18新基準掲載—急性胆管炎・胆嚢炎診療ガイドライン 2018．医学図書出版，2018より作成〕

このなかのCの項目においてガイドラインには，「CT：胆嚢壁肥厚，胆嚢周囲浸出液貯留，胆嚢腫大，胆嚢周囲脂肪組織内の線状高吸収域」との記載があります。ここまでの解説で何となく記載事項についてのイメージがつくでしょうか？

治療法に関しては，抗菌薬投与，ドレナージなども行いますが，重症化した場合には外科的に胆嚢の切除が基本となります。

2. 急性胆管炎

急性胆管炎は，これもまた胆石による胆管の閉塞，それによる二次的な感染によって発症します。胆管はポイント1でも解説したように部位によって名称が異なります。それに伴い，結石も位置によっては**図11**のように肝内結石と総胆管結石の2つの名称に大きく分かれています。

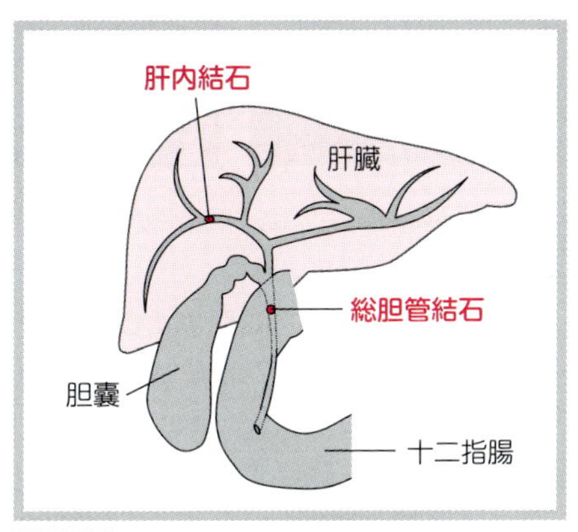

図11 肝内結石と総胆管結石

胆管炎は，この2つのうち総胆管結石によるものの頻度が高いとされています。では，総胆管結石による胆管炎発症時において胆管はどのように変化するのでしょうか？　それについては，**図12**のように閉塞した胆管の位置より前の部分が胆汁のうっ滞により拡張してしまうことがイメージできると思います。

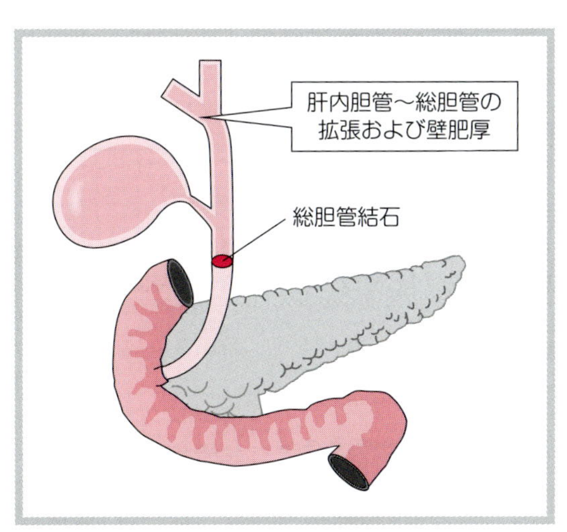

図12 胆汁のうっ滞による胆管の拡張

これを踏まえてCTを確認してみましょう（**図13**）。

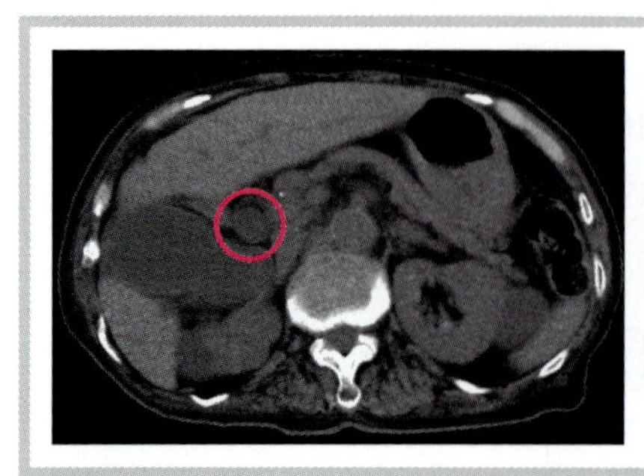
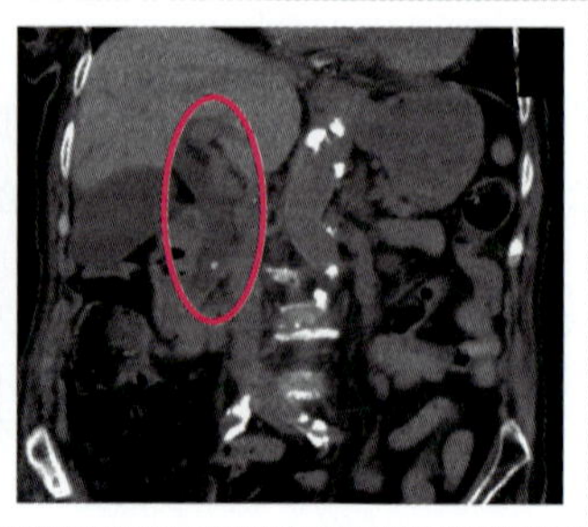

図13 胆管炎のCT

あれだけわかりにくかった胆管が拡張し，確認しやすくなっています。さらによくみると胆嚢も腫大しているのがわかるでしょうか？　このように胆管炎に併発して胆嚢炎が引き起こされるケースも多くあります。この点もおさえておいたほうがよいかもしれません。

それでは急性胆管炎の診断基準を確認してみましょう（**表2**）。

表2 急性胆管炎診断基準

急性胆管炎診断基準
A．全身の炎症所見
A-1．発熱（悪寒戦慄を伴うこともある） A-2．血液検査：炎症反応所見
B．胆汁うっ滞所見
B-1．黄疸 B-2．血液検査：肝機能検査異常
C．胆管病変の画像所見
C-1．胆管拡張 C-2．胆管炎の成因：胆管狭窄，胆管結石，ステント，など
確診：Aのいずれか＋Bのいずれか＋Cのいずれかを認めるもの 疑診：Aのいずれか＋BもしくはCのいずれかを認めるもの

〔急性胆管炎・胆嚢炎診療ガイドライン改訂出版委員会，他・監：TG18新基準掲載—急性胆管炎・胆嚢炎診療ガイドライン 2018．医学図書出版，2018より作成〕

診断基準には「胆管拡張」との記載があります。しかし，注意点として急性胆管炎においてはCT画像で必ずしも所見があるわけではないので，画像よりも症状や採血所見などがまず重要とされている点をおさえておきましょう。治療では，抗菌薬投与，ドレナージ，内視鏡的治療が行われます。先ほどの胆嚢炎と異なり，最終的な対応も胆管炎は外科的に切除ではなく，内視鏡的治療が基本となる点もおさえておきましょう。

この内視鏡的治療には略語が多く，日常よく耳にする機会が多いかもしれませんが，検査と混同しやすい部分があるので少し解説をします。

おそらくこの領域で皆さんがよく耳にしている言葉として，内視鏡的逆行性胆膵管造影法（endoscopic retrograde cholangiopancreatography；ERCP）があるかと思います。先に言いますが，これは処置ではなく検査です。

ではどのような検査なのか？というと，十二指腸と胆管はつながっているため，これを前提に**図14**のように胆管の十二指腸への出口である十二指腸乳頭へ造影チューブ（細い管）を挿入していき，そこで内視鏡の先端から造影剤を注入して胆管をX線撮影する検査です。

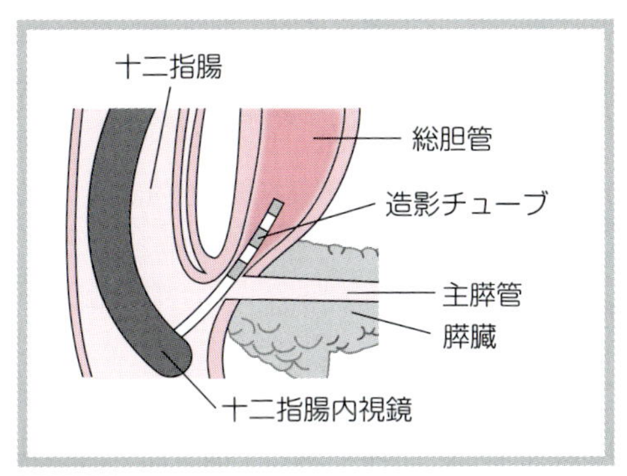

図14 ERCP

また，この検査の合併症としてぜひ知っておいていただきたいのが，膵炎が起こる可能性があるということです。図14をみてわかるように，胆管，十二指腸，膵臓は隣接しているので，この手技の際に膵臓を刺激しすぎると膵炎が引き起こされてしまう場合があるわけです。これはERCP後膵炎とよばれ，その治療にガベキサートが投与される場合があります。

続いて，胆管から十二指腸へのうっ滞した胆汁の流れの改善，胆石の胆管から十二指腸への排石を行うための道を確保するために十二指腸乳頭開口部を広げる処置が行われます。

この処置の方法には，①内視鏡的乳頭括約筋切開術（endoscopic sphincterotomy；EST），②内視鏡的乳頭バルーン拡張術（endoscopic papillary balloon dilatation；EPBD）の2つがあります。これらはその名のとおり，ESTは開口部をナイフで切って広げる処置，EPBDはバルーンで拡張する処置です（**図15**）。

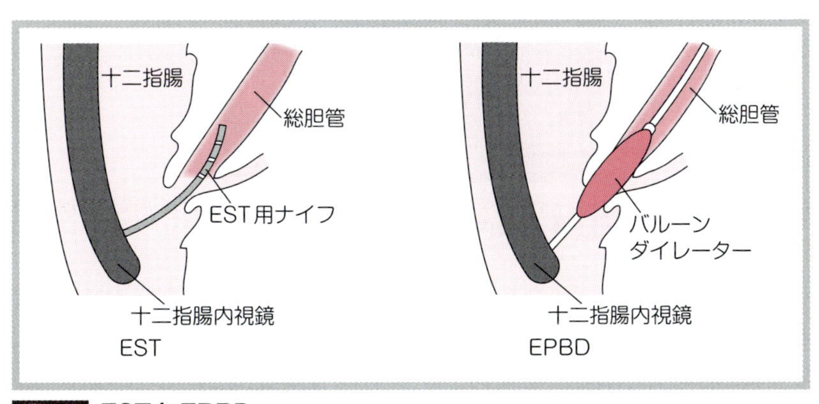

図15 ESTとEPBD

結石を除去する場合は，この2つの処置後に内視鏡的結石除去術にて胆石の排石を行います（**図16**）。

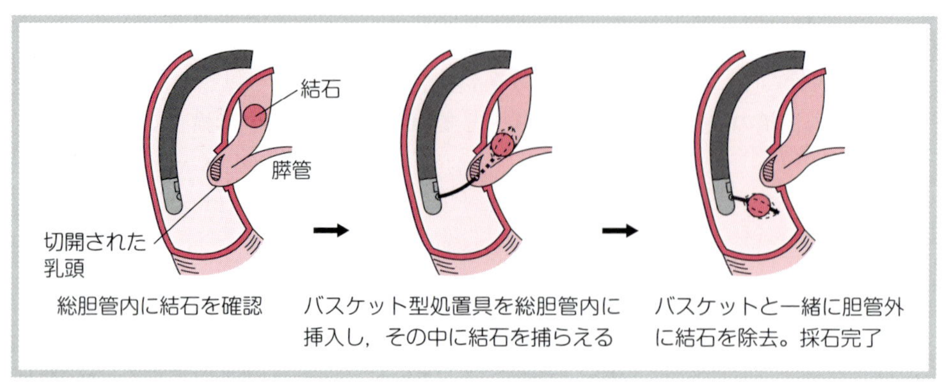

図16 内視鏡的結石除去術

余談ですが，内視鏡的結石除去術については他の処置のような略語がありません。

ここまで，胆嚢炎と胆管炎のCT変化について解説しました。ポイント3では，胆嚢炎，胆管炎の共通の要因としてあげられる，胆石について解説します。

ポイント3 胆石は種類によってはCTでみえにくい場合がある

ポイント2では胆嚢炎，胆管炎のCTの特徴的な変化について解説しました。引き続きその要因となる胆石がどのようにCTに写っているのかを確認します。

胆石は，骨と同様CTに白く写ります。これは何となくイメージが湧くかと思います。早速，胆嚢内にあるわかりやすい結石を確認してみましょう（**図17**）。

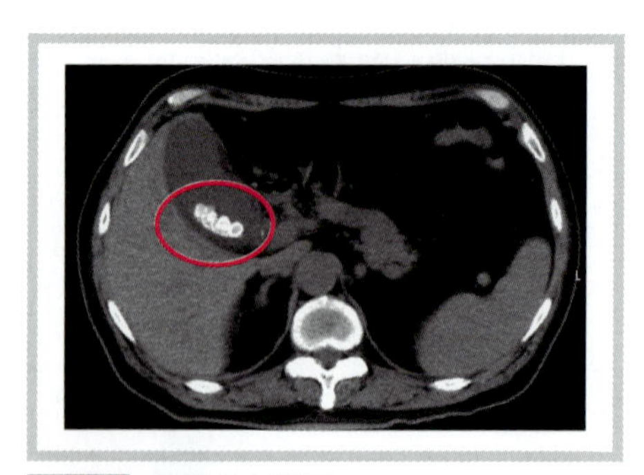

図17 胆嚢内の結石

いかがでしょうか？　言うまでもなく明らかに石と思われるものが胆嚢内に確認できると思います。しかし，胆嚢内に結石があるからといって胆嚢炎なのかというと，そうではありません。これが動いて胆嚢頸部に詰まると，胆嚢炎になります。**図18**はそのときの画像です。続いて総胆管結石を確認してみましょう（**図19**）。

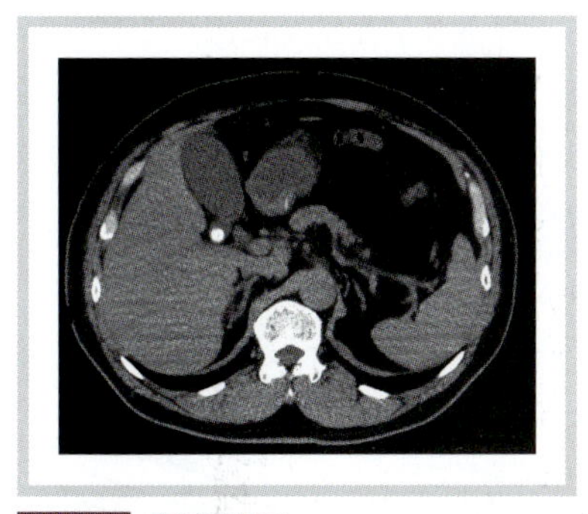

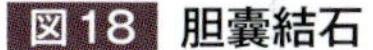

図18 胆嚢結石

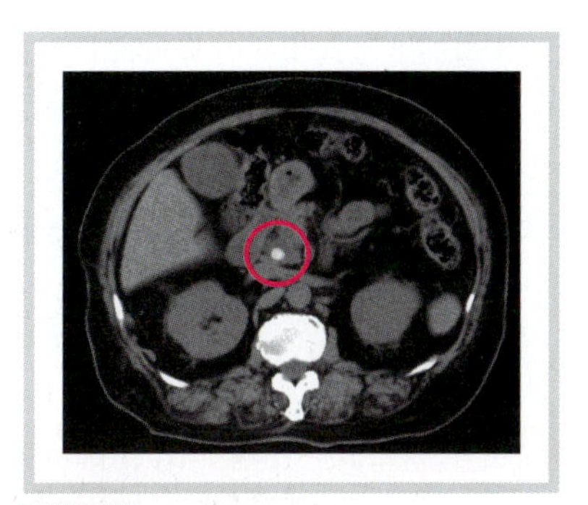

図19 総胆管結石

これも明らかにわかります。石は白く写るのでイメージがつかみやすいと思います。しかし，白く写らない胆石もあります。胆石はその成因などによって次のように分類されます。

コレステロール胆石：純コレステロール石，混成石，混合石
色素胆石：黒色石，ビリルビンカルシウム石
稀な胆石：炭酸カルシウム石，脂肪酸カルシウム石，ほかの混成石など

これらのうち純コレステロール石は特にCTではみえないことが多いとされます。CTでみえない胆石の割合は約10％でそこまで高くありませんが，CTでは写らない胆石もあるという点をぜひおさえておきましょう。また，**図20**に示すようにその組成によって真白く写らず（混合石，混成石など），特徴的な像になるものもあるということを知っておいてもよいかもしれません。

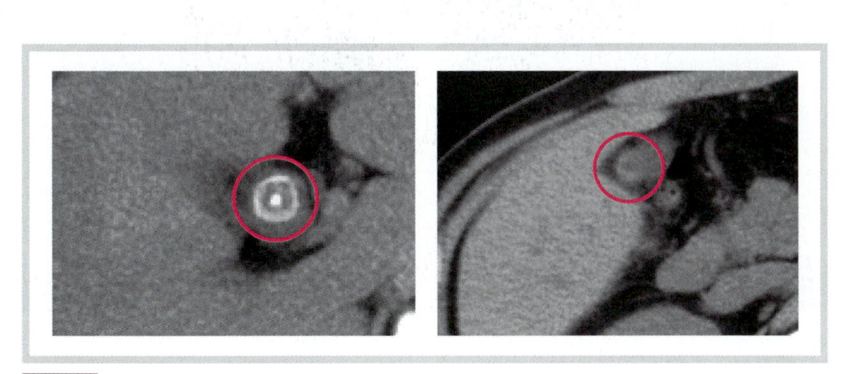

図20 真白く写らない胆石像

ここまで胆石について解説しました。ここからは余談ですが，胆石と似たようなものに胆泥というものがあります。詳細は割愛しますが，これは長期絶食時などにおいて，胆嚢が長時間収縮する機会がないまま胆汁がどんどん濃縮されることによって形成されます。

この胆泥もまた，胆嚢炎，胆管炎の要因になります。これは臨床現場では誤嚥性肺炎後に食事を再開した際の発熱の要因となっている場合もあり，「誤嚥性肺炎の再燃と紛らわしい」と医師が言っているのをよく耳にします。

感染症にて絶食指示下で使用される可能性のあるセフトリアキソンには，これを主成分とした胆泥，胆石様の沈殿物を形成することにより，胆嚢炎，胆管炎，膵炎などを起こすことがあるとの記載が添付文書の重大な副作用の項にあります。多くの症例は小児の重症感染症への大量投与例でみられ成人例は少ないとされていますが，この点をおさえておいたほうがよいかもしれません。

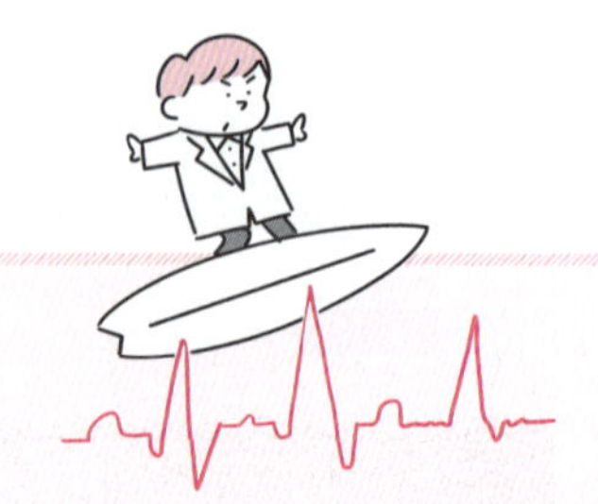

薬物治療でこう活かす！

急性胆嚢炎，急性胆管炎にて入院した患者さんにERCP，EST，胆管ステント留置後，ドレナージ，抗菌薬が開始となりました。入院時CTと治療3日後のCTは**図21**となりました。

①改善傾向となっているでしょうか？　それとも②増悪傾向となっているでしょうか？

入院時CT画像

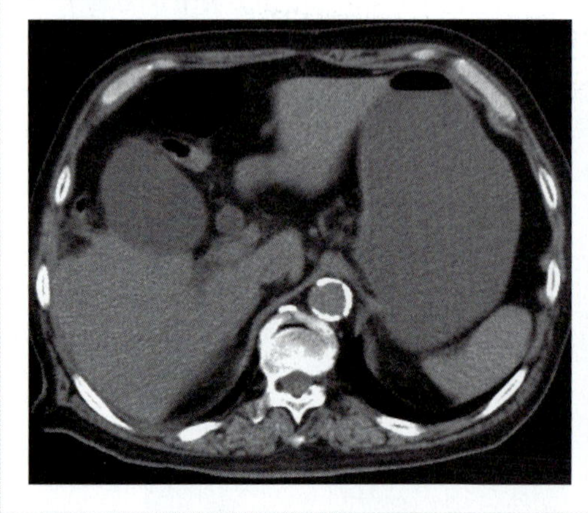

3日後CT画像

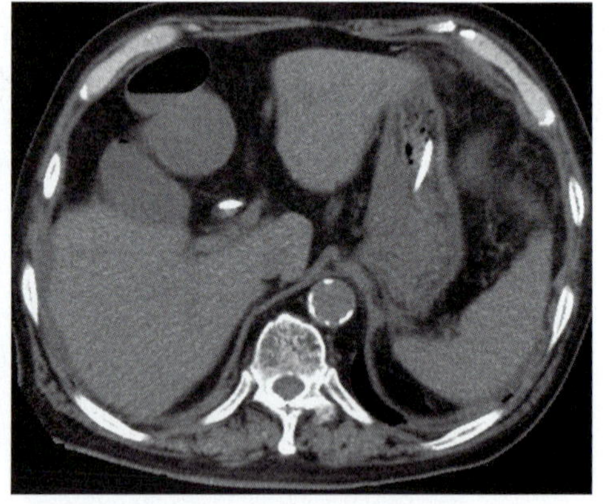

図21　急性胆嚢炎，急性胆管炎患者のCT

正解は①改善傾向です。ちなみに3日後CT画像の胆管に写っている白い部分はステントです。

ここまで腹部CTの胆道炎での薬物治療への活かし方について解説しました。ただし，胆嚢炎，胆管炎の画像評価は，CTではなく，腹部エコーをまず行うことが，「急性胆管炎・胆嚢炎診療ガイドライン2018」では推奨されています。胆嚢の腫大，壁肥厚，胆管拡張，腹水の薬物治療のフォローアップなどにおいても腹部エコーは非常に有用です。

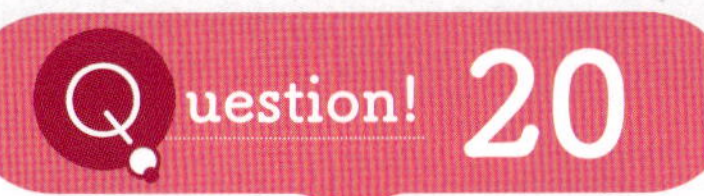

腹水が貯留している腹部エコーはどちらでしょうか？

①

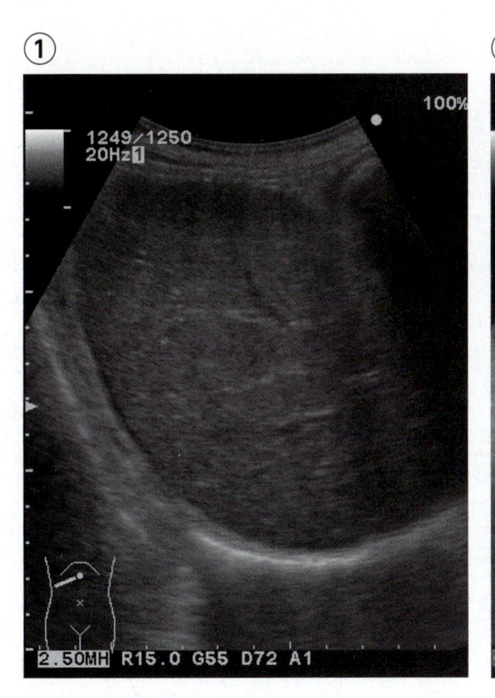

②

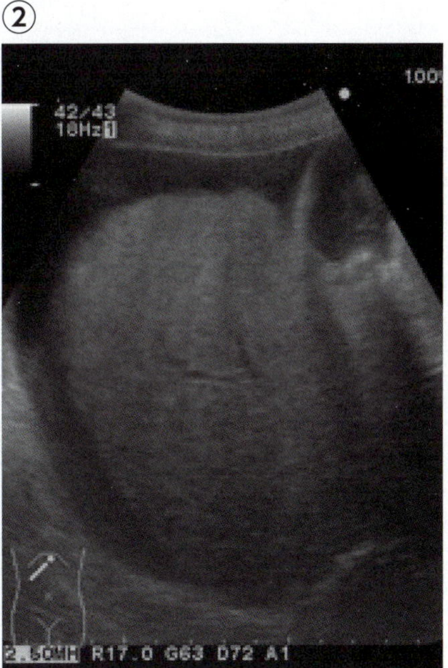

腹部画像の評価はCTではなく腹部エコーでなされるケースも多く，薬物治療評価においても非常に重要です。そこで，腹水，胆道炎の腹部エコー画像の薬物治療への活かし方について解説していきます。

ポイント1 **腹部エコーでは胆嚢壁の肥厚が特徴的な画像となる場合がある**

ポイント2 **腹部エコーでは胆管は血管と同じように写る**

ポイント3 **腹部エコーでは腹腔内の水が黒く写る**

正解は②です。

腹部エコー画像を確認するにあたり，エコー画像の基本的なみえ方，何が黒く写り何が白く写っているのかなどについての理解が重要となるので，あくまで簡単に解説します。

エコーとは，簡単に言うと人間の耳に聞こえない周波数の音（超音波）を対象物に発射し，反響パターンで物質を識別する方法です（**図1**）。

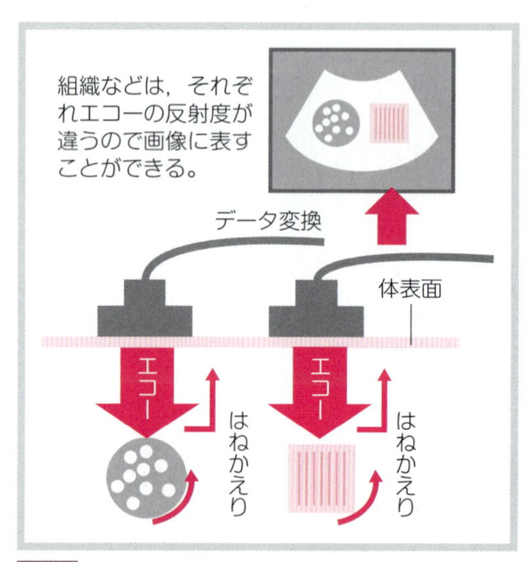

図1 エコーの原理

こう書くとなんだか難しい印象をもつかと思いますが，要するにエコーを当てると，透過性の良いものは黒く写り，透過性の悪いものは白く写ります。では，透過性の良いもの，悪いものとは具体的に何でしょうか？　透過性の最も良いものとしてまずあげられるのが液体です。イメージでよいのですが，これを含む軟部組織・臓器も同様に透過性が良いため黒く写り，その程度により**図2**のエコー画像のように濃淡が出るということがわかるかと思います。ちなみに図2左は超音波プローブ（探触子）を当てた位置（図2右）が反映されています。

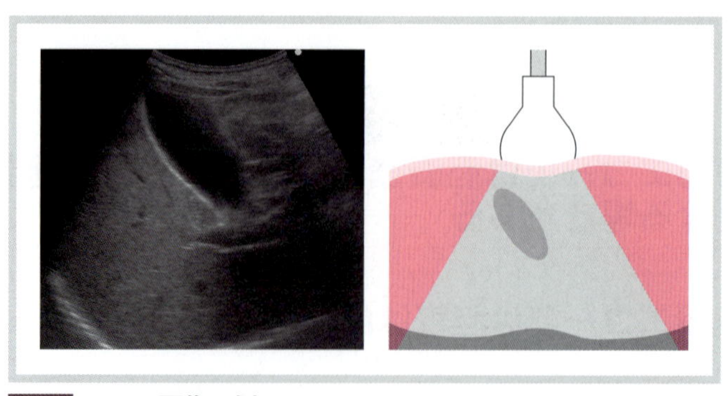

図2 エコー画像の例

反対に透過性の悪いものとして，まずあげられるのが骨です。これはイメージがつきやすいです。ほかにもイメージがつきにくいのですが，気体があげられます。消化管ガス，肺内空気などがあると，透過性が悪く，白く写るわけです。この点は胸部X線，CTなどの画像とは異なるのでぜひおさえておきましょう。

また，エコーでは，黒く写ることに低エコー，白く写ることに高エコーという表現が用いられるという点もあわせておさえておきましょう。

それでは，これらを踏まえてポイントを解説していきます。

ポイント1 腹部エコーでは胆嚢壁の肥厚が特徴的な画像となる場合がある

まずは急性胆嚢炎をエコーで確認していきます。

急性胆嚢炎は，主として胆嚢頸部に結石が詰まることにより発症します（図3）。特徴としては胆嚢壁の肥厚と胆嚢腫大があります（図4）。

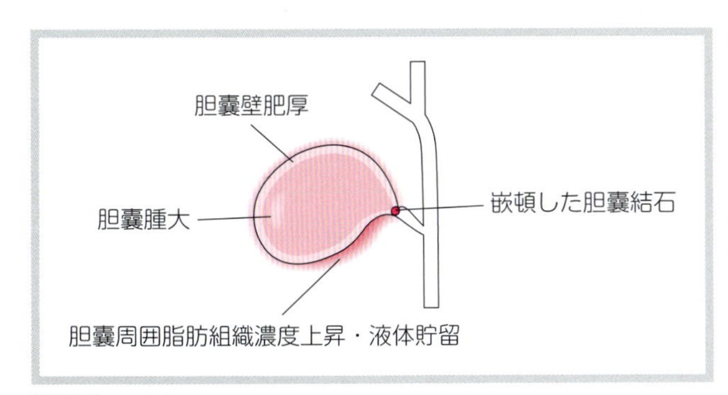

図3 胆嚢結石

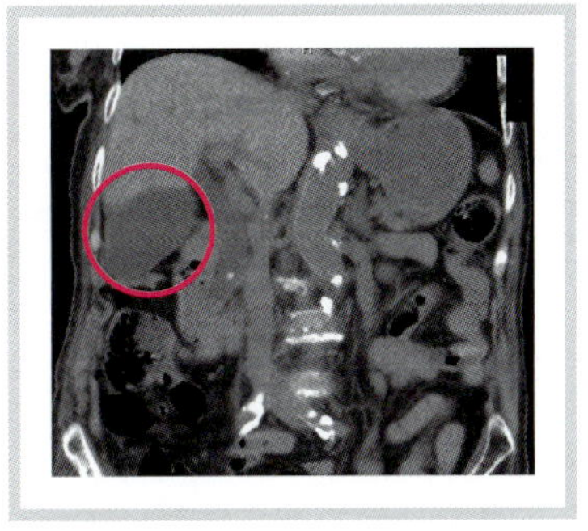

図4 胆嚢腫大

これを踏まえて胆嚢炎のエコー画像を確認してみましょう（図5）。

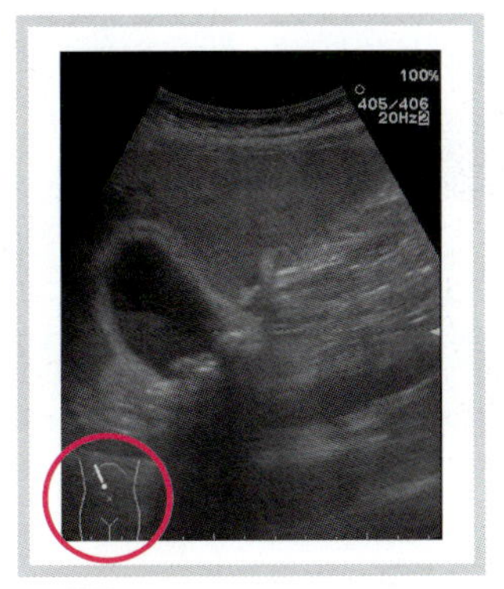

図5 胆嚢炎のエコー画像

いきなりみても何が何だかわからない，という印象があるかと思います。腹部エコーはほかの画像とは異なり，限局した部分にエコーを当てて，その画像を抽出します。そのため，どこにエコーを当てているのか？が重要となるわけです。そのため，図5には左下にその情報が載っています。

ちょっと待ってください！　この情報をもとに当てた部分のエコー画像がわからないといけないのですか？　それだと，腹部内の解剖をすべてわかっていないと確認するのは無理なのでは？と思うかもしれません。本来はそのとおりです。しかし，絶対ではないですが臓器ごとにある程度の画像の写し方の基本パターンがあるので安心してください。

ここでは詳しく解説をしませんが，右肋骨弓下走査，心窩部縦走査，心窩部横走査など位置によって異なる計測名称があります。ちなみに図5の画像は右肋骨弓下走査であり，**図6**のような視点からの画像となっています。

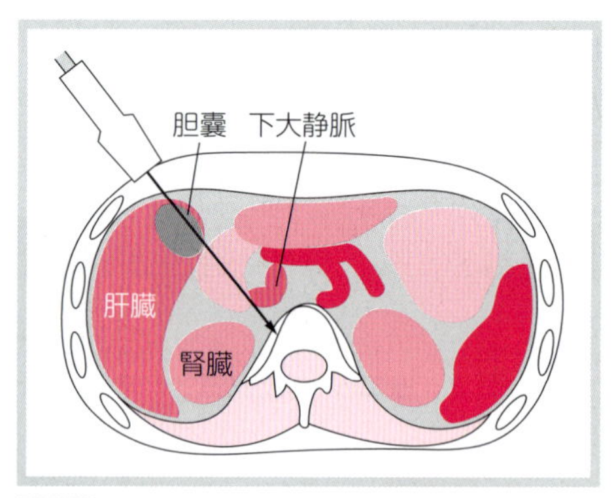

図6　図5のエコー画像の視点

では正常の画像と図5の急性胆嚢炎の画像を見比べてみましょう（**図7**）。

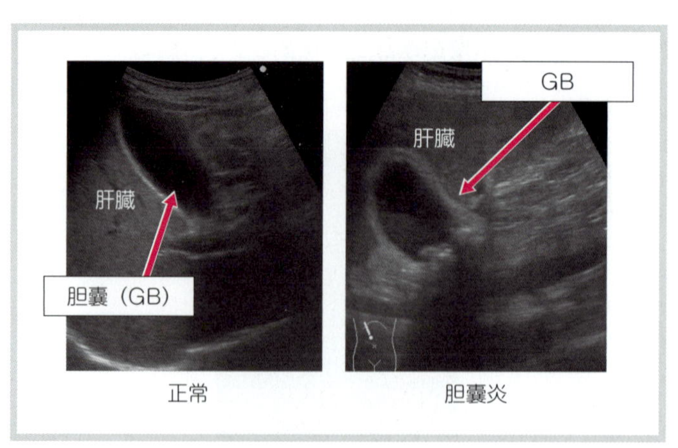

図7　急性胆嚢炎のエコー画像

これとわかれば胆囊は確認しやすいです。ちなみに胆囊はGB（gallbladder）と画像内で表記される場合があるのでおさえておきましょう。胆囊炎の際の壁肥厚については正常と比べると明らかにわかるかと思います。胆囊周囲に白く写っている壁の部分が明らかに分厚いです。壁肥厚部分をよくみると層状に写っていることがわかるでしょうか？　これは，sonolucent layer（ソノルーセントレイヤー）とよばれ，急性胆囊炎のエコー画像での特徴的な像とされています。

ちなみに胆石は**図8**のように写ります。石なので，このように白く写るわけです。石の下が黒くなっているのは，超音波が石ではね返ってしまい，それより下が写っていないためにこのような像となります。この黒い部分は音響陰影とよばれます。

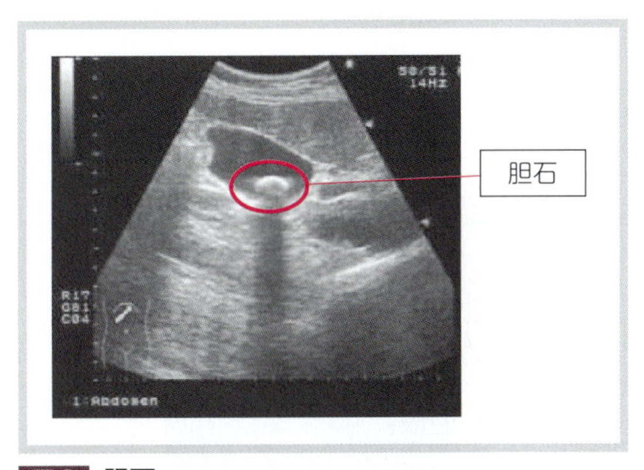

図8 胆石

さらに胆石に関連して，**図9**左のようにCTには写らない胆石（純コレステロール結石など）については，エコーでは描出原理が異なるため，図9右に示すように確認できることをおさえておいてもよいと思います。

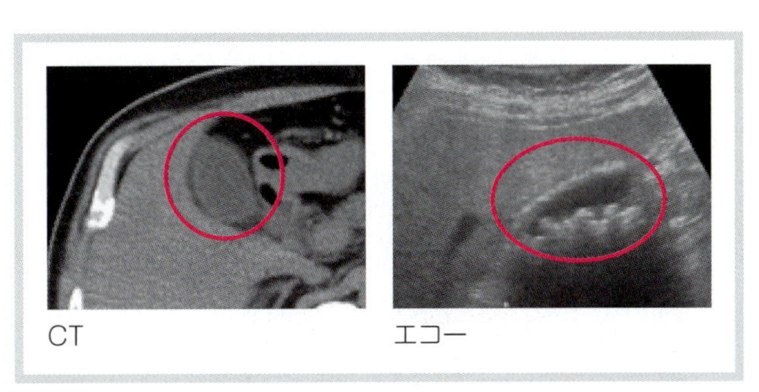

図9 CTでは写らない胆石

ポイント2 腹部エコーでは胆管は血管と同じように写る

急性胆管炎は，そのなかでも総胆管結石によって発症するものの頻度が高いとされています。その特徴としては胆管の拡張があります（**図10**）。

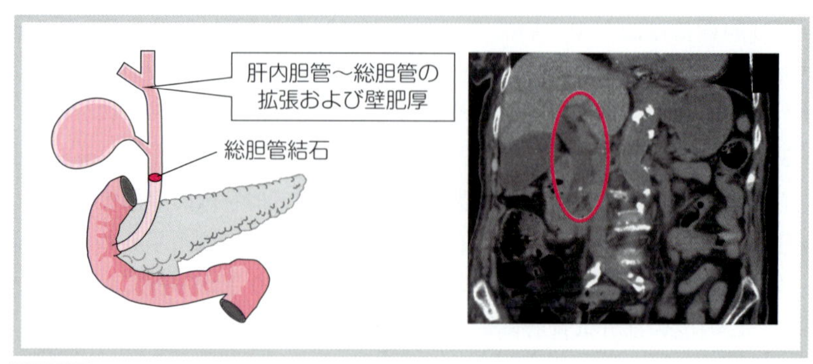

図10 胆汁のうっ滞による胆管の拡張

これを踏まえて，エコー画像を確認してみましょう（**図11**）。まずは正常像からです。

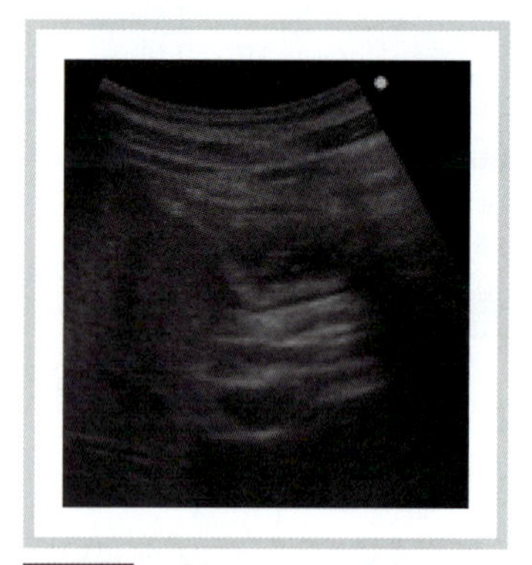

図11 胆管のエコー画像

いかがでしょうか。胆管だから管のようなものがあるはずですが，うっすらみえる管はいくつかあるようでどれが何だかわかりにくいです。これは，**図12**のように総胆管周囲に門脈などの血管があるためです。よくみると総胆管は門脈に沿っているのがわかると思います。

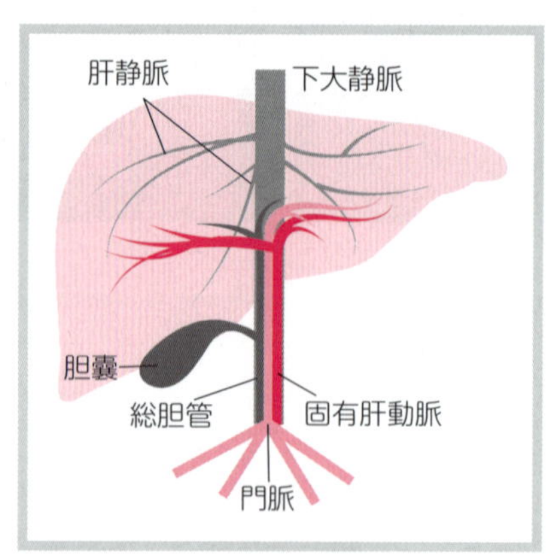

図12 総胆管周囲の血管

これらを踏まえて画像がどのようになっているのか，部位名を記載すると**図13**のようになります。

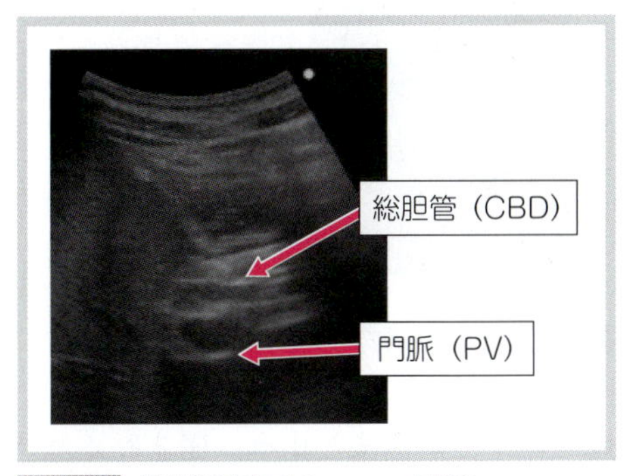

図13 総胆管周囲のエコー画像

このように門脈に沿って総胆管が写ります。総胆管の画像はこのように，血管と混同しやすいので門脈との並びはぜひ知っておきたいポイントです。基本的に，上側が総胆管，下が門脈となります。また，総胆管はCBD（common bile duct）と画像内で表記される場合があります。門脈の略語であるPV（portal vein），先ほどのGBと含めておさえておきましょう。

続いて，胆管炎での腹部エコー画像を確認してみましょう。先ほど紹介した胆嚢も写り込んでいる画像です（**図14**）。

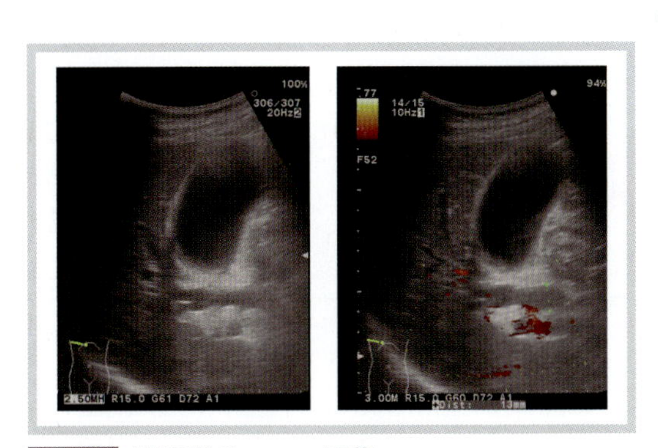

図14 胆管炎のエコー画像

やはりまだわかりにくいです。そして，右側に見慣れない色つきの画像があります。詳細には触れませんが，エコーには血流分布を確認できるカラードプラ法という便利な方法があり，血流が**図15**のようにカラーで写るため，門脈，胆管の位置関係が確認しやすくなります。

このようにカラードプラ画像も胆管のエコー画像を確認する際には有用となるという点もおさえておいてもよいと思います。

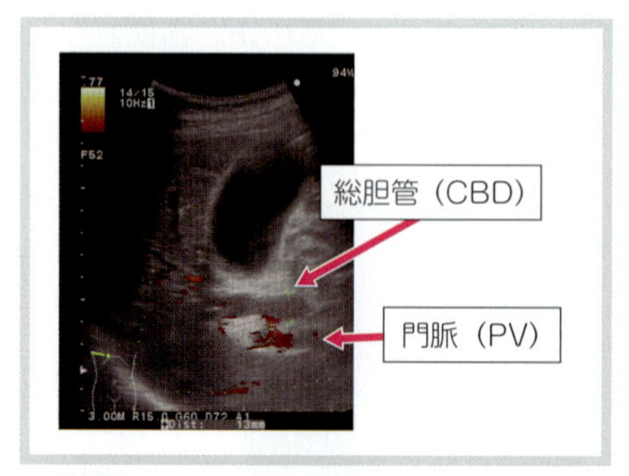

図15 カラードプラ画像

さて，この胆管炎画像ですが図11の正常像と比べ，何となく総胆管が拡張しているのがわかるでしょうか？　肝外胆管の評価は最大径を測定して7mm以下を正常，7〜11mmはボーダーライン，11mmを超える場合は異常とされます。これは，seven-eleven rule（セブンイレブンルール）とよばれます。聞き覚えがあるネーミングなので覚えやすいと思います。上記で計測された胆管径は13mmで，このルールから異常値であることがわかると思います。

ちなみに，胆管炎画像は**図16**左の視点からの画像です。とはいってもこれは難しいです。イメージ的には，図16右のような形が写っています（本当はもっと複雑です）。

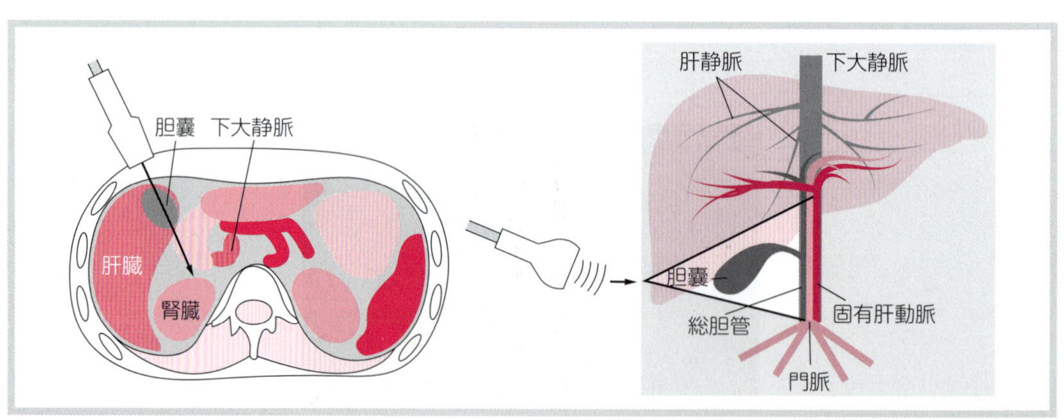

図16 図15の画像の視点

何となくイメージはつくでしょうか？　ここまで解説したように，胆管の確認は非常に難しいです。ただし，われわれは薬剤師なので「ここが異常像」というものありきで画像を確認するケースが多いと思われます。まずはこのようなものなのかな？と大枠を理解し，読影結果などをみて何となくわかる！と思っていただければ十分です。

ポイント3 腹部エコーでは腹腔内の水が黒く写る

最後は腹水です。腹水は腹膜腔に貯留し（**図17**），CTは**図18**のように写ります。

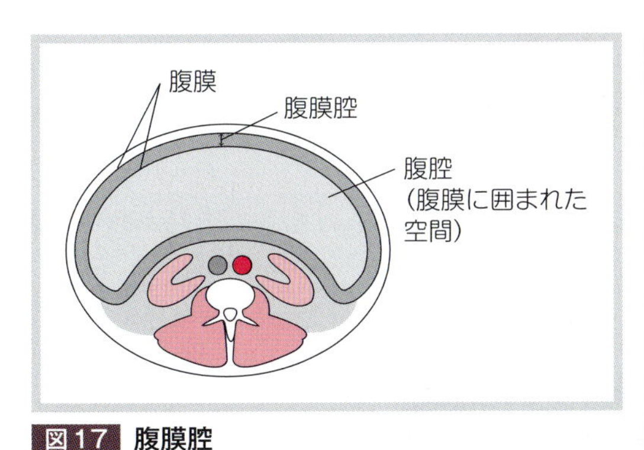

図17 腹膜腔

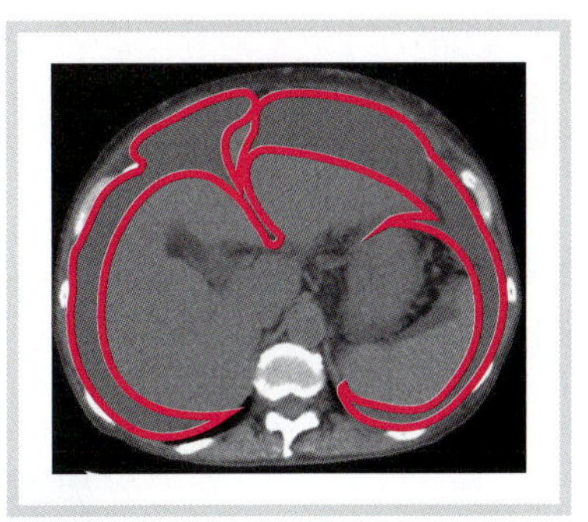

図18 腹水

これらを踏まえると，エコー画像は図19となります。

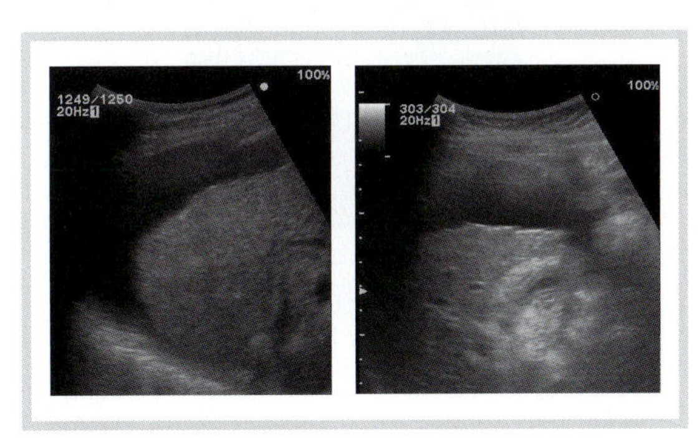

図19 腹水のエコー図

腹水に関しては，貯留する位置が異なり，当然その計測する場所に応じて画像が変化するので，基本画像はありません。それではわかりようがないのでは？と思うかもしれませんが，図19をよくみてください。エコー下に明らかに黒い領域があるのがわかると思います。冒頭で述べたように液体は黒く写ります。このように腹水はすでにその部分を中心に計測した画像があるわけですから，わかりやすい場合が多いです。基本的にはCTでも確認したように，肝周囲などが確認しやすくなります。ちなみに図19は図20のような位置関係となっています。

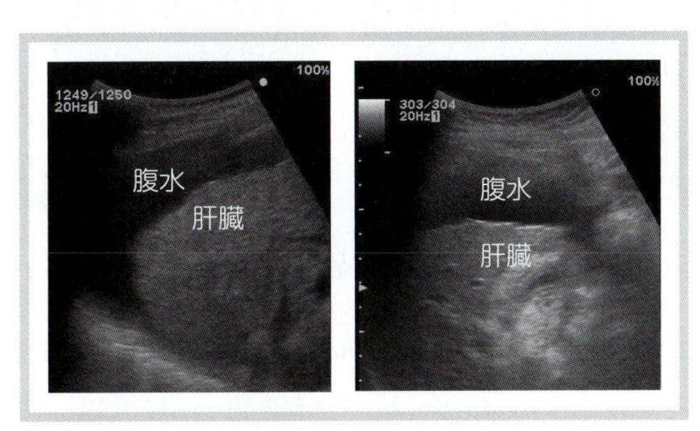

図20 図19での位置関係

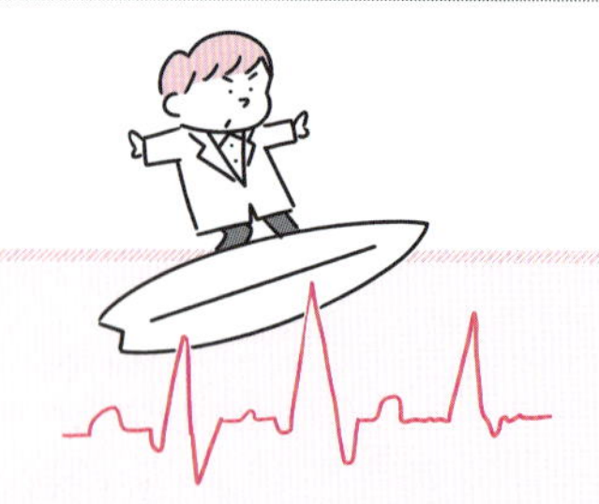

薬物治療でこう活かす！

肝硬変で腹水貯留した患者さんが入院となりました。そのときの腹部エコー画像は**図21**です。

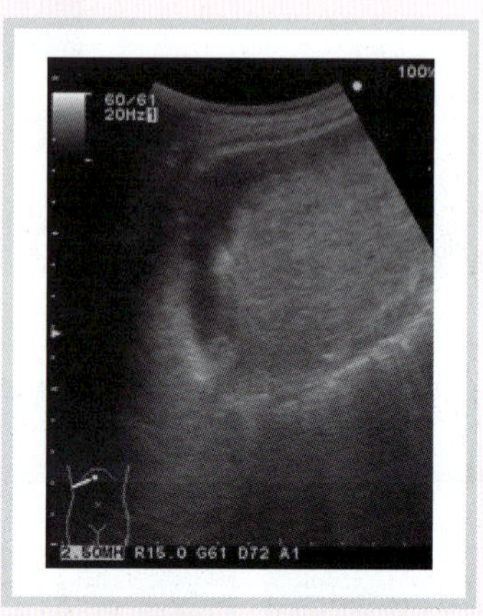

図21 腹水が貯留した患者のエコー画像

ただちに利尿薬を開始し，3日後再度腹部エコーで評価することとなりました。**図22**の①，②どちらが改善傾向となっているでしょうか？

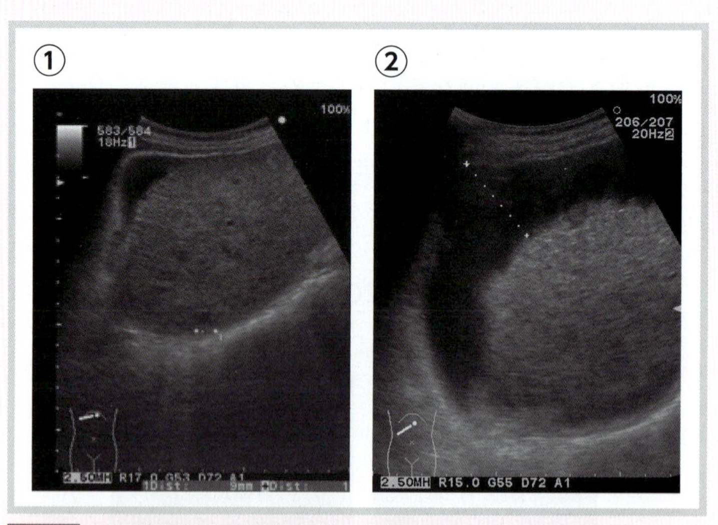

図22 利尿薬開始後の腹部エコー画像

正解は①です。腹部画像は腹水，胆嚢，胆管だけでも，このようにさまざまな画像変化が起こり，CT，エコーなど複数のモダリティを組み合わせて薬物治療に活かすことができる可能性があります。

Question! 21

腎盂腎炎が示唆される腹部CTはどちらでしょうか？

①

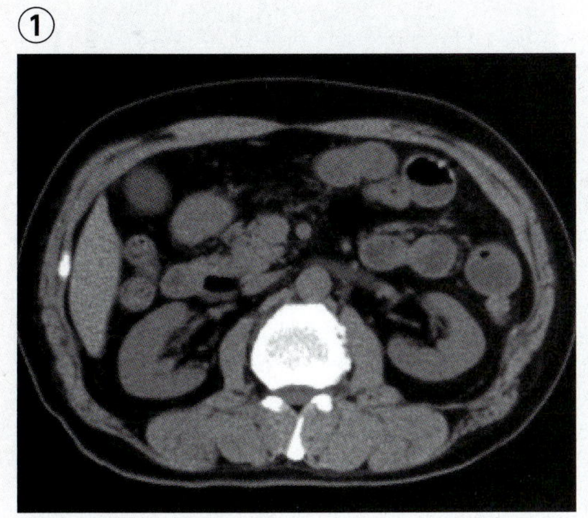

②

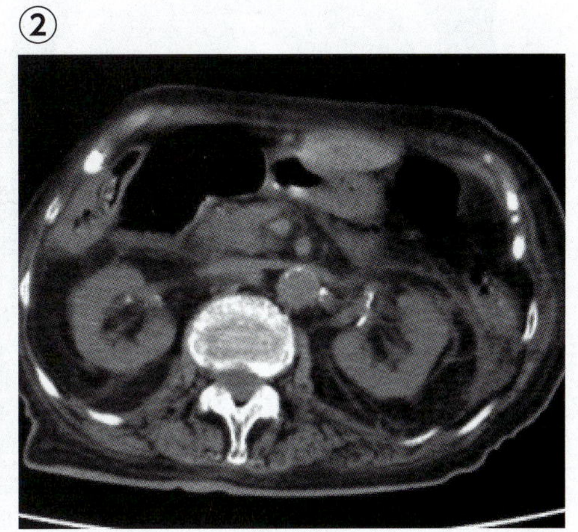

ここまで消化器疾患での画像評価を薬物治療にどのように活かしていくのかを解説してきました。実際に腹部画像をみていくと，消化器疾患だけでなく腎疾患に遭遇する頻度も高いと思われます。そこで，腎疾患のCTの薬物治療への活かし方について解説していきます。

ポイント1 腎盂腎炎ではCTが特徴的な画像となる場合がある

ポイント2 尿路結石と静脈石のCT画像は類似する場合がある

ポイント3 膿腎症と腎膿瘍は異なる病態である

正解は②です。

ポイント解説の前に，腹部画像を確認するうえで重要な最低限の解剖の基礎知識についておさらいします。まず，腹部CTは縦隔条件での画像と同様に写ります（**図1**）。

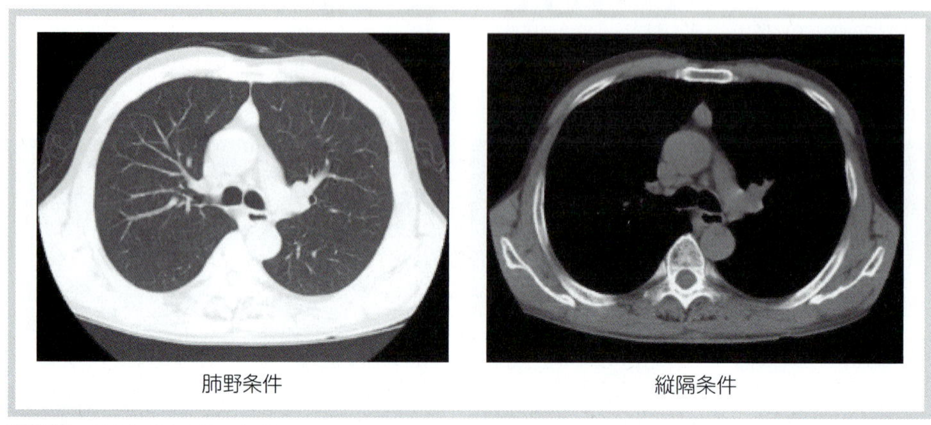

図1 肺野条件と縦隔条件

この条件では，骨＜臓器・筋肉＜水＜脂肪組織＜空気という順で色が黒くなっていきます。

そのほかに腹部画像を確認するうえで重要な要素として，腹腔，腹膜腔と後腹膜腔の違いがあります。腹腔とは腹膜に囲まれた空間，腹膜腔とは腹膜が**図2**のような二重膜なのでその間の腔のことを指し，後腹膜腔とはその腹膜で囲まれた空間の後ろ側（背中側）の腔を指します。

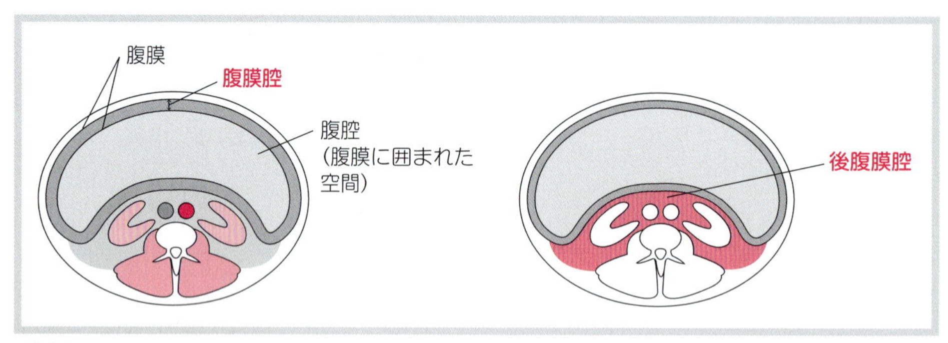

図2 腹膜腔と後腹膜腔

ポイント1 腎盂腎炎ではCTが特徴的な画像となる場合がある

腎臓は先ほどの解剖において，後腹膜腔に位置しており，十二指腸，膵臓などと並んで後腹膜臓器の一部とされます。腹膜臓器と異なり，イメージとしてはしっかりと埋め込まれた臓器なので，その位置はあまり変わらずしっかり固定されています。

図3が通常の腎臓のCTとなります。腎臓がイメージどおりでわかりやすいと思います。

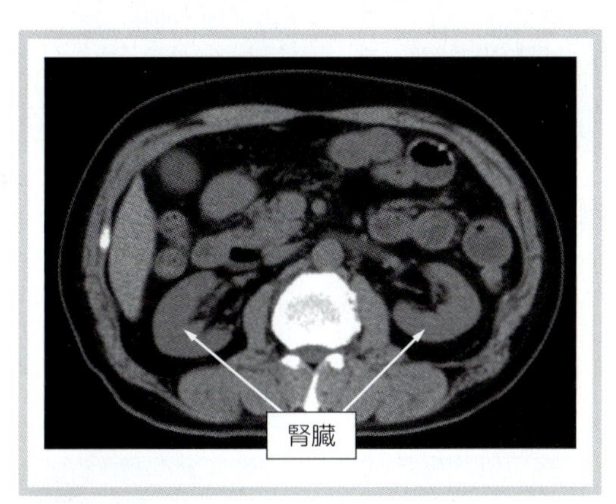

図3 腎臓のCT

では，腎臓が急性腎盂腎炎を引き起こした場合にどのような画像変化が起こるのでしょうか？急性腎盂腎炎とは，**図4**に示すように腎盂・腎杯・腎実質に及んだ急性細菌感染症です。感染経路として上行性，血行性，リンパ行性がありますが，多くはその名のとおり，膀胱→尿管→腎へと上行性へ感染が波及した上行性尿路感染が原因となります。

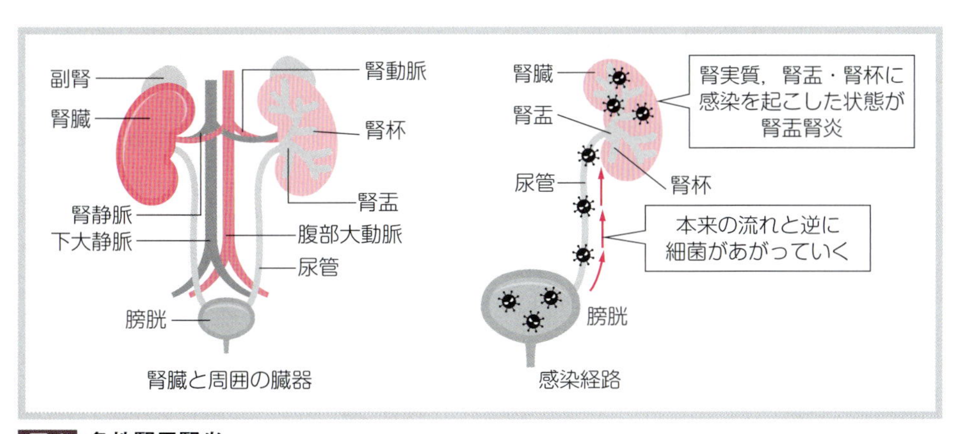

図4 急性腎盂腎炎

腎炎ということは，臓器の炎症によってCTに変化が起こります。それは臓器の炎症時に起こる周囲の「脂肪組織の乱れ（fat density）」（p.129）で，腎盂腎炎の際も同様に脂肪組織の乱れが引き起こされます（**図5**）。

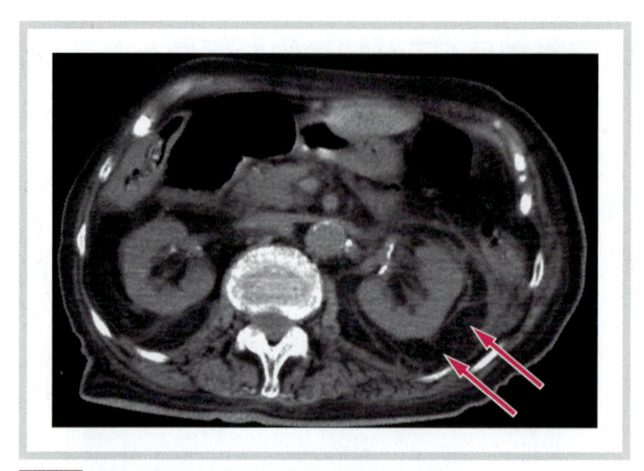

図5 腎盂腎炎のCT（脂肪組織の乱れ）

また，腎臓も炎症に伴い腫大する場合があります。これは，図6のように左右を比べるとはっきりとわかります。

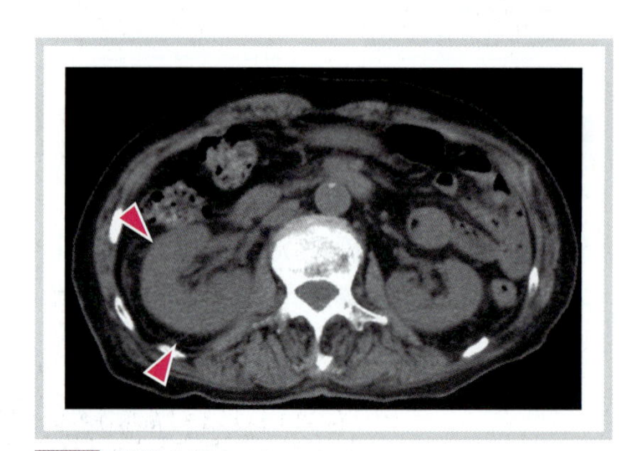

図6 腎臓の腫大

さらにもう1つ特徴的な画像変化として，Gerota（ゲロータ）筋膜の肥厚があります。Gerota筋膜とは図7のように腎周囲にある筋膜です。

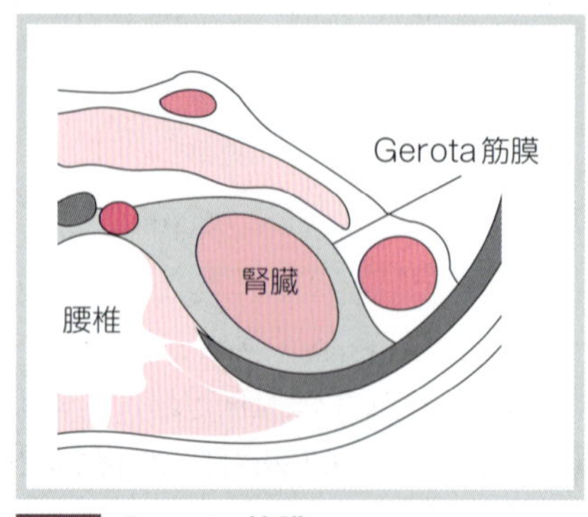

図7 Gerota筋膜

この部分が肥厚します。**図8**は図5，6と同じ画像ですが矢印の部分に腎臓を取り囲むようにうっすらと白い線がみえるでしょうか？　これが筋膜の肥厚部分です。

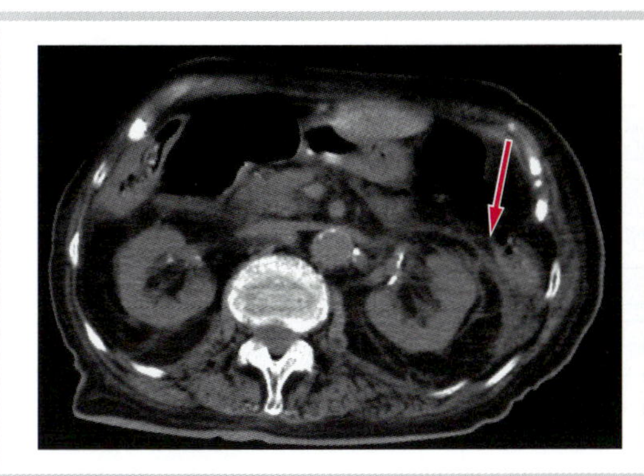
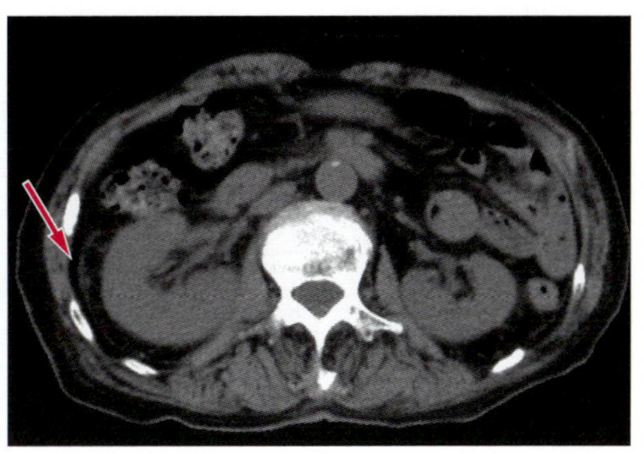

図8 筋膜の肥厚部分

大きくみてこの3点が急性腎盂腎炎のCTでの変化となります。しかし，ここで注意していただきたい点があります。それは，これらが腎盂腎炎の際に100%起こる変化ではないということです。CTに異常がないので，腎盂腎炎ではないというわけではなく，診断はそのほかの臨床所見に基づき，あくまで画像評価は補助的な役割で行われているという点をおさえておきましょう。

さて，この腎盂腎炎には気腫性腎盂腎炎，膿腎症，腎膿瘍という迅速な対応が必要な特殊な病態をとる場合があり，その判断には腹部CTや超音波検査などが有用であるとされています[1]。

気腫性腎盂腎炎に関してはあまり耳馴染みがない，膿腎症と腎膿瘍に関しては，名前からイメージはつくけど似た名前で何が違うの？と思う方がいるかもしれません。ここではまず，気腫性腎盂腎炎についてあくまで簡単に紹介しておきます。膿腎症，腎膿瘍については，後半のポイント3で解説していきます。

気腫性腎盂腎炎はその名のとおり，腎実質や周囲にガスの集積を認める壊死性感染症です。起因菌としては，大腸菌，肺炎桿菌が多く，このガスは起因菌により産生したものとされています。発生頻度はまれですが基礎疾患に糖尿病がある患者さんに多く，治療が遅れると死に至ることも多いとされています。その画像は**図9**のようになります。

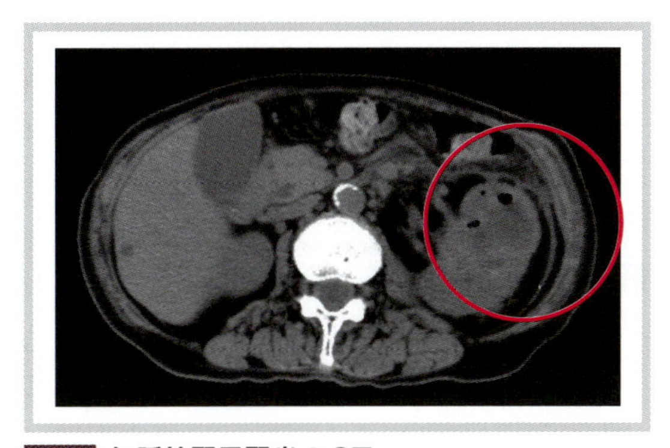

図9 気腫性腎盂腎炎のCT

腎臓の中にガスがあることがわかりやすいかと思います。また，このガスがどこまで及んでいるのか？などで**表1**の重症度分類があり，それによっては抗菌薬治療，ドレナージ，腎摘出などの治療選択がなされる場合があります。

表1 Huangらの分類

クラス1	ガスが尿路だけにとどまるもの
クラス2	ガスが腎実質まで
クラス3A	ガス腫瘍の広がりが腎筋膜内まで
クラス3B	ガスや腫瘍の広がりが腎筋膜を越えている
クラス4	両腎炎症や単腎しかない症例

〔Huang JJ, et al：Emphysematous pyelonephritis：clinicoradiological classification, management, prognosis, and pathogenesis. Arch Intern Med, 160（6）：797-805, 2000をもとに作成〕

ポイント2 尿路結石と静脈石のCTは類似する場合がある

ポイント1では比較的遭遇する頻度が高いと思われる，腎盂腎炎についてそのCT変化を解説しました。ポイント2ではもう1つの遭遇する頻度が高いと思われる，尿路結石について解説していきます。

尿路結石はそのまま尿路（腎，尿管，膀胱，尿道）にできた結石です。名称が似ていてややこしいですが，尿管結石はこのうちの腎結石が尿管内に下降したものです（**図10**）。尿路，尿管と少し混同しやすいのでここは念のためおさえておきましょう。

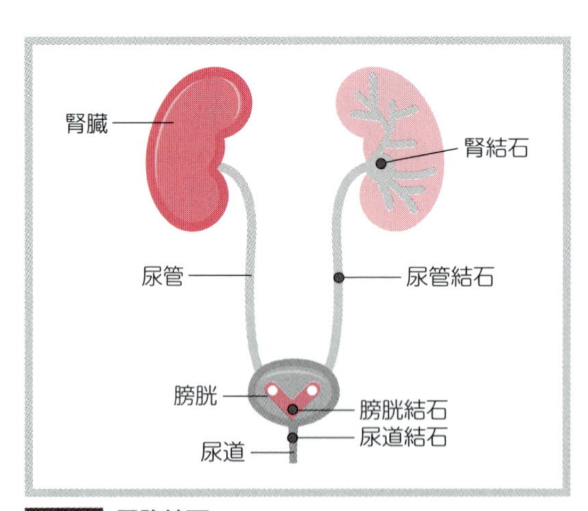

図10 尿路結石

では，尿管結石のCTをみてみましょう（**図11**）。

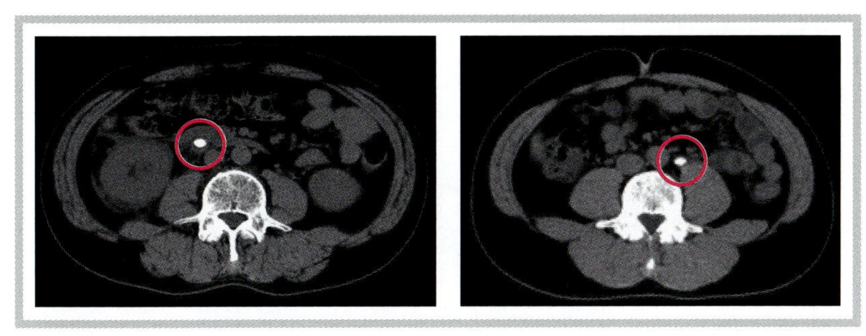

図11 尿路結石のCT

いかがでしょうか？　石は腹部CTでは白く写るのですぐわかります。しかし，位置はバラバラで図11右に関しては，腎臓が写っていない部分に結石が確認されています。これは，尿管は図10のように非常に長く，このいずれかの部分に結石が詰まる可能性があるからです。

いずれにせよ，これは白く写るし簡単だ！と思うかもしれません。**図12**のCT画像をみてみましょう。

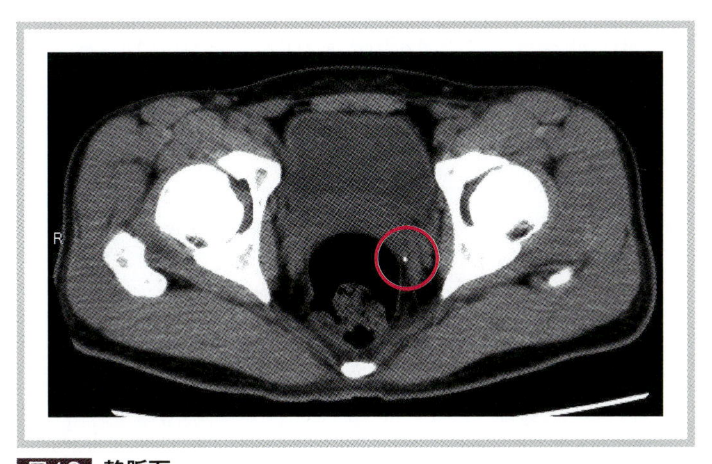

図12 静脈石

ここにも白く写っている似たような部分があります。しかし，話の流れからしてこれは結石ではないことはすでに想像がついているとは思います。これは静脈石で，静脈内の血栓などが石灰化したものです。これがわかりにくいのは，尿管と細かい静脈，動脈が**図13**のように非常に近くに位置しているからです。

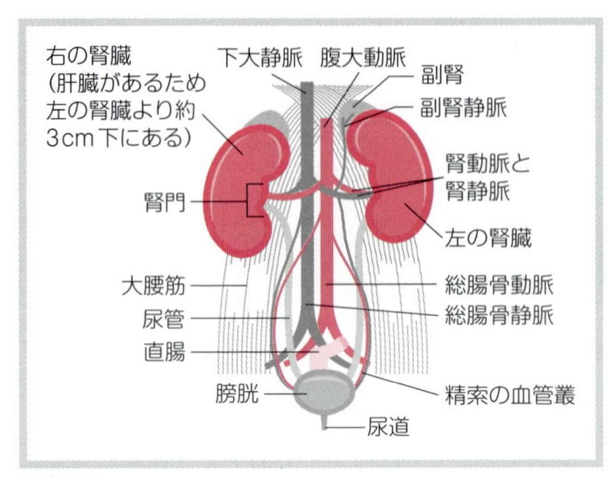

図13 尿管周囲の血管

ではこれらはどのように見分けられているのでしょうか？ これらにはsoft tissue rim sign, comet signなどで結石像で見分ける方法がありますが，もっとわかりやすい見分け方があります（各サインに関してはここでは触れません）。

それは，尿管結石であった場合には尿路が閉塞するので，それに伴う尿管の拡張→腎盂，腎杯の拡張→腎腫大→浮腫による腎周囲の脂肪組織の乱れなどの画像変化が認められるのかどうかです（**図14**）。

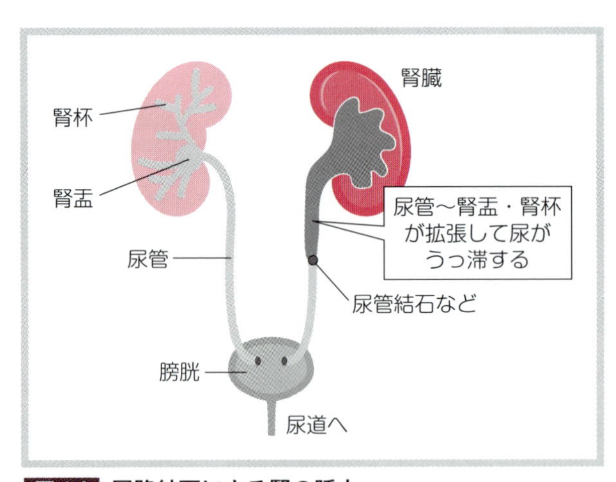

図14 尿路結石による腎の腫大

このように，腎盂，腎杯が拡張し，腎が腫大した状態を水腎症とよびます。**図15**左が，そのCT変化です。右腎と比べ左腎の拡大の変化が明らかにわかると思います。さらにこの画像の尿管の部分を追っていくと，図15右のように，矢印の部分の尿管が拡張しているのがわかるかと思います。この拡張した尿管を追っていくと，尿管結石に行きつくのです。ちなみに図11に示した尿管結石画像の右側の像が，行きついた先の結石です。

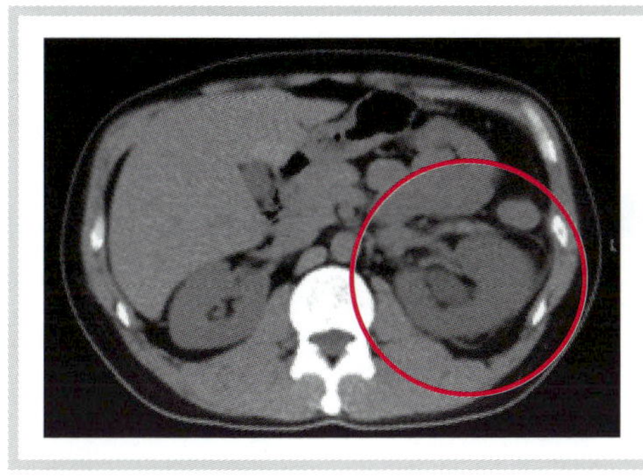
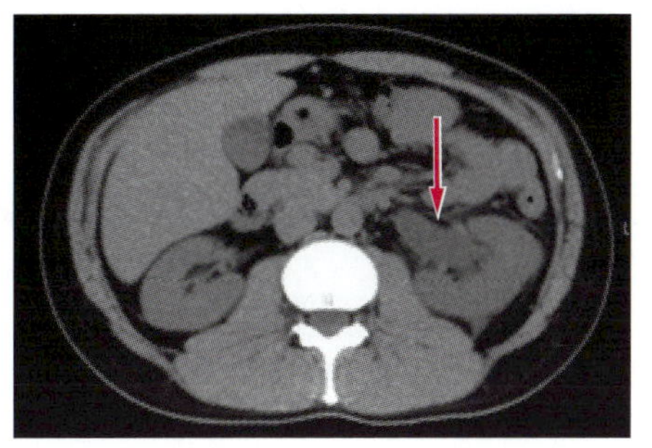

図15 水腎症のCT

この変化は，当然静脈石，動脈の石灰化であった場合には認められません。ちなみに，先ほどの腎盂腎炎と異なり，尿管結石の単純CTの診断率は感度：94〜100%，特異度：92〜100%と非常に高いとされています[2)]。

さて，尿路結石について，その治療は腎結石，サンゴ結石（腎盂，腎杯に沿った部位を占める結石），長径10mm以上の尿管結石，10mm以下の尿管結石のいずれかにおいても，自然排石を期待できない，疼痛コントロール不良例など，多くの場合において「尿路結石症診療ガイドライン2013年版」では，薬物治療以外の選択肢である，体外衝撃波砕石術（extracorporeal shockwave lithotripsy；ESWL），経尿道的尿管砕石術（transurethral ureterolithotripsy；TUL），経皮的腎砕石術（percutaneous nephrolithotripsy；PNL）などが基本的に推奨されています。各砕石術解説，選択基準についての詳細は他書に譲ります。

では，薬物治療が選択肢（あくまで選択肢です）として記載されているのはどのような場合でしょうか？　それは自然排石が期待できる，疼痛コントロール良好な10mm以下の尿管結石の排石を促す目的での使用とされています。しかし，この場合においても1カ月以内に自然排石を期待できない場合は，腎障害，感染リスクなどの観点からも砕石術を考慮すべきとなっています。

具体的に自然排石を促進する薬物についてガイドラインでは，最も推奨度が高いものとして，保険適用外となりますが，α_1遮断薬，カルシウム拮抗薬とされており，推奨グレードは「B：エビデンスがあり，推奨内容を日常診療で実践するよう推奨する」となっています。そのほか使用される薬剤として，ウラジロガシエキスや漢方薬（猪苓湯）の記載がありますが，その推奨グレードは「C1：エビデンスは十分とはいえないが，日常診療で行ってもよい」となっています。ちなみに，疼痛コントロールの第一選択薬は，NSAIDs（推奨グレードA）です。

治療について詳細はガイドラインを参照してください。ガイドラインには再発予防薬に関する記載もあり，これも参考になると思います。

このように，尿管結石においては，結石の長径によりその治療の選択肢が変わる可能性があることがわかるかと思います。ではCTで結石の大きさはどのようにしてわかるのでしょうか？

図16をみるとわかるかと思いますが，CTにはこのように現在写っている画像の大きさがわかるように定規のような指標の記載があります。ほかにも計測機能などがありますが，基本的にこのような指標があるということを知っておいてもよいかと思います。

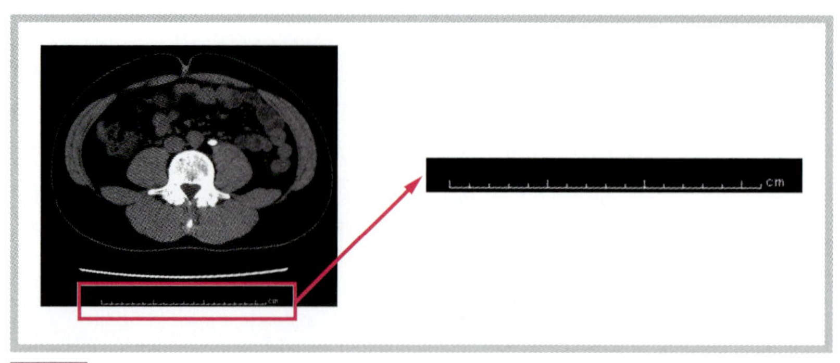

図16 画像の大きさの指標

ポイント3 膿腎症と腎膿瘍は異なる病態である

ポイント2では，尿管結石によって引き起こされる水腎症について解説しました。ポイント3では，ポイント1の最後で触れた膿腎症と腎膿瘍について解説していきます。

最初に言うと，この2つは名前がよく似ていますが，その病態は異なるものです。まず膿腎症は水腎症がベースにあり，そこに細菌などの感染が合併し，腎盂・腎杯・腎実質に感染が広がり，腎周囲に膿が溜まった状態のことをいいます。

対して腎膿瘍は，水腎症などは関係なくポイント1の腎盂腎炎の進行，もしくは多臓器からの血流性の感染により腎実質内に膿瘍を形成したものをいいます。**図17**が各々の画像変化です。

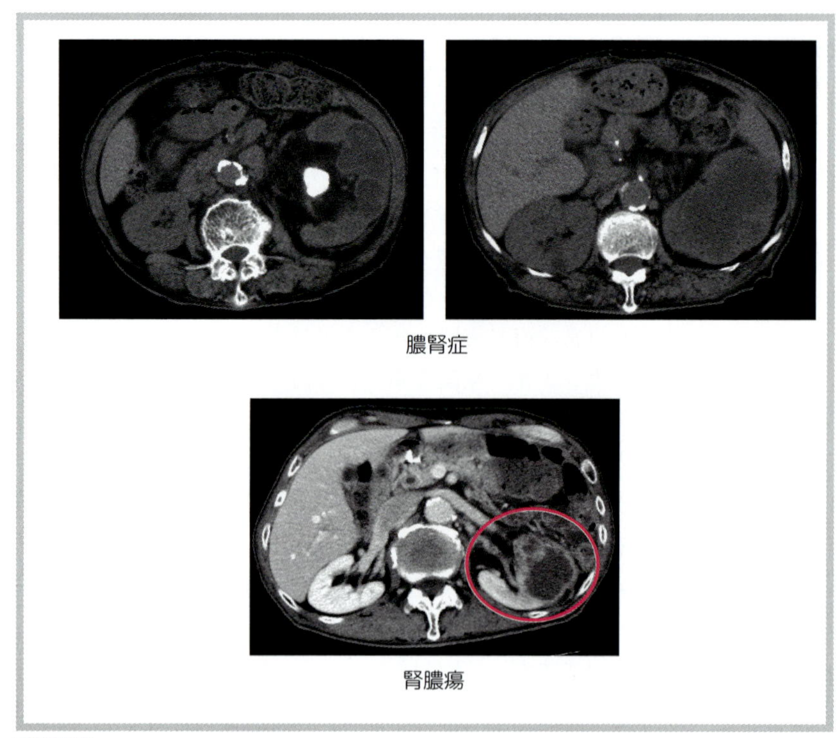

図17 膿腎症と腎膿瘍のCT

膿腎症に関しては腎盂に大きな結石があり，腎盂が著明に拡大しているのがわかるかと思います。また，腎周囲に脂肪組織の乱れも確認されるのが何となくわかるでしょうか？

腎膿瘍に関してはこれまでのCTとは少し色調が異なった画像になっています。これは造影CTです。膿腎症，腎膿瘍の画像を確認する際には，通常のCTでは判断しにくい場合が多く，その際に造影CTで画像判断がなされる場合があります。造影CTは原則として血流が豊富な部分が造影剤の影響で白く写り，膿の部分が黒く写ります。

腎膿瘍の造影CTには，腎内に黒い部分が写っているのがわかるでしょうか？　ちなみに**図18**が図17の腎膿瘍の通常CTです。腎腫大はありますが，これだけでは膿瘍がはっきりしていないことがわかるかと思います。

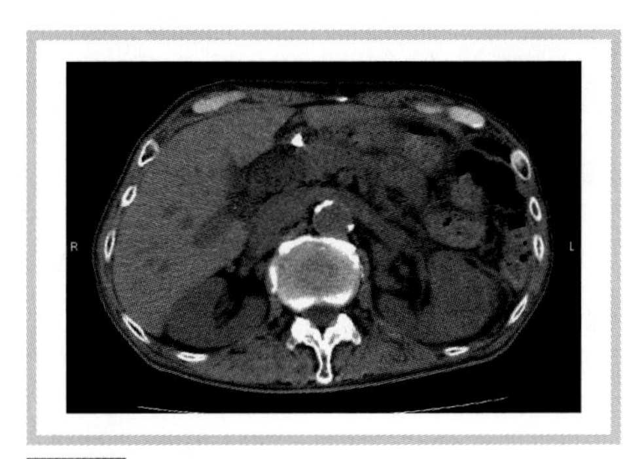

図18　腎膿瘍の通常CT

このように，ポイント1の気腫性腎盂腎炎も含めて腎盂腎炎にはさまざまな病態があり，その判断に画像評価が活用されています。それによって治療選択肢（抗菌薬，ドレナージ，腎摘出など）が異なっていくので，この点を知っておいてもよいかと思います。

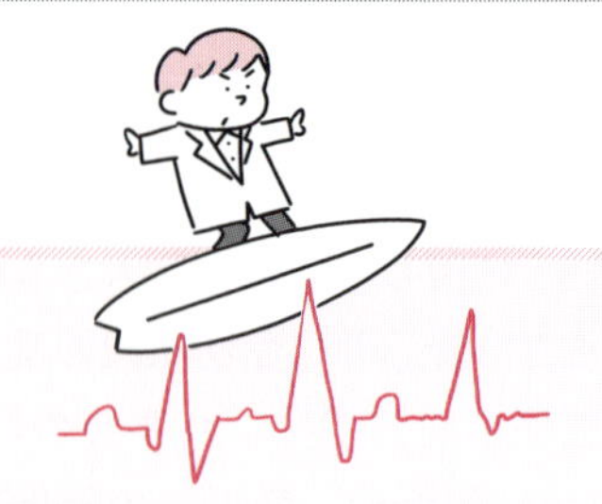

薬物治療でこう活かす！

急性腎盂腎炎で入院の患者さんに対して抗菌薬治療が開始となりました。入院時のCTは図19でした。

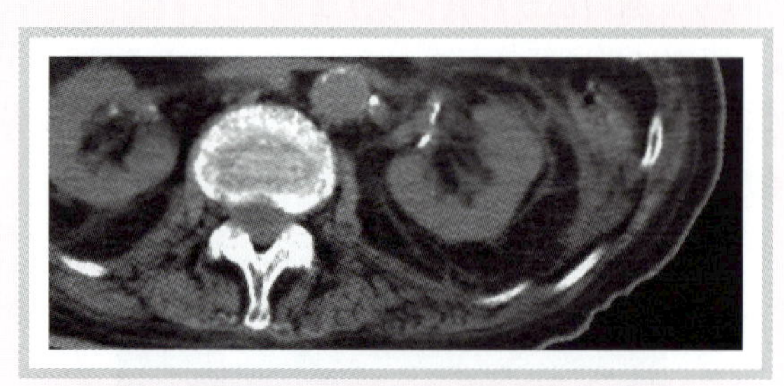

図19 急性腎盂腎炎患者の入院時CT

抗菌薬開始後，数日発熱が続いたため今度は造影CT確認となりました（図20）。腎盂腎炎は，どちらの可能性があるでしょうか？

①改善傾向

②増悪傾向

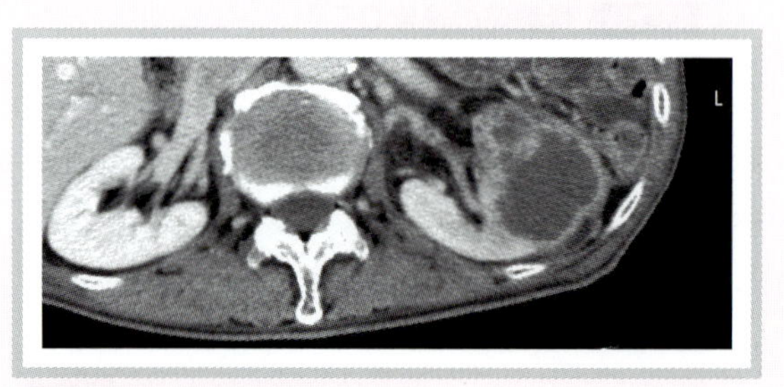

図20 抗菌薬開始後のCT

正解は②の増悪傾向です。

いかがでしたでしょうか？　ざっとですが，臨床上よく遭遇すると思われる，腎盂腎炎，尿結石のCTについて解説しました。ここでは触れてはいませんが，治療はさらに腎エコーの画像評価（p.179～185）もあわせて行われていきます。

引用文献

1）日本感染症学会，日本化学療法学会JAID/JSC感染症治療ガイド・ガイドライン作成委員会尿路感染症・男性性器感染症ワーキンググループ：JAID/JSC感染症治療ガイドライン2015；尿路感染症・男性性器感染症．日本化学療法学会雑誌，64：1-30, 2016

2）日本泌尿器学会，他・編：尿路結石症診療ガイドライン 2013年版．金原出版，2013

Question! 22

膵炎の重症度が高い腹部造影CTはどちらでしょうか？

①

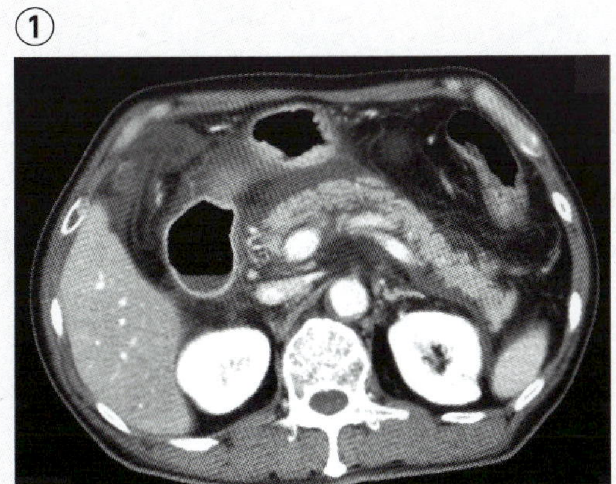

②

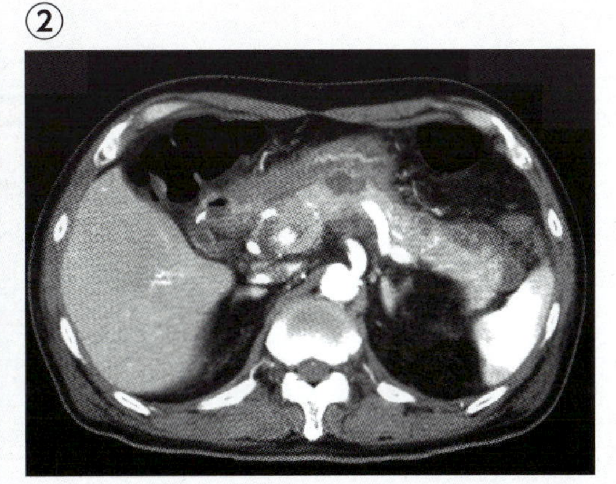

腹部画像においては，胆嚢炎，胆管炎，尿路感染症，尿管結石などについて解説してきました。これらのほかにも，病棟で多く目にする可能性のある疾患は多数あります。そのなかでもよく目にすると思われるのが膵炎です。

膵炎には急性膵炎，慢性膵炎がありますが，慢性膵炎に関しては他書に譲るとして，画像の変化が多い急性膵炎について解説していきます。

ポイント1 急性膵炎は間質性浮腫性膵炎と壊死性膵炎に分けられる

ポイント2 急性膵炎の重症度判定基準に造影CT gradeという評価項目がある

ポイント3 急性膵炎に伴う局所合併症には４つの定義がある

正解は②です。

ポイントの解説の前に，まずは膵臓の位置を確認していきます。膵臓は後腹膜腔（p.120）に位置する臓器です。後腹膜腔とは**図1**のように，腹膜腔の後ろ側に位置する腔です。そのなかに膵臓があります。

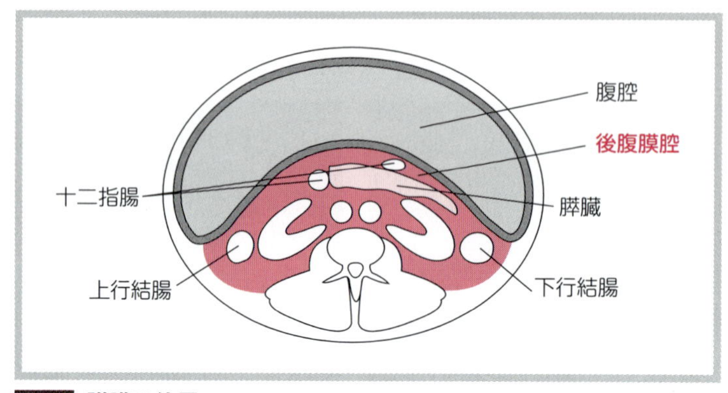

図1 膵臓の位置

そして膵臓はCTでは**図2**のように写ります。

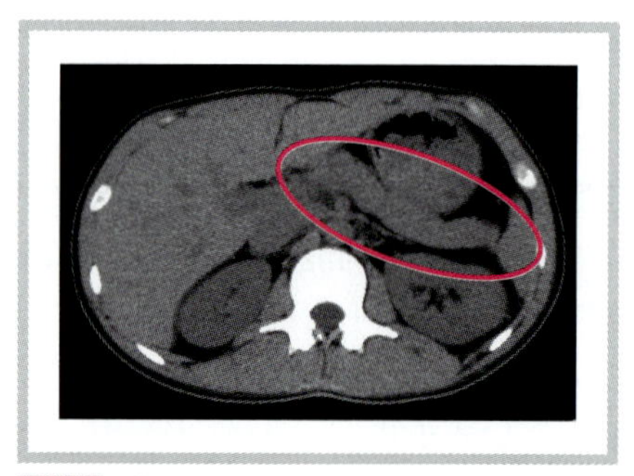

図2 膵臓の位置（CT）

これらを踏まえて，ポイントの解説をしていきます。

ポイント1 急性膵炎は間質性浮腫性膵炎と壊死性膵炎に分けられる

急性膵炎の炎症の機序は皆さんご存じのとおり，膵酵素の活性化に伴う膵臓の自己消化によるものです。その要因は，アルコール，胆石性が多くを占めます。頻度は低いものの薬剤（アザチオプリン，メルカプトプリン，メサラジン，メトロニダゾールなど）が要因となる場合もあり，急性膵炎は副作用フォローの観点からもぜひおさえておきたい疾患です。

では，ここからは炎症に伴って膵臓がどのように変化していくのか画像を確認していきます。膵臓は炎症が起こると腫大していきます。さらに，すでにピンときている方も多いかと思いますが，腹部臓器である膵臓に炎症が起こっているわけですから，脂肪組織の乱れ（fat density） (p.129) も引き起こされます。

図3の2つの画像を見比べてみると，何となくわかるでしょうか？

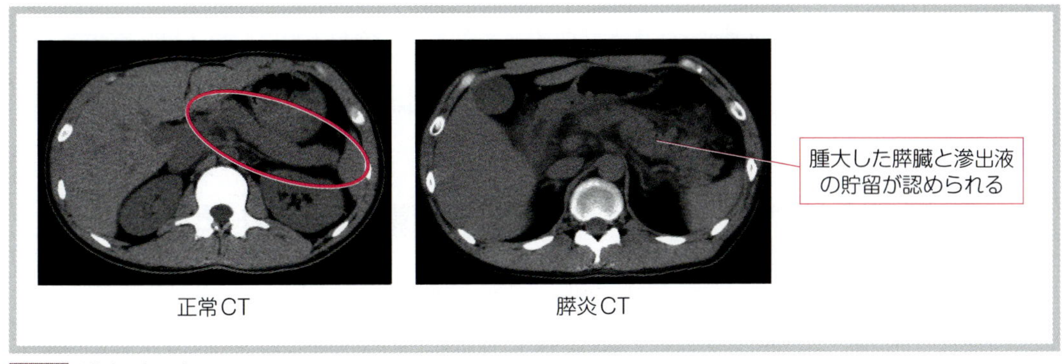

図3 膵炎（CT）

そして，膵炎は炎症がさらに進行していくと壊死していきます。壊死に至ったのか否かを画像で判断することはできますが，通常のCTでは壊死部がはっきり写らずわかりにくいです。そこで造影CTをとれば，壊死した部分がはっきりします。

造影CTでは，血液に白く写る造影剤を流すので，当然血流のない壊死部は白く写りません。膵炎かつ造影CTにおいて写りこみがない部分があれば，その部分は壊死変化していると判断されるわけです。**図4**は壊死の部分のない膵炎と，壊死部分のある膵炎の画像です。

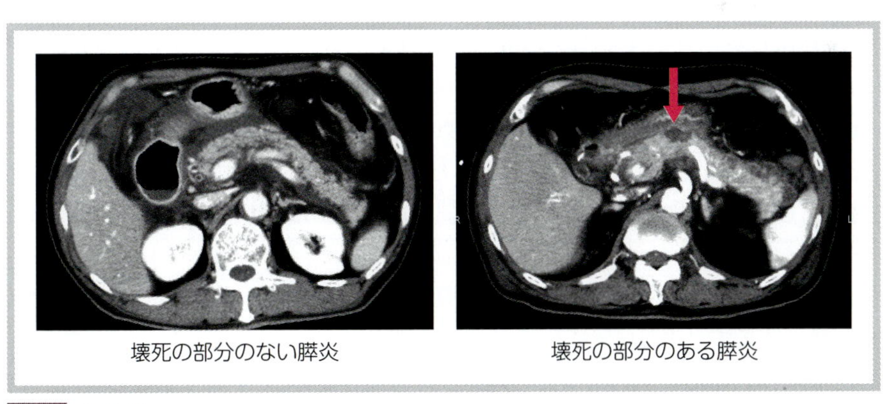

図4 造影CT

何となくわかるでしょうか？　膵炎の進行についてここまでの過程をまとめると次のようになります。

Ⅰ　膵臓に炎症が発生

Ⅱ　膵臓が腫大し，膵臓周囲に脂肪組織の乱れが出現

Ⅲ　進行により炎症部の壊死が発生

この過程のⅡまでを「間質性浮腫性膵炎」，Ⅲに至ってしまったものをそのまま「壊死性膵炎」と呼びます。間質性浮腫性膵炎から重症性の高い壊死性膵炎へと進行していくということがわかるかと思います。

このように，膵炎か否かは通常のCTで判断がつきますが，壊死を引き起こすほどの重症か否かの判断には造影CTが必要となるわけです。

そこで，ポイント2では造影CT画像における膵炎の重症性について詳しく解説していきます。

ポイント2 急性膵炎の重症度判定基準に造影CT gradeという評価項目がある

ポイント1では造影CTによって膵炎の重症性がわかると解説しました。ただし重症性と言っても，そのなかで重症の度合いは当然異なりそうだということが何となくわかるかと思います。

では，この重症の度合いはどのように判定されているのでしょうか？　急性膵炎の重症度判定基準の1つには，造影CTを用いた「造影CT Grade」というものがあります。

この造影CT gradeを確認する前に，まず知っていただきたいのが次の2つによって大きく判断されるということです。

A　膵炎に伴う炎症が膵臓以外のどこまで進展しているのか？
B　膵臓自体がどのくらいの範囲に炎症を伴う壊死を起こしているのか？

まずAの「膵臓以外のどこまで」ということを理解するには，ここまで解説していない腹部のいくつかの解剖についてさらに触れなければなりません。

それらは，前腎傍腔，結腸間膜根部，腎下極以遠です。耳馴染みがないと漢字の羅列のようにしかみえなく，敬遠したくなる感覚がします。しかし，あくまで難しいのは部位の名称なので，図をみて場所をしっかり認識していきましょう。そのためにはより正確に膵臓の位置を把握しなければなりません。

膵臓は後腹膜腔にあると言いましたが，後腹膜腔はさらに大きく前腎傍腔，腎周囲腔，後腎傍腔の3つに分類されます（**図5**）。

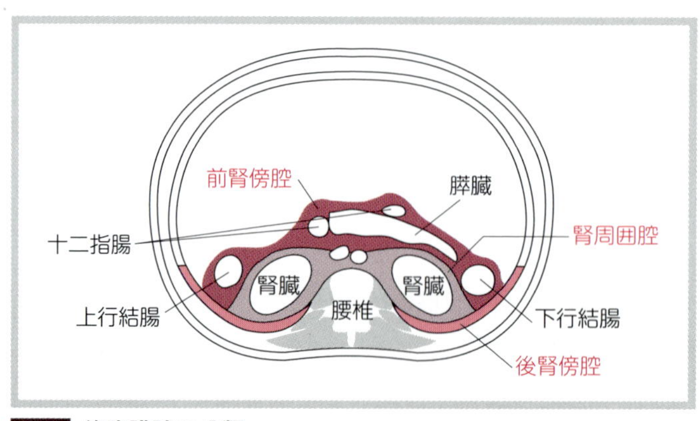

図5　後腹膜腔の分類

膵臓はそのなかでも前腎傍腔にあります。その位置を3次元的に捉えるために，さらに横からみた**図6**からも膵臓の位置を確認してみましょう。

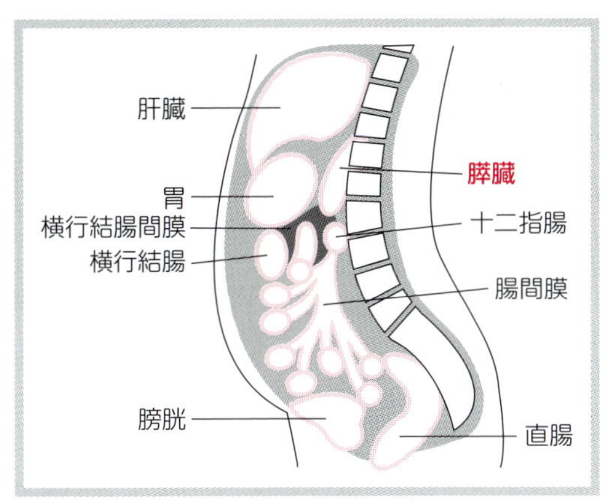

図6 横からみた膵臓の位置

膵臓は前腎傍腔内にあるので，そこから炎症が生じ重症化すると，**図7**の赤色で示す箇所のように徐々に炎症が波及していくわけです。

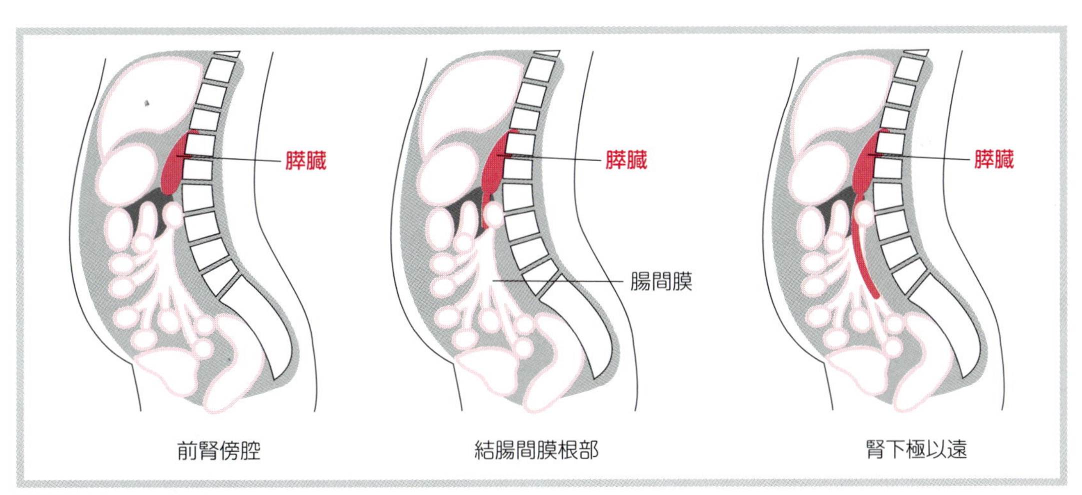

図7 膵炎の重症化

図7から，結腸間膜を越えてさらに腎臓を目印にその下へと炎症が波及していくのがわかるでしょうか？

このように，「前腎傍腔→結腸間膜根部→腎下極以遠」で重症度が高くなるということがわかると思います。これらを画像で示すと，**図8〜10**のようになります。

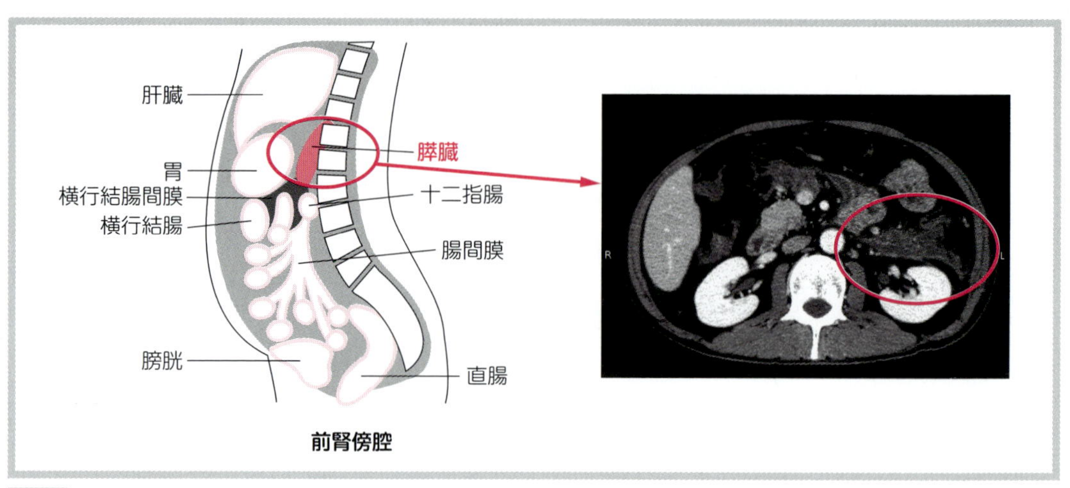

図8 前腎傍腔とCT

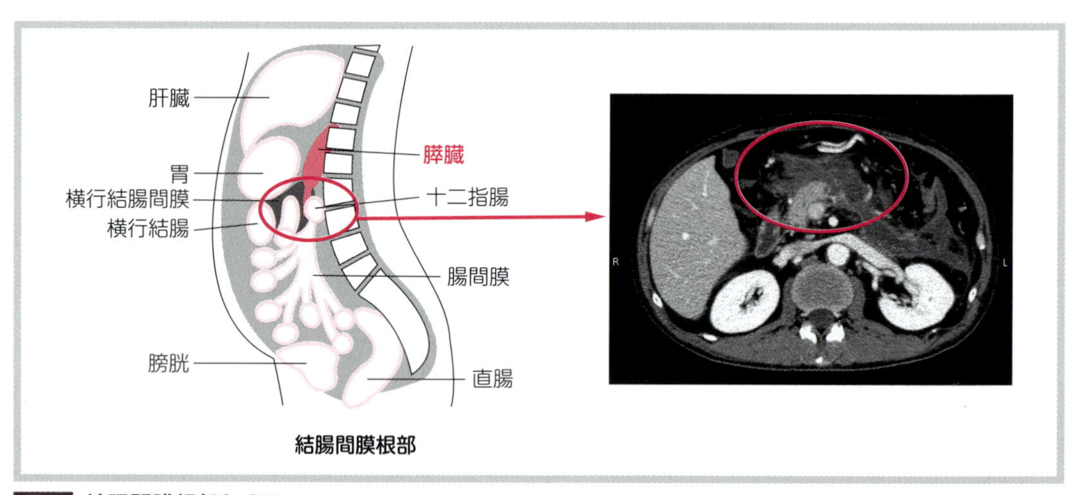

図9 結腸間膜根部とCT

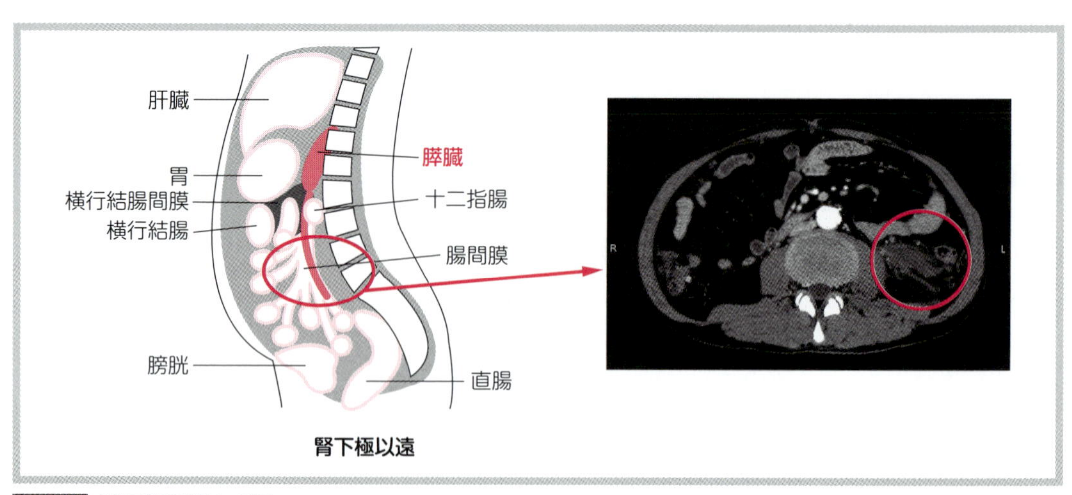

図10 腎下極以遠とCT

次にBの「膵自体の炎症に伴う壊死部の範囲」について，膵臓は**図11**に示すように膵頭部，膵体部，膵尾部の3つに分けられています。

膵炎はこれらのなかのどの場所でも起こりうるわけですが，その分かれた区域内で壊死が収まっている場合，それを越えて壊死が引き起こされている場合でその重症度が判定されます。

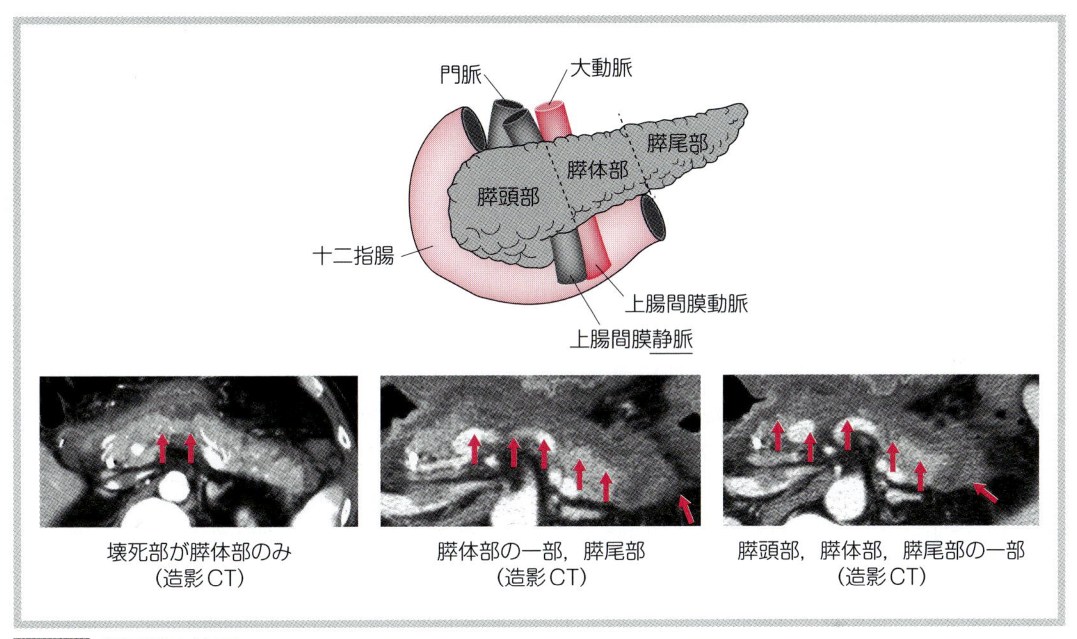

図11 壊死部の範囲

それでは，これらを踏まえて実際の造影CT gradeがどのようになっているか確認してみましょう（**図12**，**図13**）。記載されていることの意味が何となくわかってきているのではないでしょうか？

造影CT Grade

①炎症の膵外進展度

- 前腎傍腔　：0点
- 結腸間膜根部　：1点
- 腎下極以遠　：2点

②膵の造影不良域：膵を便宜的に3つの区域（膵頭部，膵体部，膵尾部）に分け判定する

- 各区域に限局している場合，または膵の周辺のみの場合　：0点
- 2つの区域にかかる場合　：1点
- 2つの区域全体を占める，またはそれ以上の場合　：2点

①+②　合計スコア

- 1点以下　：Grade 1
- 2点　：Grade 2
- 3点以上　：Grade 3

重症の判定

造影CT Grade 2以上の場合は重症とする

図12 急性膵炎の重症度判定基準

〔厚生労働科学研究費補助金難治性疾患克服研究事業難治性膵疾患に関する調査研究班（主任研究者：大槻眞）：平成19年度総括・分担研究報告書（厚生労働科学研究成果データベース閲覧システム）をもとに作成〕

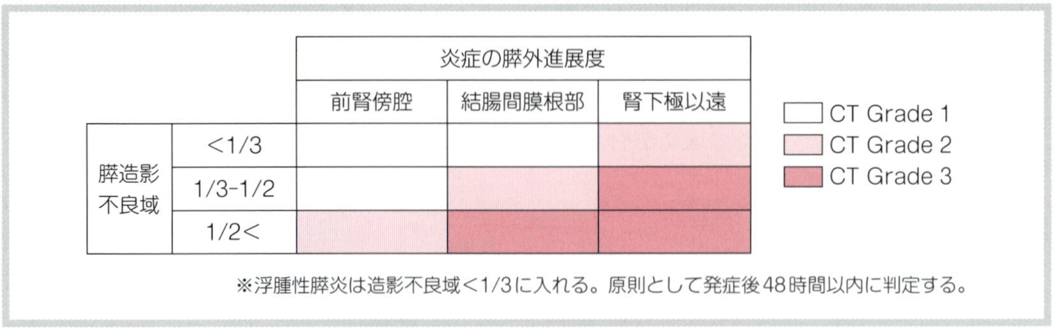

		炎症の膵外進展度		
		前腎傍腔	結腸間膜根部	腎下極以遠
膵造影不良域	＜1/3			
	1/3-1/2			
	1/2＜			

CT Grade 1
CT Grade 2
CT Grade 3

※浮腫性膵炎は造影不良域＜1/3に入れる。原則として発症後48時間以内に判定する。

図13 造影CTによるCT Grade分類

〔厚生労働科学研究費補助金難治性疾患克服研究事業難治性膵疾患に関する調査研究班（主任研究者：大槻眞）：平成19年度総括・分担研究報告書（厚生労働科学研究成果データベース閲覧システム）をもとに作成〕

ポイント3 急性膵炎に伴う局所合併症には4つの定義がある

ここまで急性膵炎の画像変化について解説をしました。ここで終わり，と言いたいところですが，急性膵炎にはそれに伴う合併症があり，その画像変化も治療経過を確認，薬物治療を含めた治療法を選択していくうえで非常に重要な要素となります。

膵炎の合併症は局所のみならず，全身性のもの（SIRS，DIC，NOMIなど）もあって多岐に及びます。これらをすべて解説するのは困難なので，全体像に関しては他書に譲るとして，ここでは膵炎に特徴的な画像変化を伴う合併症評価について解説していきます。

その合併症評価とは，膵炎後に生じる膵および膵周囲の貯留物についての評価です。この貯留物が生じていた場合に何が問題かというと，その貯留物が感染を起こすリスクを伴います。急性膵炎の重症化に伴う致死率は感染を合併しているのか否かで大きく異なるのです。

この合併症は非常にややこしいことに，壊死を起こしているのか否か，そして膵炎発症後からの時期によって呼び名が異なります。

先に言いますと全部で8つに分類されます。多いと思うかもしれませんが，順を追って解説していけばある程度整理できます。

まず壊死を伴うか否かについては，ポイント1でも触れているのですでにわかっているとは思います。より重症度が高まれば，膵炎は間質性浮腫性膵炎から壊死性膵炎へと進行します。

各々の病態に貯留物が生じた場合ごとに，異なる名称で呼ばれます。間質性浮腫性膵炎に伴う膵周囲の液体貯留を急性膵周囲液体貯留（APFC）と呼び，壊死性膵炎に伴う膵周囲，膵実質の液体，壊死物質の貯留を急性壊死性貯留（ANC）と呼びます。

次に時期について，膵炎発症後から4週経過したか否かで分類されます。なぜこのように分類されるのかというと，貯留物は体にとっては当然異物だからです。これを除外しようと体内で「被包化」という反応が起こり，貯留物を膜で閉じ込めていきます。被包化が起こる時期の目安が大体4週経過したあたりとされています。

図14は被包化が引き起こされたCTの画像です。何となく貯留物が膜で包まれた感じがわかるでしょうか？　なお，この被包化はAPFC，ANCの状態から起こるので，APFCの状態から被包化が起こったものをPPC，ANCの状態から被包化が起こったものをWONと呼びます。

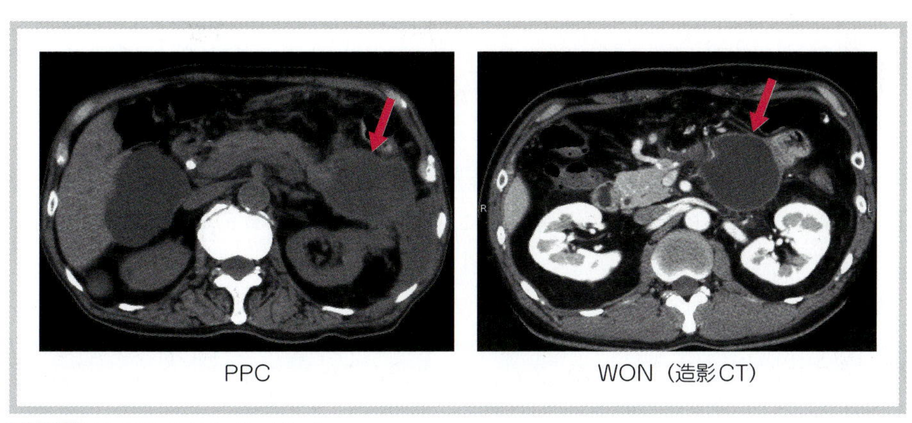

図14 貯留物の被包化（CT）

以上がおおまかな分類となります。8種類と聞いたのに4種類しかないと思うかもしれません。確かに上記のとおり，おおまかな分類は4種類ですが，前述のようにこの貯留物の最大のリスクは，感染が引き起されているか否かです。したがって，各々の病態に感染が引き起されているか否かを含めて全部で8つに分類されるというわけです。**表1**にまとめます。

表1 膵炎後の貯留物の分類

	<膵炎発症4週	>膵炎発症4週
壊死（－）	APFC（感染なし）	PPC（感染なし）
	APFC（感染あり）	PPC（感染あり）
壊死（＋）	ANC（感染なし）	WON（感染なし）
	ANC（感染あり）	WON（感染あり）

〔Banks PA, et al：Classification of acute pancreatitis―2012：revision of the Atlanta classification and definitions by international consensus. Gut, 62（1）：102-111, 2013をもとに作成〕

なぜこのようなややこしい分類を述べたかというと，貯留物に感染が起こった場合に保存的に抗菌薬で治療を行うか，ドレナージ適応かの判断において重要な要素を占めているからです。基本的には被包化されていれば（PPCとWON），ドレナージも考慮可能となります。

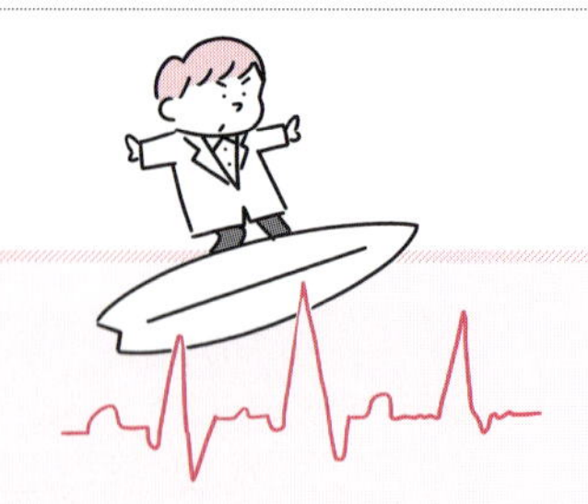

薬物治療でこう活かす！

メサラジン服用中に突如として腹痛を訴えた患者さんがいます。血中アミラーゼ高値であり，図15の①，②どちらの腹部CTに急性膵炎が示唆されているでしょうか？

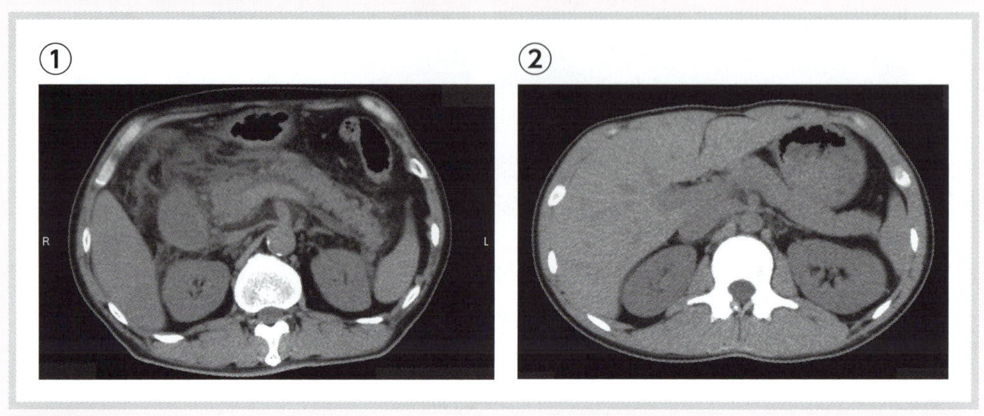

図15 CT

正解は①です。膵臓周囲にfat densityが認められます。

そして，急性膵炎の疑いがあり，造影CTを行いました。図16の①，②どちらが重症度が高いと思われる膵炎でしょうか？

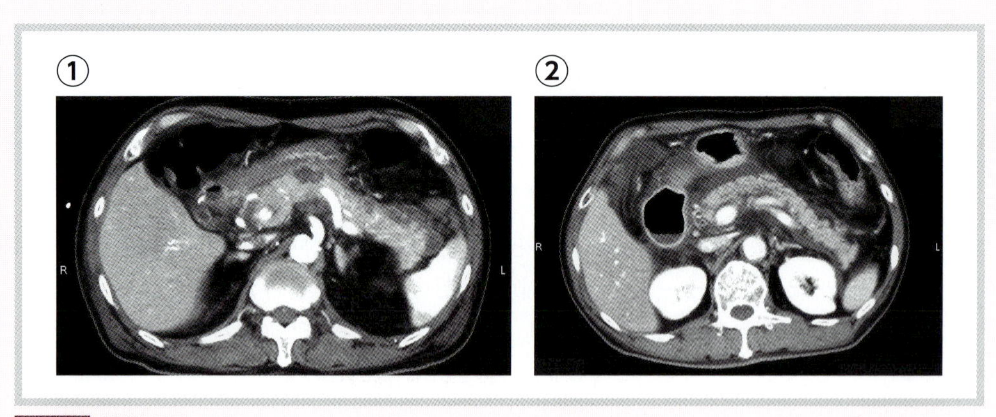

図16 造影CT

正解は①です。①は壊死性膵炎，②は壊死を伴わない膵炎です。

このように，急性膵炎は薬剤因子によって起こりうる可能性があります。薬剤師が実際に重症度を評価するわけではありませんが，急性膵炎は病態的に変化が激しく，かつ症状が急速に進行し，時に致命的となりうるため，医師と薬物治療の共通認識をもつためにこのことを知っておいてもよいかと思います。

Question! 23

イレウスが示唆される腹部CTはどちらでしょうか？

①

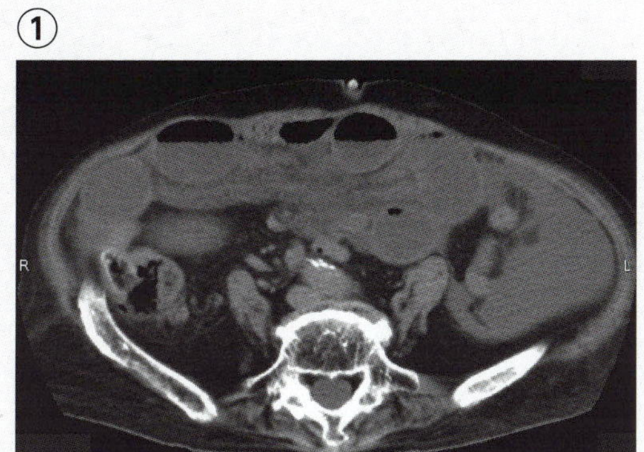

②

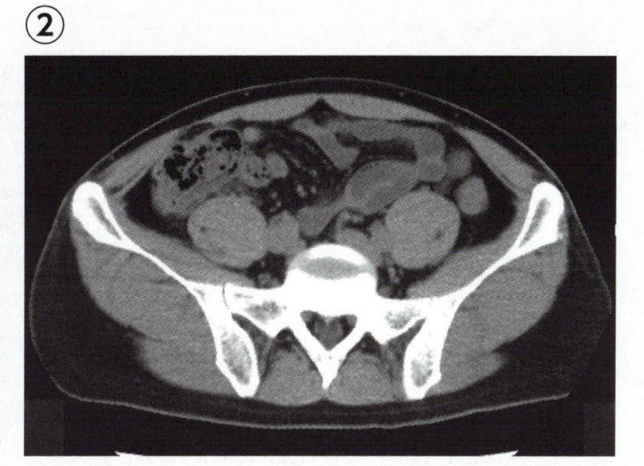

ここまで消化器疾患や腎疾患について，画像評価からの薬物治療について解説してきました。腹部画像に関しては，最後に腸疾患を取りあげます。腹部CTだけでなく，腹部X線の画像も用いて解説していきます。

ポイント1 便秘症は必要に応じて画像で確認する

ポイント2 イレウス，腸閉塞では画像が特徴的な変化をする場合がある

ポイント3 腸管浮腫に伴う腸管壁の肥厚では造影CTが特徴的な画像となる場合がある

正解は①です。

腹部画像の解説にあたって，腸疾患という耳馴染みのある疾患を最後にしたのには理由があります。それは腸全体の話をすると，他の臓器と比べてその構造の把握が難しく，腹部画像を確認することが初学者にとって高いハードルの1つとなるかもしれないからです。したがって，腸疾患に関して大半は他書に譲るとして，原点に返って入り口の知識を中心に解説していきます。

ポイントの解説の前に，腸の解剖について簡単に触れておきましょう。腸の解剖図は**図1**のようになっています。

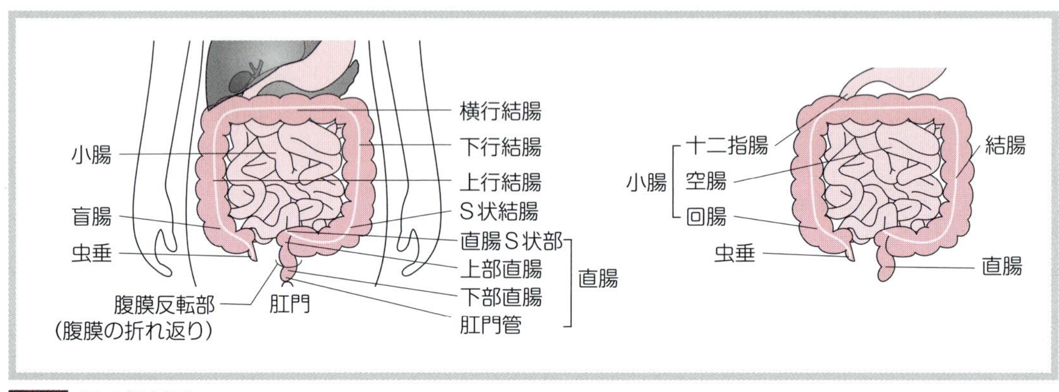

図1 腸の解剖図

このように前方からみた画像（腹部X線など）であれば，何となくどこに何が写っているのかのイメージがつきます。しかし，腹部CTとなるとたちまちどこに何があるのかさっぱりわからなくなってしまいます。

当然ながら人体は立体なので，図1に加えて**図2**のように横からみた図で考えなければなりません。

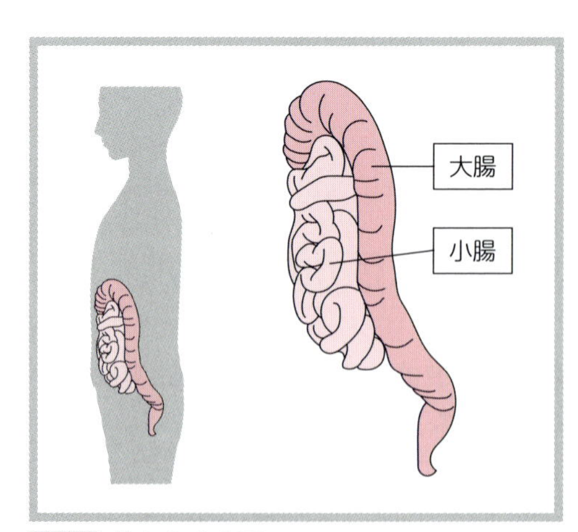

図2 横からみた腸

腸はみてわかるように，立体では入り組んだ構造をしています。初学者にとってこれを理解して画像を確認することは，非常にハードルが高いものになってしまいます。腸の画像の確認について近道はなく，地道に学習していくしかありません。

ポイント1 便秘症は必要に応じて画像で確認する

便秘症は皆さんが日々の臨床業務に携わるうえで多く遭遇する疾患です。そこで，まず便秘症の腹部画像について解説していきます。

便秘症とは，「本来体外へ排出すべき糞便を十分量かつ快適に排出できない状態」と「慢性便秘症診療ガイドライン 2017」において定義されています。

便秘症は画像が絶対的な評価ではなく，本人の主訴，臨床症状から総合的に判断され，必要に応じて画像評価で診断されています。

しかし，薬剤師は便秘と診断されてから画像を確認します。重症の便秘症では入院となる場合もあり，その薬物治療に介入していくうえで画像を確認しておいてもよいかと思います。

便秘症の画像はイメージどおりで，便が詰まっているような画像です。いきなり腹部X線をみると混乱しそうになるので，腹部CTから確認してみましょう（**図3**）。

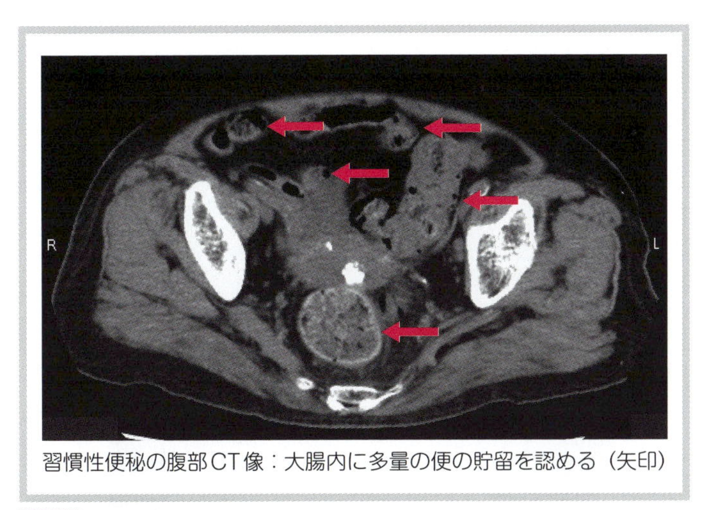

習慣性便秘の腹部CT像：大腸内に多量の便の貯留を認める（矢印）

図3 便秘症の腹部CT

画像から何となくイメージできると思いますが，矢印の部分がすべて便です。このように便は腸内に少し空気を含んだ貯留物として画像に写ります。

では腸のどこに便が貯留しているでしょうか？　何だかよくわからないと思ったら初心に帰りましょう。便は**図4**のように大腸で形成されます。**図5**のように大腸を立体的にみるといかがでしょうか？　CTでの位置が何となくわかるでしょうか？

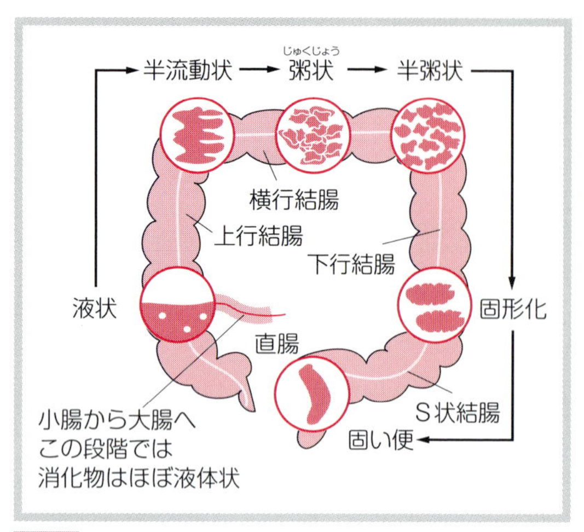

図4 便の形成

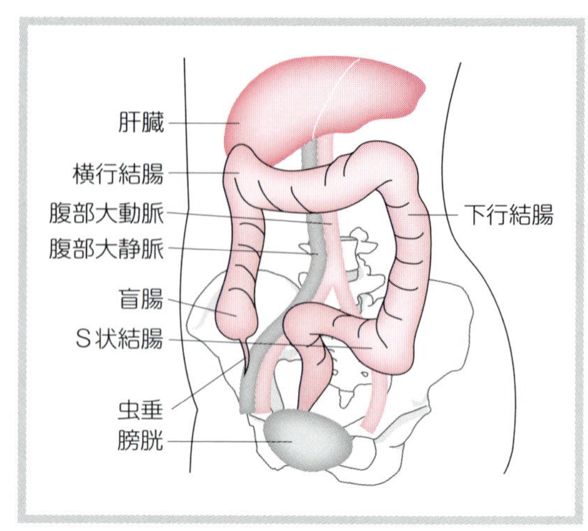

図5 大腸を立体的にみた場合

通常の便秘症であれば，直腸，S状結腸，下行結腸あたりに多量の便が貯留していそうな様子も何となくわかると思います。

さらに便秘になると，腹部に腸内ガスが貯留し，腹部が張った状態となります。これも腹部画像で確認ができます。このガスは腹部X線で全体像が確認しやすいです。図６は同じ症例の腹部X線です。

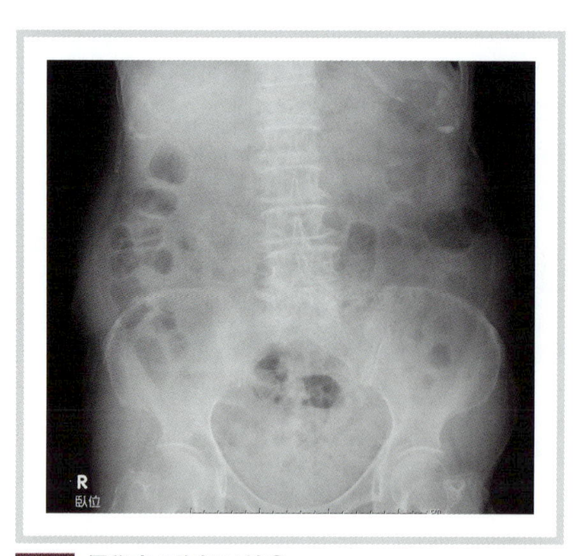

図6 便秘症の腹部X線①

いかがでしょうか？　腹部にガスが貯留しているのがわかります。かつ，大腸の構造も解剖図どおりになっていることも何となくわかると思います。

これを踏まえて図７はどうでしょうか？

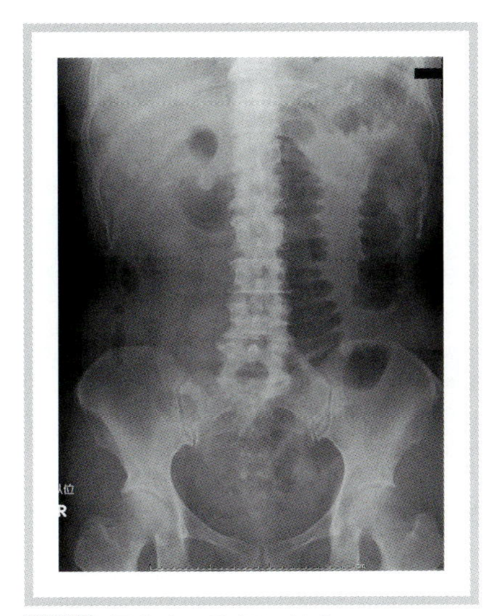

図7 便秘症の腹部X線②

この画像では，大腸ではない場所にガスが貯留していますね。図1と照らし合わせると，この場所は小腸にあたることがわかるかと思います。

これは小腸ガスと呼ばれ，通常の便秘症では小腸にガスは貯留しないので，異常サインとして捉えることができます。大腸ガスと小腸ガスの見分け方は主に**図8**とされています。

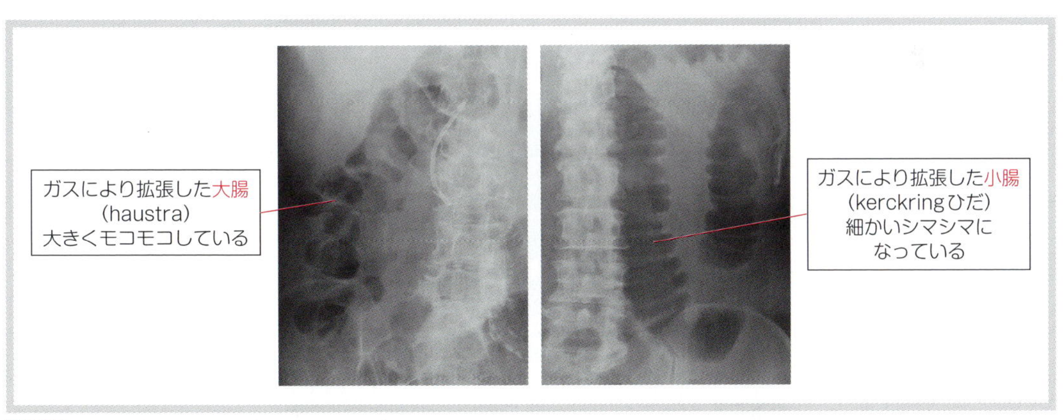

図8 大腸ガスと小腸ガスの見分け方

なぜこれを取りあげたのかというと，小腸ガスと横行結腸ガスが重なってみえてしまうことが多いからです。小腸と横行結腸は腹膜臓器で部位が固定されず，動いてしまうためにこのようなことになります。上行結腸および下行結腸，S状結腸，直腸は後腹膜臓器なので，がっちりと固定されていて動きません。これらの腹膜臓器，後腹膜臓器が，初学者にとって腹部CTの確認の難易度を上げてしまっているのかもしれません。

ここまでのように便秘症は画像で評価を行うことがある程度は可能です。これを薬剤師として知っておくとよい点としては，**図9**の腹部CTのような状況があります。

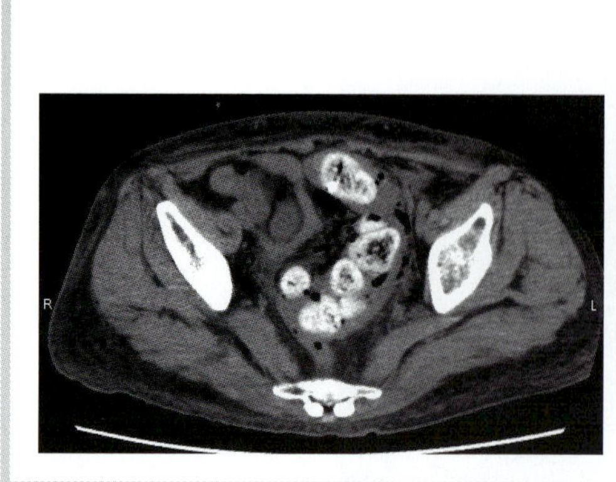

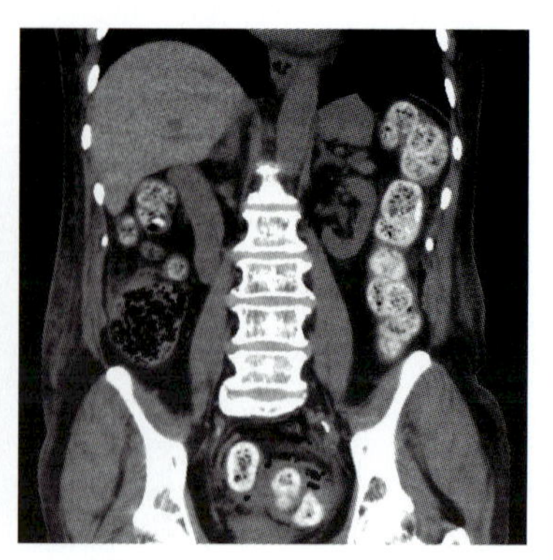

図9 白く写った便の腹部CT

これらはポリスチレンスルホン酸カルシウムによる便秘症の画像です。便の色が先ほどよりも白く写り，骨に近い濃度で画像に検出されて非常に固い便であるということがわかると思います。このような便が多量に貯留すると便の排出が困難となり，最悪，糞石に伴う腸閉塞となりかねません。その前に硬便であれば，浸透圧下剤などの使用の提案などができると思います。

また，便が硬ければ白く写ると言いましたが例外があり，これにも薬剤が関与します。高リン血症治療薬である炭酸ランタン水和物を服用した際には，その薬剤自体が高吸収のため，便の色が画像では白く写る場合があります（図10）。

これらの情報も臨床上非常に有益となる可能性があるので，おさえておいてもよいと思います。

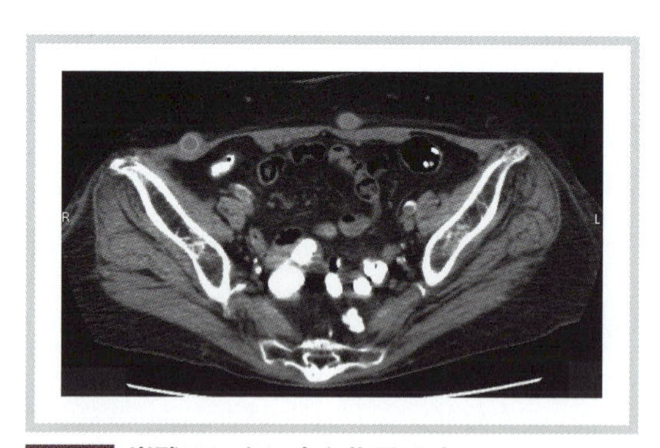

図10 炭酸ランタン水和物服用時のCT

ポイント2 イレウス，腸閉塞では画像が特徴的な変化をする場合がある

ポイント1では便秘症について解説しました。便秘症の画像を確認するにあたって，当然おさえておきたいのがイレウス，腸閉塞です。これらを混同している方も多いかもしれません。

従来，日本ではイレウスについて腸閉塞による機械性イレウスと，腸管麻痺に起因する機能性イレウスのどちらもイレウスと呼んできました。海外では，イレウスは機能性イレウス（腸管麻痺）のみを指し，機械性イレウスは腸閉塞とされています。

そこで，わが国においても「急性腹症診療ガイドライン2015」において，海外同様にイレウスは機能性イレウス（腸管麻痺）のみを指し，機械性イレウスは腸閉塞と定義されました。

簡単に言うと，腸管麻痺に伴うものをイレウス（閉塞起点がない），腸管が機械的，物理的に閉塞したものをそのまま腸閉塞（閉塞起点がある）と呼ぶわけです。それらの症状は腹痛，嘔吐，腹部膨満，排便／排ガスの停止です。

では，CTでの画像を確認していきましょう。イレウス，腸閉塞に伴い腸管は**図11**のように拡張していきます。

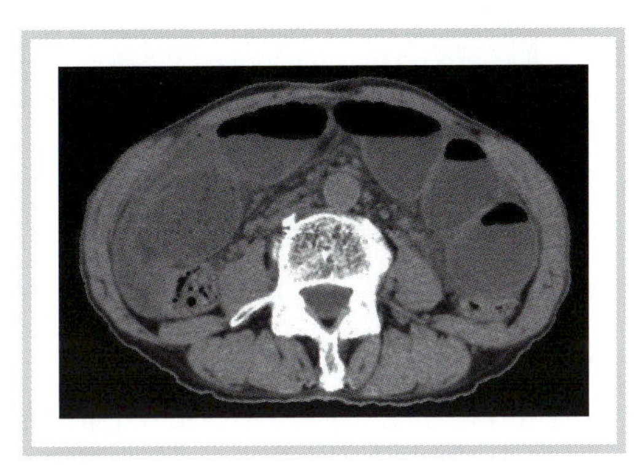

図11 イレウス，腸閉塞の腹部CT

細かい部位はともかくとして明らかに腸管が拡張していることがわかるかと思います。そして，この腸管の拡張の要因は腸内に停滞したガスや腸液です。気体のガスと液体の腸液ですので，当然重力により液体が下側に貯留します。

これにより，画像上特徴的な像が浮かび上がってきます。この腸管の空気と液体の貯留による鏡面像は，「ニボー」と呼ばれ**図12**の○の部分となります。

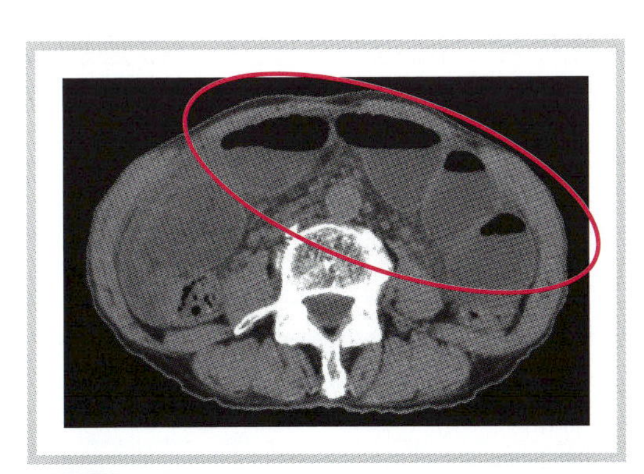

図12 ニボー（CT）

腹部X線でもニボーは同様に確認できます。ただし，当然立位での撮影のみ（**図13**）です。臥位では寝ている状態を前面から撮影するので液体と気体の層は確認できません。

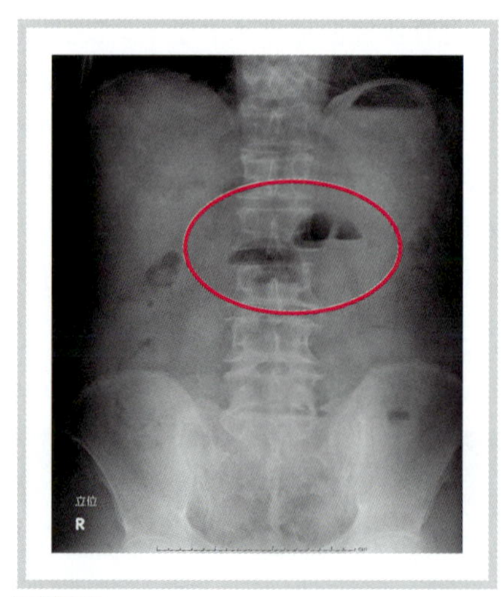

図13 ニボー（X線 立位）

イレウスと腸閉塞の違いには，先ほど述べた閉塞起点の有無があります。画像上でこれらの違いを確認するために閉塞起点を探すことは，もはや薬剤師の仕事の範疇を超えています。しかし，その結果は腸管を動かしてよい病態なのか否かの判断，薬剤の選択に関わるので，しっかり確認しておきましょう。

抗精神病薬，頻尿・尿失禁治療薬，鎮痙薬などのムスカリン受容体遮断作用を有する医薬品，オピオイド，一部の免疫抑制薬，抗がん薬など多くの薬剤がイレウスを引き起こす可能性があります，そのほか，ポイント1で解説した糞石イレウスは腸閉塞の要因となりえます。薬剤に伴う副作用確認という観点からも，薬剤師がこれらを知っておいてもよいかと思います。

ポイント3 腸管浮腫に伴う腸管壁の肥厚では造影CTが特徴的な画像となる場合がある

腸疾患の最後は腸炎です。腸炎といってもその要因はさまざまです。それに伴って画像に変化が起こり，炎症であるので**図14**のように腸炎においても脂肪組織の乱れを確認できます。

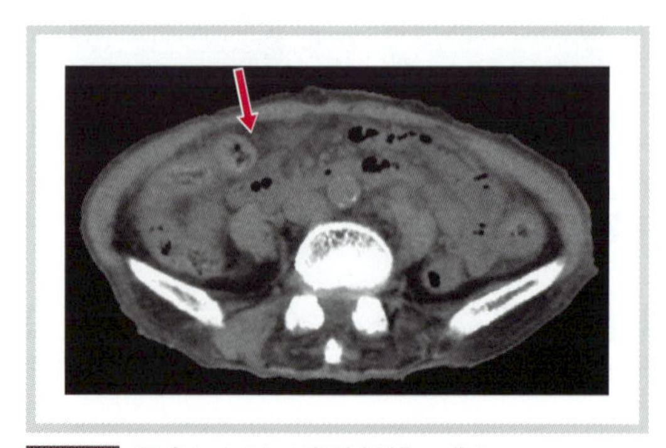

図14 腸炎における脂肪組織の乱れ

そのほか，腸炎では特徴的な画像が造影CTで確認できます。そのためには腸管の解剖学上の構造を知らなければなりません。

腸管は**図15**のように粘膜層，粘膜下層，固有筋層の3層構造となっており，**図16**に示すように内側を粘液層として筒状に形成されています。

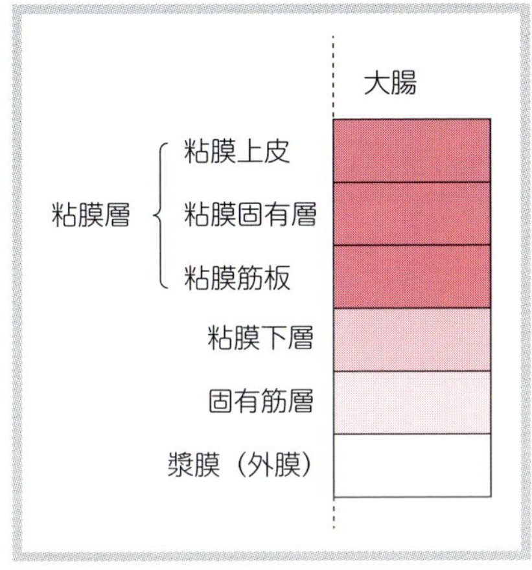

図15 腸管の構造

図16 腸管の解剖学上の構造

これらを踏まえて腸炎の画像変化を確認していきましょう。腸管は炎症を起こすと肥厚していきます。感染性腸炎などの急性期疾患の多くは，肥厚が浮腫状に変化することでもたらされます。

ではこれをどのように画像で確認するのかというと，ここで登場するのが造影CTです。造影CTでは通常，3層について粘膜層，固有筋層が造影されやすく，粘膜下層が造影されにくいとされています。通常の造影CT画像では3層はコンパクトにおさまっているので，3層であるということがなかなかわかりにくいです。

しかし，感染性腸炎などでは3層のうち中間の層である粘膜下層が，主に浮腫を伴う腸管壁の肥厚を引き起こします。その層は水っぽく肥厚して**図17**のような像となり，3層であることがわかりやすくなります。

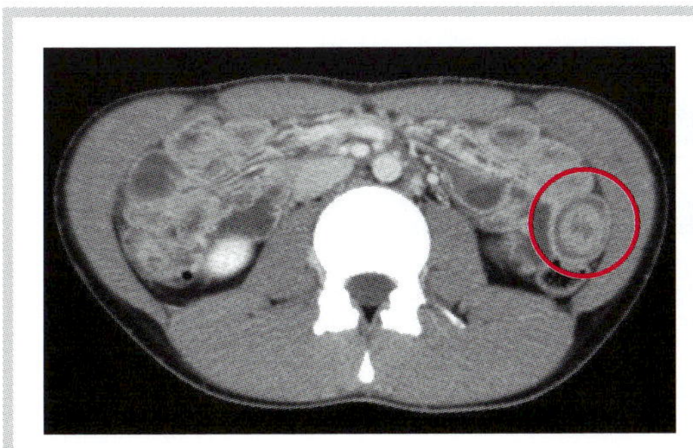

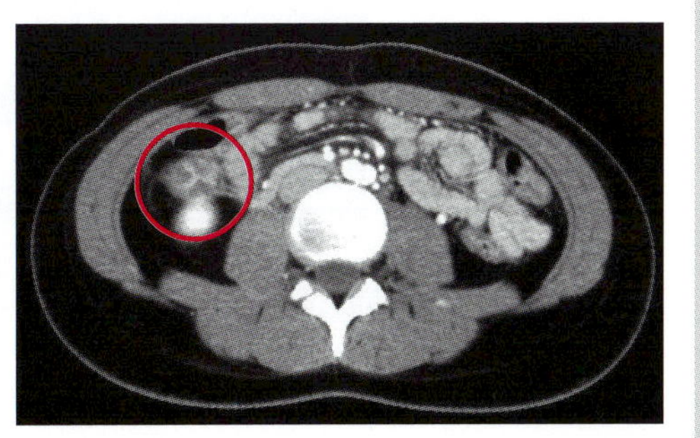

図17 浮腫により肥厚した腸管壁（造影CT）

この像はまるで的のようです。そして，この画像変化はtarget water signと呼ばれます。腸管浮腫は薬剤の吸収にも影響するので，このサインを知っておいてもよいかと思います。ほかにも腸管壁が肥厚する要因により**図18**のようなさまざまなサインがありますが，詳しくは他書に譲ります。興味がある方は調べてみてください。

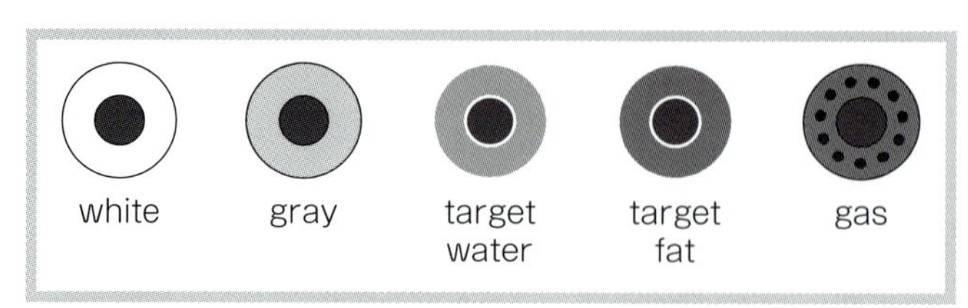

図18 腸管壁肥厚のサイン

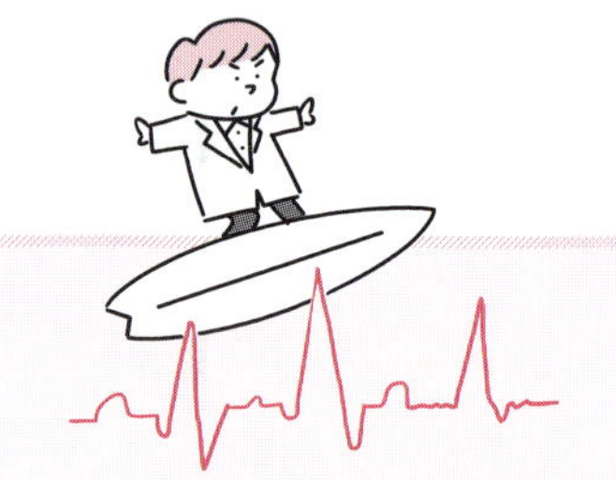

薬物治療でこう活かす！

もともとCKD既往の患者さんが肺炎で入院中に腹痛を訴え，腹部CTを施行することとなりました。**図19**はその画像です。

K値コントロールを目的として，①，②の内服薬を服用しています。どちらがより慎重に排便コントロールを行うべき薬剤でしょうか？

①炭酸水素ナトリウム

②ポリスチレンスルホン酸カルシウム

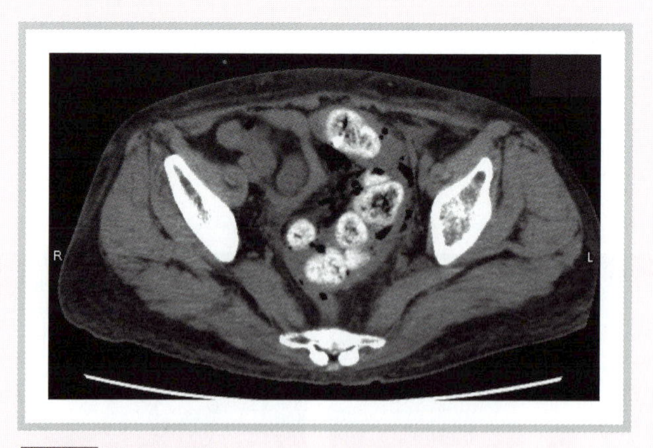

図19 薬剤の関与

正解は②です。

Question! 24

水腎症の可能性がある腎エコーはどちらでしょうか？

①

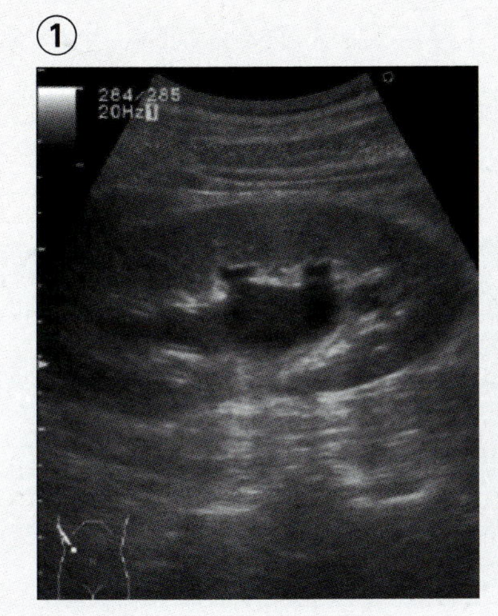

②

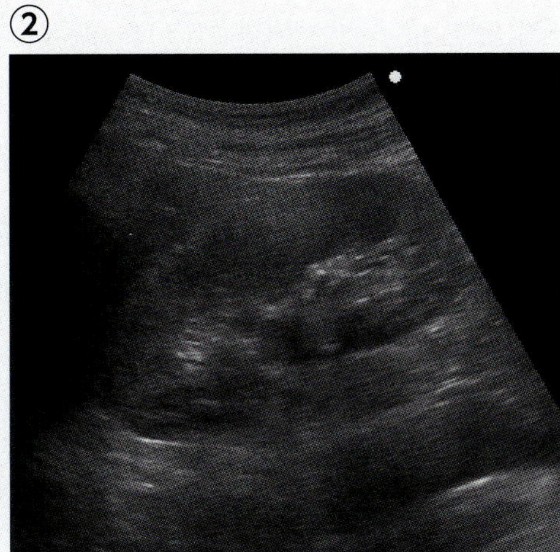

腎に関連した画像については，腹部CTの項（p.147〜158）において腎盂腎炎，尿管結石を取りあげ解説をしました。しかし，エコーでもこれらの疾患を確認できる場合があります。

そこで，腎エコーで腎盂腎炎，尿管結石を確認した際にどのような画像となるかを補足的に解説していきます。

また，ここ数年，多くの施設で排尿ケアチームの活動が盛んとなっています。その活動中の病態フォローの1つとして，膀胱エコーでの残尿確認が行われています。これについてもあわせて解説していきます。

ポイント1 腎盂腎炎では腎エコーで腎の腫大を確認できる場合がある

ポイント2 腎エコーで水腎症の重症度を確認できる

ポイント3 膀胱エコーで残尿量を確認できる

正解は①です。エコー画像がどのようにして写っているのか？などの基本的なみえ方については，p.138～139で解説をしています。

ポイント1 腎盂腎炎では腎エコーで腎の腫大を確認できる場合がある

まずは腎盂腎炎について解説していきます。その前に，腎エコーではどのような位置にプローブをあててどのように腎臓を観察しているのでしょうか？　通常は**図1**のようにプローブを置いて，右腎と左腎を確認します。

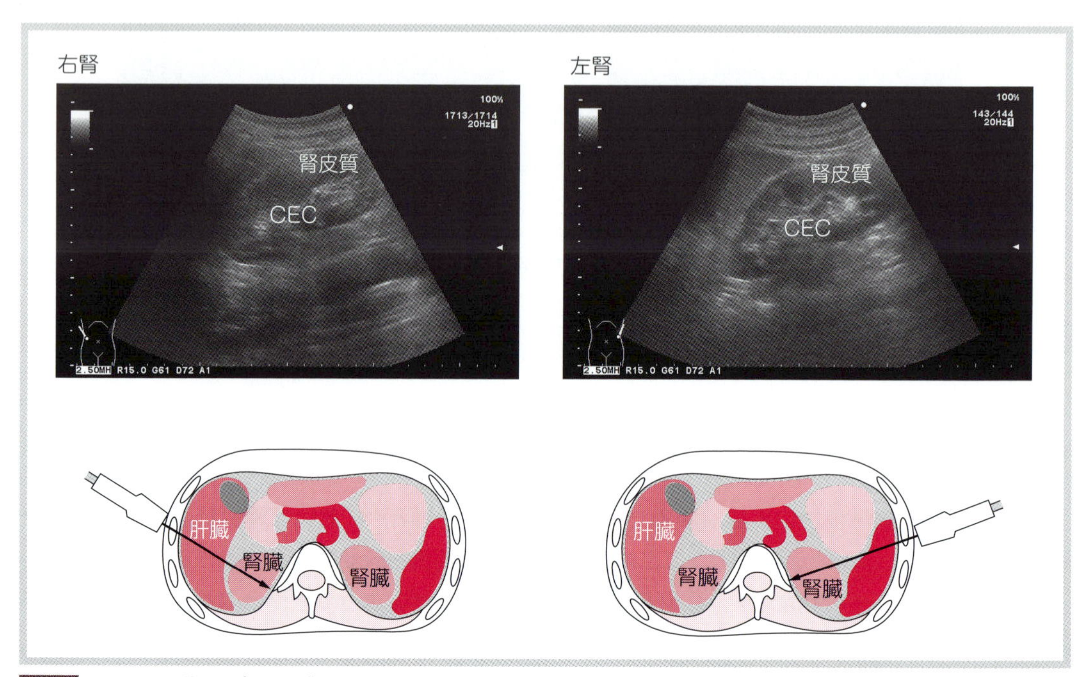

図1 エコー画像とプローブの位置

このなかにCECという聞き慣れない言葉がありますが，主に腎盂・腎杯を含んだ中央複合部のことを指します。画像をみるかぎりではその形がわかりやすいかと思います。

では，腎盂腎炎となると画像はどのように変化するのでしょうか？　**図2**の画像をみてみましょう。

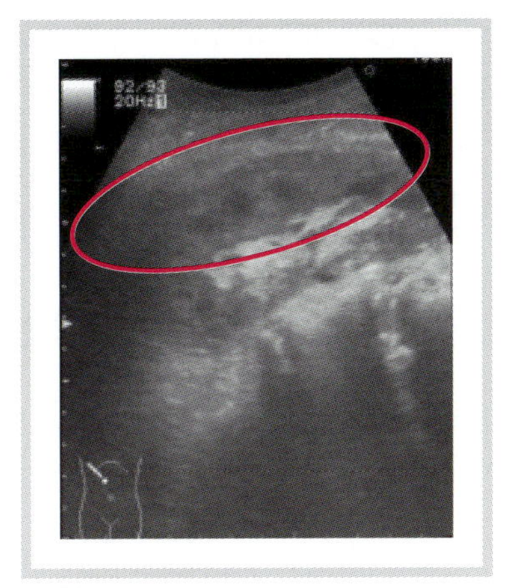

図2 腎盂腎炎

この画像からは○の部分が腫大していることがわかるかと思います。腹部CTの項でも触れたように，腎盂腎炎では腎臓が腫大します。もちろん腫大していればすべてが腎盂腎炎というわけではなく，臨床症状と病歴から判断されます。

そのほか，腎盂腎炎の特徴的な所見として，肋骨脊柱角（CVA）叩打痛の有無があります。CVAとは背中側からみて**図3**の位置となります。

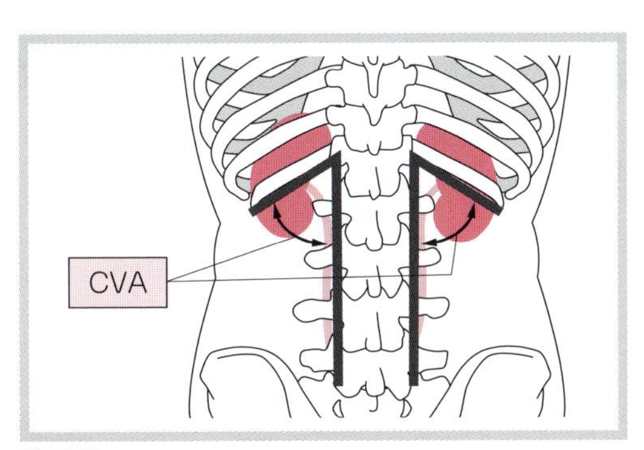

図3 CVAの位置

ここを押してみて痛みがあるか否かを確認するのです。肋骨脊柱角（CVA）叩打痛は，腎盂腎炎のほか，後述の尿管結石においても陽性となる場合があります。

さらに，この位置は腎臓をエコーで背部から確認する際にプローブを当てる位置に近いです。医師はこれを利用して，プローブを当てたときに患者さんが痛みを訴えるかどうかも同時に確認している場合があるということを知っておいてもよいかと思います。

腎盂腎炎かどうかの判断は，エコーによる腫大の確認のみで行っているわけではありません。当然臨床所見なども含めて総合的に判断されます。また，腎盂腎炎は急性単純性と，基礎疾患（前立腺肥大症，神経因性膀胱，尿路結石，尿路悪性腫瘍，尿路カテーテル留置や糖尿病・ステロイド内服などの全身性易感染状態）を合併する複雑性とに分類されます。複雑性の原因となりうる多くの疾患もエコーで確認されますが，これらについての解説は割愛します。

また，腎膿瘍も同様にエコーでも示唆される場合がありますが，これに関してはCTで確認するほうがわかりやすいので割愛します。そのほか，腎膿瘍の手前の病態として，エコーでも確認される急性細菌性巣状腎炎（AFBN）についても解説したかったのですが，混乱を避けるために他書に譲ります。興味がある方はぜひ調べてみてください。

ポイント2 腎エコーで水腎症の重症度を確認できる

次に腎盂腎炎，尿管結石などで引き起こされる水腎症を確認していきます。水腎症とは腹部CTの項でも解説したように（p.154），腎盂，腎杯が拡張し腎が腫大した状態です。エコーでは**図4**のように確認されます。

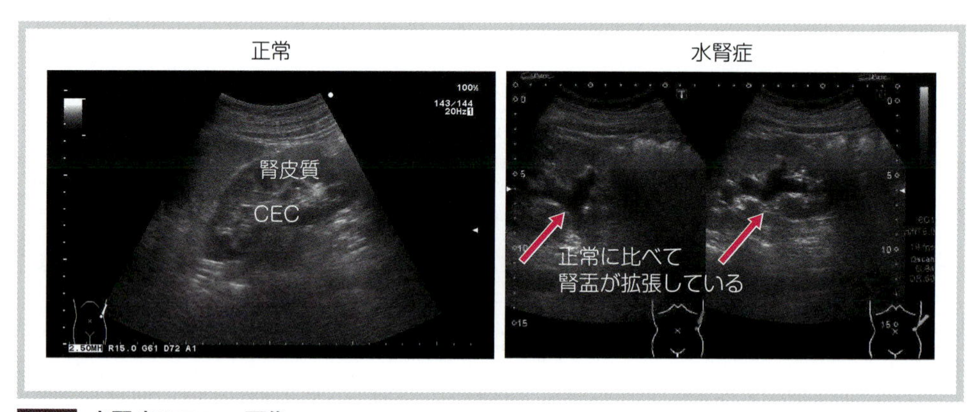

図4 水腎症のエコー画像

さらに，腎盂，腎杯の拡張具合によって，水腎症は**図5**のように重症度分類されます。

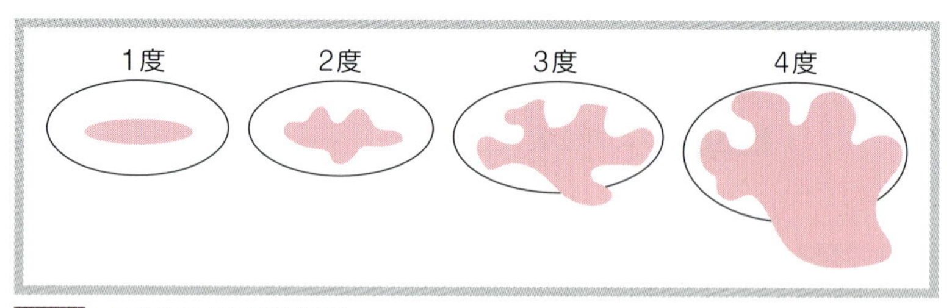

図5 水腎症の重症度分類

尿管結石であった場合には，この要因となる結石の存在についても**図6**のように確認できます。しかし，われわれは薬剤師であって，エコー画像から尿管を追っていくことは初学者には難しい領域なので他書に譲ることにします。

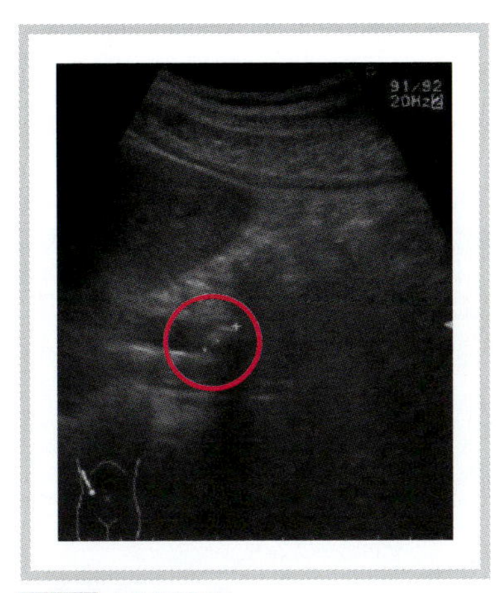

図6 尿管結石

ポイント3 膀胱エコーで残尿量を確認できる

最後はこれまでに取り上げた疾患の話とは大きく異なり，残尿の計測についてです。排尿自立指導料の新設に伴い，薬剤師が排尿ケアチームの一員として薬物治療へ介入する施設が増えてきています。そのなかの画像評価の1つとして，残尿の確認が薬物治療の初期評価，フォローとともに施行されるケースがあるかと思います。

残尿の要因，治療意義などは多岐に及ぶため，ここでは残尿がどのようにエコーで測定されるのかを解説していきます。

早速，画像を確認してみましょう。**図7**は残尿がある患者さんのエコー画像です。

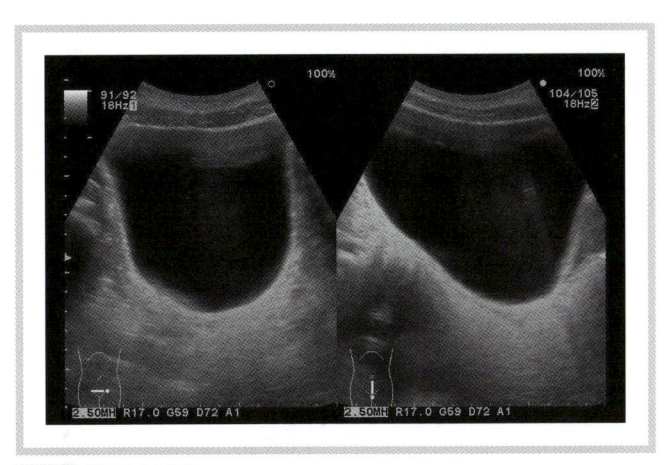

図7 残尿の画像

水が直接確認できるのではないので，何だかわかりにくいと思う方が多いかもしれません。残尿は**図8**のように，排尿後の膀胱を計測し，計算式でその量が算出されます。

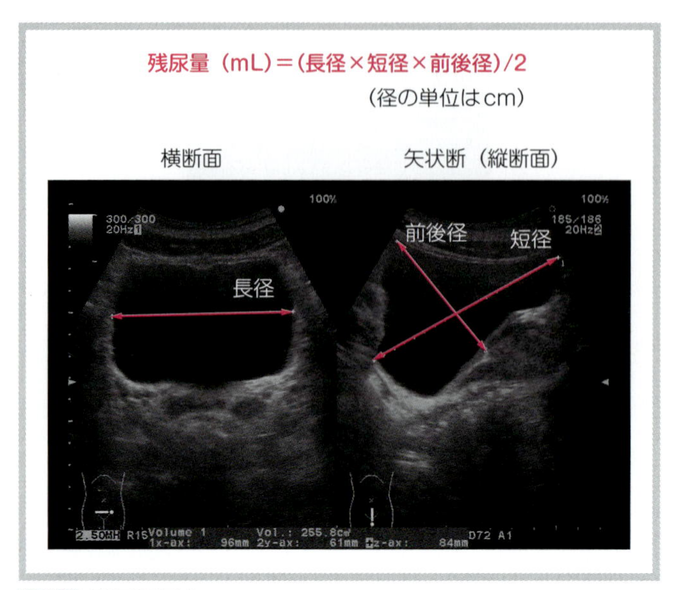

図8 残尿量測定

残尿を引き起こす疾患は多岐に及ぶため，一概にはいえずおおよその目安ですが，残尿量が50 mLを超えると専門的な治療が必要とされます。

残尿の評価にあたって注意していただきたいことは，尿の出方は一様ではなく，それゆえに数回の評価をすることが望ましい場合もありうるという点です。

この点には薬物治療の効果判定などにおいて慎重な判断を要する場合もあるということを含んでいるので，薬剤師がこれを知っておいてもよいかと思います。

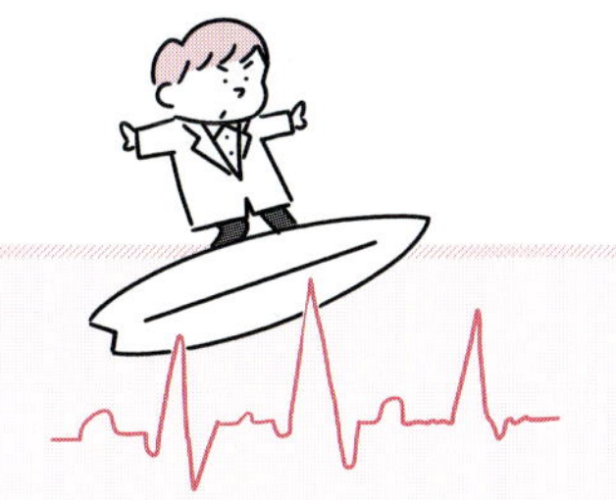

薬物治療でこう活かす！

入院中に尿道カテーテルを挿入していた患者さんについて，状態改善に伴いカテーテル挿入が中止となりました。しかし，排尿障害を訴えるようになり，そのときのエコーは**図9**でした。残尿は計算上ではどの程度かというと，(7.3×7.6×4.9)÷2＝135.926 mLです。

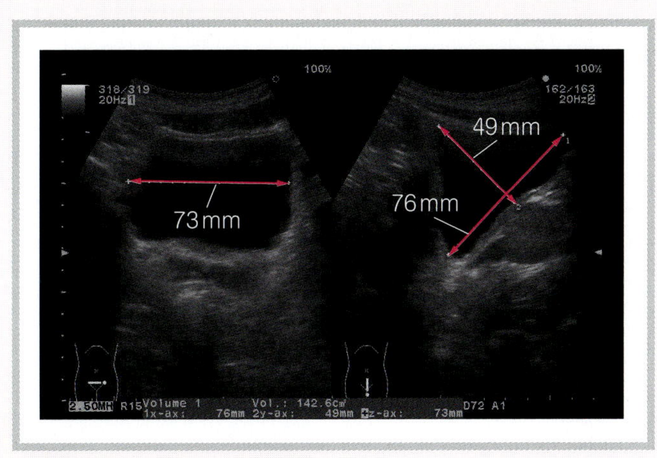

図9 排尿障害時の残尿確認エコー

その後，症状改善のためにジスチグミン2.5 mgが開始となりました。**図10**の①，②どちらで改善が認められているでしょうか？

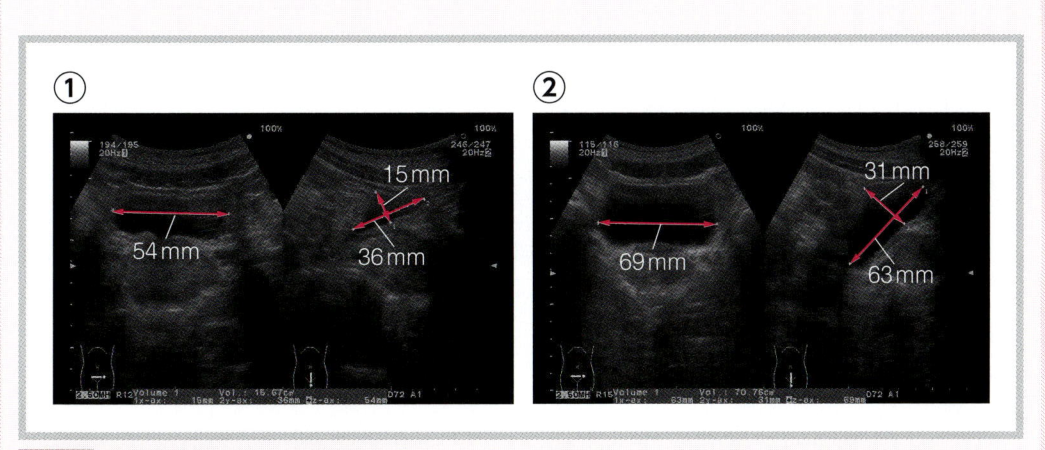

図10 薬物治療開始後の残尿確認エコー

正解は①です。画像をみれば一目瞭然ですが，計算すると①の残尿は計算上では14.58 mL，②の残尿は67.3785 mLです。

正常な甲状腺の頸部エコーはどちらでしょうか？

①

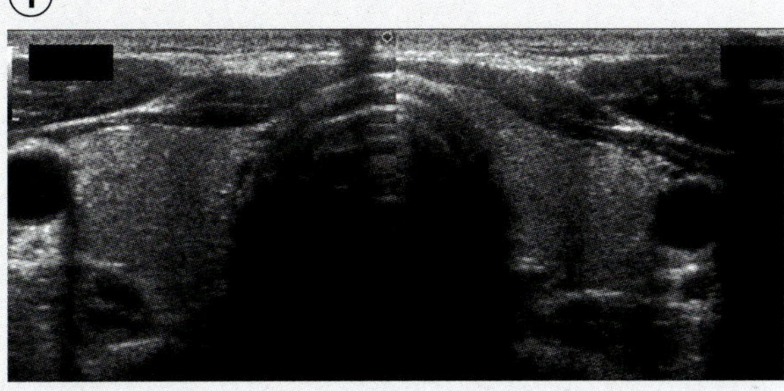

②

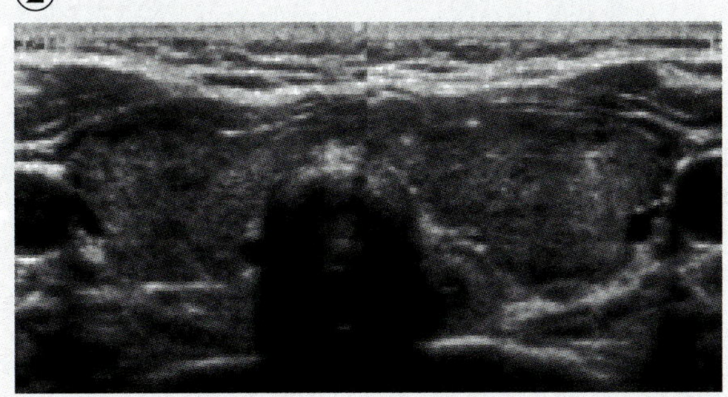

甲状腺疾患においてもモダリティを有効に活用できます。頸部エコーの画像から代表的な甲状腺疾患の特徴，薬物治療への活かし方について解説していきます。

ポイント1 バセドウ病患者の甲状腺は腫大する場合が多い

ポイント2 橋本病患者の甲状腺も腫大する場合が多い

ポイント3 甲状腺機能が亢進しているからといって必ずしもバセドウ病とは限らない

正解は①です。②は橋本病患者のエコーです。

ポイントを解説する前に学生時代の記憶をよびさますため，甲状腺についての基礎知識をおさらいしておきましょう。大枠をざっと解説していきます。

甲状腺は，**図1**に示すように甲状腺軟骨の下にあり，蝶のような形をしています。

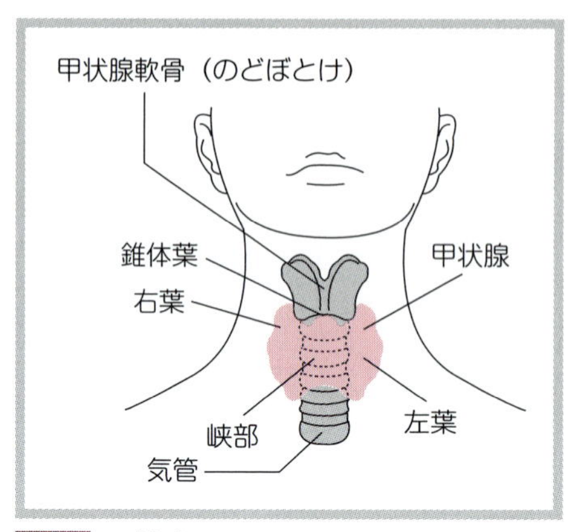

図1 甲状腺

大きく峡部，右葉，左葉の3つに分けられ，気管支の前側に張り付いています。図からわかるようにあまり大きくなく，重さ15～20g，大きさが4～5cmほどです。

甲状腺ホルモンは主に代謝を司り，T_4，T_3の2種類があります。T_3が甲状腺ホルモン作用を発揮する活性型であり，T_4はT_3の前駆体です。また，その分泌については**図2**のような脳下垂体を中心とした分泌調整となっており，甲状腺ホルモンが増えて過剰となると，上層の視床下部，下垂体前葉へ分泌を抑制するように働く，ネガティブフィードバック機構をとります。

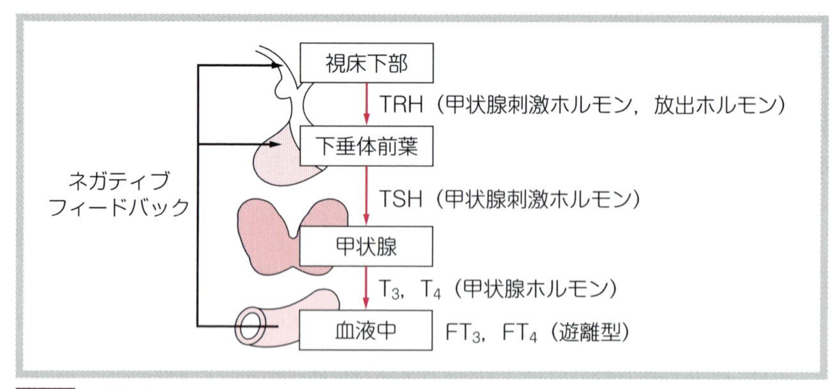

図2 甲状腺ホルモンの分泌調整機能

このように甲状腺に異常を来しさまざまな疾患が発症するわけですが，各々の病態でその形状にも特徴的な変化が引き起こされます。この確認にエコー検査が行われています。

では，代表的な甲状腺疾患がどのような変化をとるのかを解説していきます。

ポイント1 バセドウ病患者の甲状腺は腫大する場合が多い

甲状腺疾患と聞いて，まず思いつくのがこのバセドウ病かと思います。バセドウ病は皆さんご存じのとおり，甲状腺機能亢進症の1つです。その発生機序は詳しくは解説しませんが，**図3**に示すように，TSH（甲状腺刺激ホルモン）受容体に結合する自己抗体である抗TSH受容体抗体：TRAb，甲状腺刺激抗体：TSAbが産生されることにより，引き起こされます。抗体はもう1つありますが，これについてはポイント2で解説します。

抗体と聞くと，TSHの甲状腺への刺激をブロックするので，むしろ甲状腺機能は低下するのでは？と思うかもしれませんが，この抗体はその名のとおり図3のようにTSH受容体に結合し，あたかもTSHのように振る舞うことで甲状腺ホルモンを過度に分泌させてしまいます。

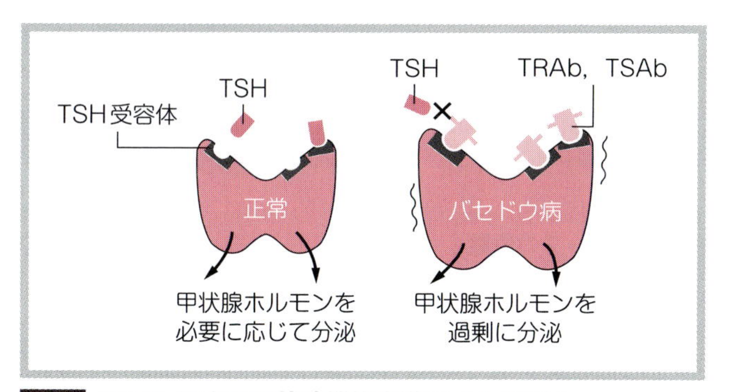

図3 TRAbによる甲状腺機能亢進のメカニズム

バセドウ病の症状には，特徴的な三大症状（メルゼブルグ三徴）があります。びまん性甲状腺腫，眼球突出，頻脈の3つの症状です（実際にはこの3つの症状がすべて出る場合は少なく，いずれかの症状のみとなる場合が多いです）。さて，ようやくここで甲状腺の形状変化に関する記載がでてきました。それは「びまん性甲状腺腫」です。

バセドウ病の際に甲状腺の変化があった場合には，**図4**に示すように甲状腺がそのまま全体に腫大しています。そして，**図5**がそのエコー画像です。

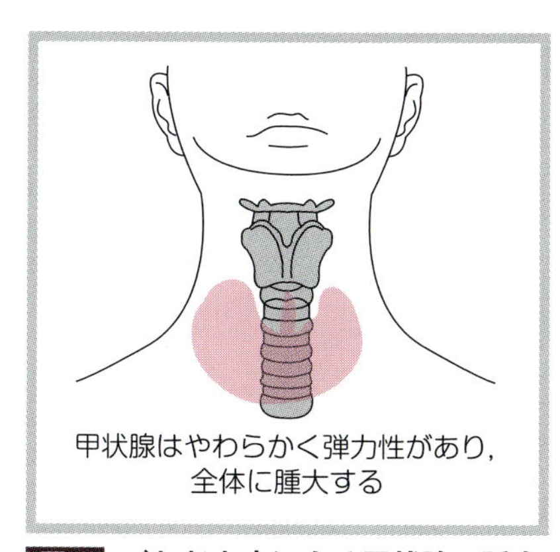

図4 バセドウ病による甲状腺の腫大

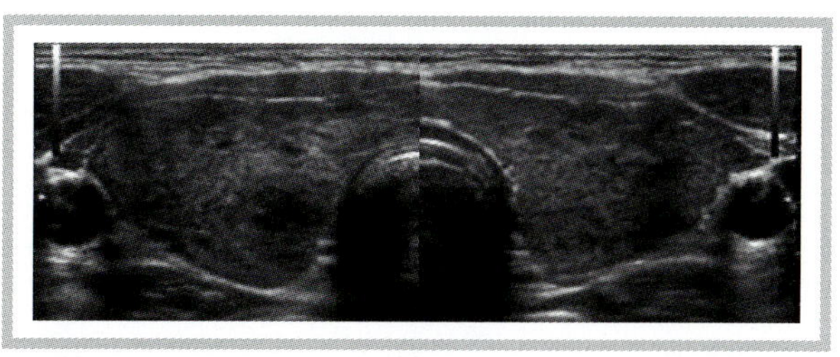

図5 甲状腺腫大のエコー画像

いきなり画像をみてもよくわからないでしょう。まず，エコーについておさらいすると，透過性の良いもの（軟部組織・臓器など）は黒く写り，透過性の悪い（骨，ガスなど）ものは白く写ります。また，黒く写ることに低エコー，白く写ることに高エコーという表現が用いられます。画像に関しては，**図6**左のように超音波プローブ（探触子）を当てた画像が反映され，その当てた位置は図6右の○の箇所に記載されています。

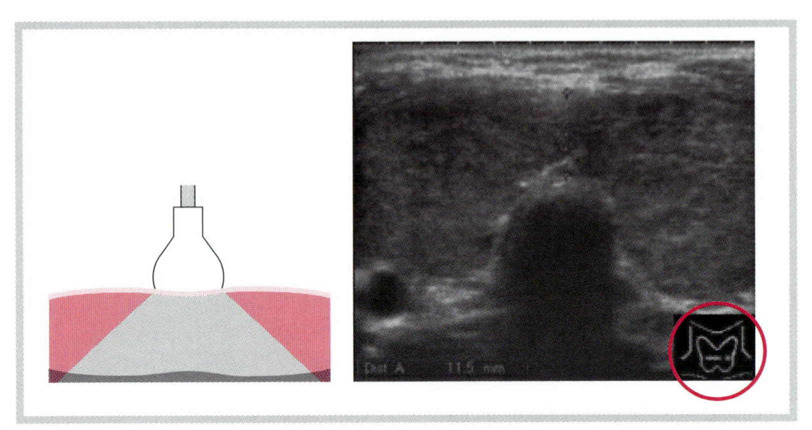

図6 超音波プローブの位置

図5の画像がどのようにみえているのかというと，超音波プローブは**図7**のように甲状腺に対し横に当てているので，これがそのまま**図8**のように反映されるわけです。

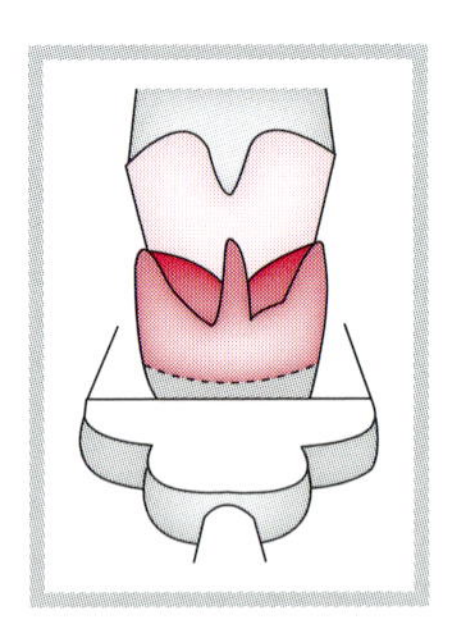

図7 甲状腺への超音波プローブの当て方

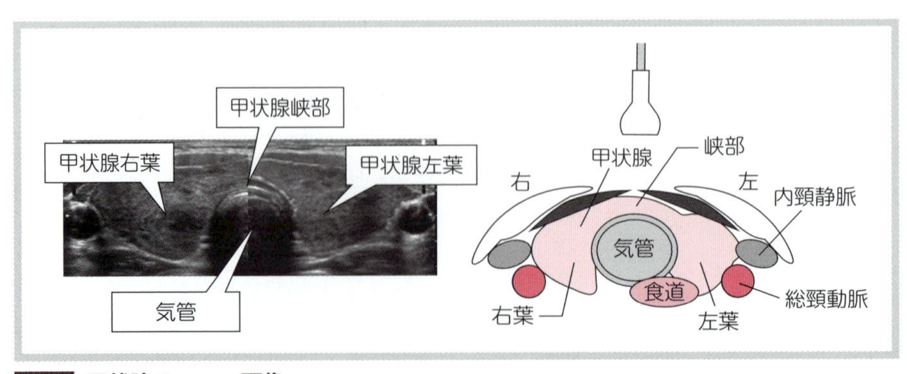

図8 甲状腺のエコー画像

腫大か否かは図9の正常図と見比べると明らかで，特に峡部の厚さがわかりやすいです。

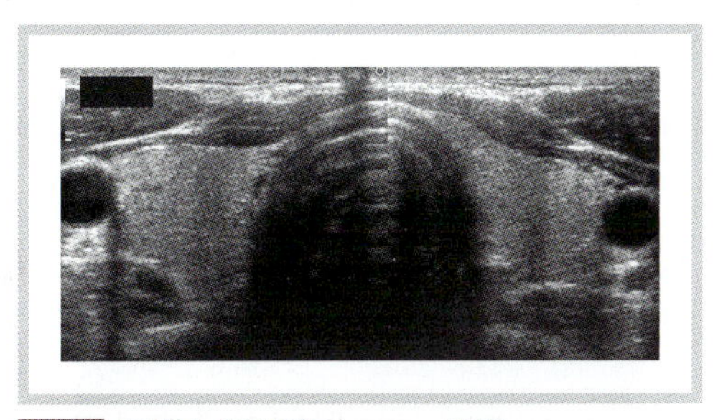

図9 正常な甲状腺のエコー画像

画像を確認する際は，甲状腺の全体像を正確に捉えるために通常は図10のように右葉，左葉に分けて描出されることを知っておきましょう。この2つを合わせると図9のようになります。

ちなみに，先ほど峡部の厚さがわかりやすいと言いましたが，その峡部の計測を中心に描出された画像もあり，これも参考になるかと思います（図10右）。

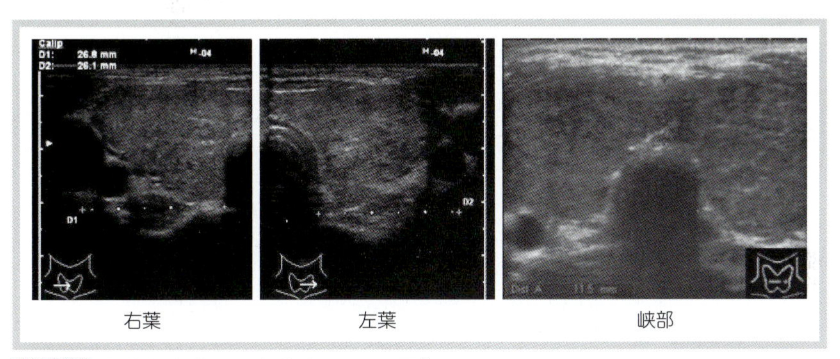

図10 左葉と右葉に分かれたエコー画像

そのほか，エコーで確認できる重要な特徴として，腫大に伴い血流も増加するので，血流をカラー表示することができるカラードプラでの変化があります（図11）。

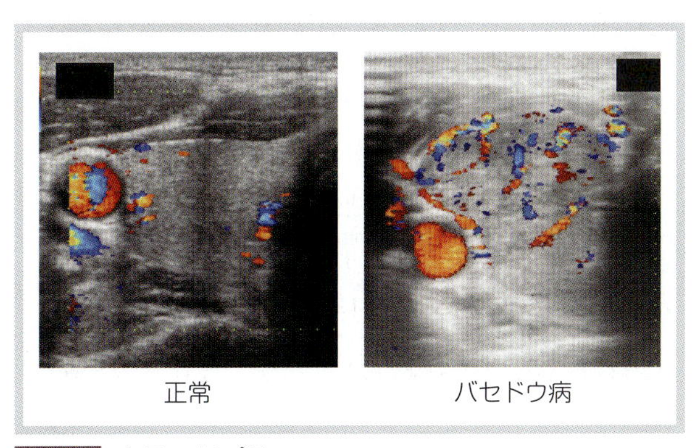

図11 カラードプラ

バセドウ病の治療薬に関しては皆さんご存じのとおり，抗甲状腺薬のチアマゾール，プロピルチオウラシルなどが主体となります。薬物療法以外には，手術療法，放射性ヨウ素内用療法などが行われます。

ちなみに甲状腺エコーの画像を確認していくと**図12**のような画像にて甲状腺の右葉，左葉が確認されている場合があります。

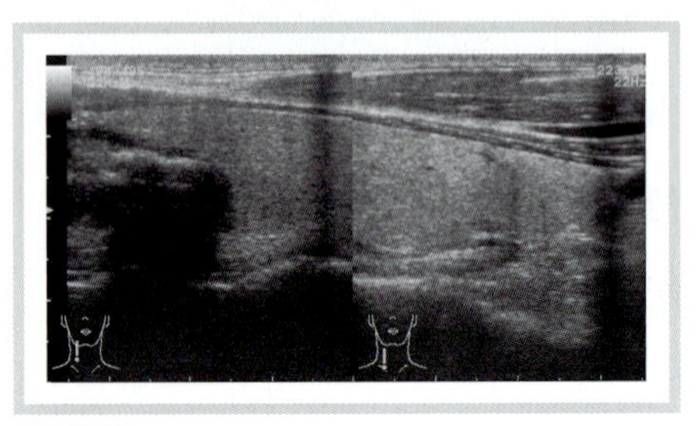

図12 甲状腺の右葉

これは**図13**左のようにプローブを縦に当てているからで，画像は図13右のように写ります。

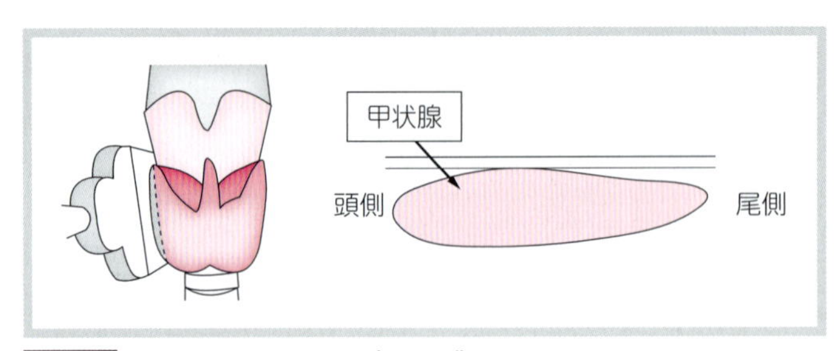

図13 縦に当てた超音波プローブ

このように甲状腺エコーは，プローブを横向きに当てた横断走査と図13のように縦向きに当てた縦断走査にて全体評価されます。

ポイント2 橋本病患者の甲状腺も腫大する場合が多い

ポイント1では甲状腺機能亢進症の代表的な疾患である，バセドウ病の画像変化について解説しました。ポイント2では逆に甲状腺機能低下症の代表的な疾患である橋本病の画像変化について解説していきます。

橋本病の多くは，**図14**に示すように免疫異常に起因する甲状腺細胞の破壊に起因するもので，免疫異常を反映する抗サイログロブリン抗体：TgAb，抗甲状腺ペルオキシダーゼ抗体：TPOAbが出現します。その経過は慢性的であり，徐々に病態が進行して甲状腺機能が低下するとされています。

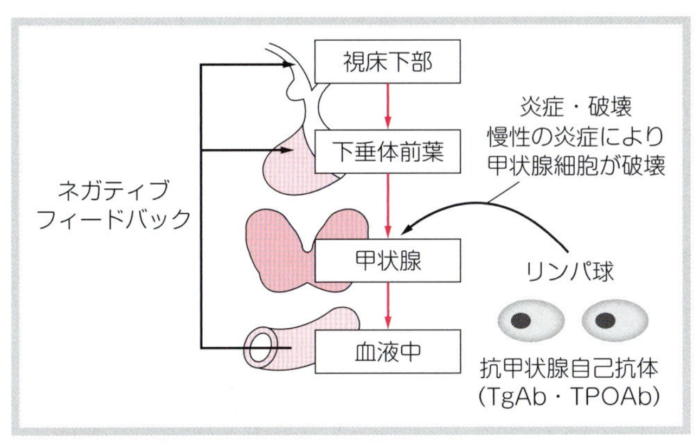

図14 橋本病の発生機序

症状は，発病初期には状況に対応して下垂体前葉からのTSHの分泌が増え，甲状腺ホルモンの分泌も増えるため現れません（潜在性甲状腺機能低下症）。病態が進行し甲状腺の細胞破壊が進行すると，甲状腺ホルモンの分泌量が少なくなり，甲状腺機能低下症の症状が徐々に現れてきます（顕在性甲状腺機能低下症）。

当然バセドウ病と逆となり代謝が抑制されるので，主として徐脈，むくみ，体重増加，冷えなどの症状が起こります。

では，画像変化もバセドウ病と逆に萎縮しているか？というと必ずしもそうではありません。橋本病の際も甲状腺はバセドウ病のときと同じく腫大する場合が多いです。これは発生機序をよく考えてみると，抗甲状腺自己抗体による甲状腺細胞の破壊によって炎症が起こることから腫大するということがイメージできるかと思います。

しかし，その形状は**図15**に示すように，炎症由来の腫大ということもあり，バセドウ病とは異なり甲状腺は固く，いびつに腫大します。これを踏まえて橋本病のエコー画像を確認してみましょう（**図16**）。

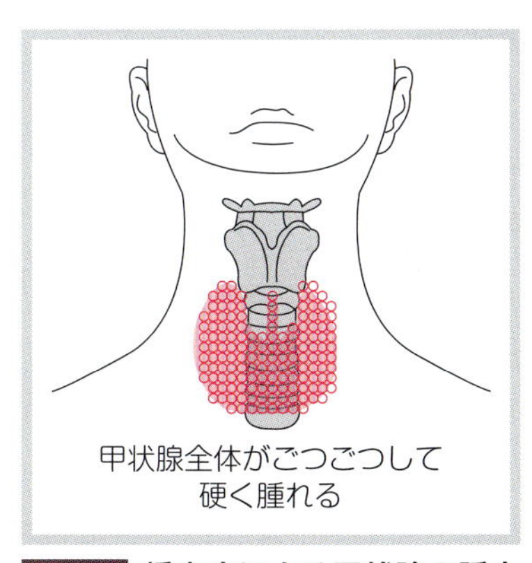

図15 橋本病による甲状腺の腫大

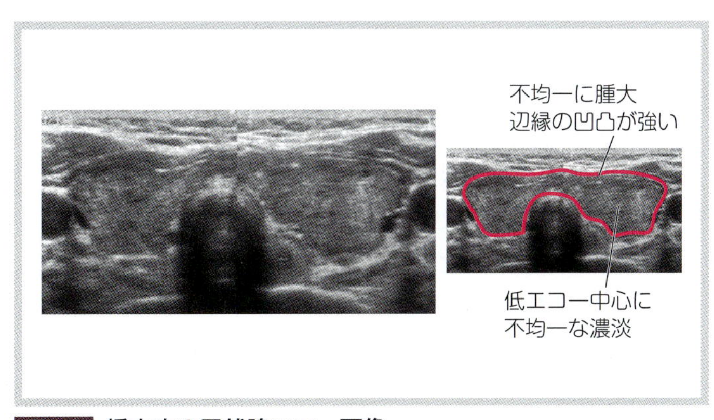

図16 橋本病の甲状腺エコー画像

甲状腺はいびつに腫大するため，辺縁には凹凸が認められる場合が多いです。また，典型例では図16のように，甲状腺の実質（内部）の部分において，低エコー中心に不均一な濃淡となっています。正常と比べると変化がわかるでしょうか？

ちなみにこの変化は，橋本病と比べ頻度は少ないものの，バセドウ病の場合にも起こる場合もあります。どちらかわからないときは，カラードプラを用いれば橋本病の場合は機能低下により血流は低下しているので，おそらくはそれで見分けることができるだろうと思うかもしれません。しかし，橋本病の場合もTSHに依存して血流量は増えていく場合があります。これは，病態的に甲状腺が頑張って甲状腺ホルモンを産生しようとしても産生できない状態なので血流は増加する，ということがイメージできるかと思います。

では，バセドウ病と橋本病はどう見分けられているのか？　よく考えてみると，バセドウ病と橋本病は，当然臨床症状，血液データが機能亢進と低下では逆の関係なので，それでわかります。日本甲状腺学会の「甲状腺疾患診断ガイドライン2013」の記載では，臨床所見，検査所見で総合的に判断されているのが確認できます。

さて，ここまで橋本病の甲状腺は腫大と言い続けましたが，ものには例外がつきもので，橋本病＝甲状腺腫大と必ずなるわけではありません。正常となっている場合もありますし，進行し末期状態の場合には甲状腺は破壊しつくされるため，**図17**のように萎縮している場合もあります。このように橋本病はその病期などによってさまざまな形状をとるので，エコーでの変化も多彩です。

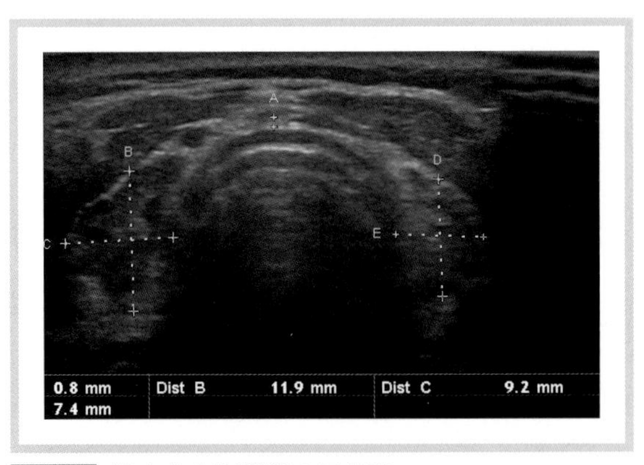

図17 橋本病末期状態の甲状腺

さらにややこしいことに，甲状腺機能低下症の要因には萎縮性甲状腺炎とよばれる病態があり，これも広義においては橋本病とされています。

萎縮性甲状腺炎は，これまで解説してきた橋本病の機序とはまったく別の機序によって引き起こされます。その発症機序は，ポイント1のバセドウ病の機序で解説した抗TSH受容体抗体であるもう1つの抗体，甲状腺刺激阻害抗体：TSBAbによるものです。

この抗体は，その名のとおりバセドウ病の要因となった甲状腺刺激抗体：TSAbとは逆に，TSH作用を阻害します。よって，**図18**のように甲状腺ホルモンの分泌は低下するわけです。ここで注意していただきたいのが抗TSH受容体抗体：TRAbの解釈です。TSBAb，TSAb，いずれも作用は逆ですが，抗TSH受容体抗体ですからTRAbは基本的には陽性となります。

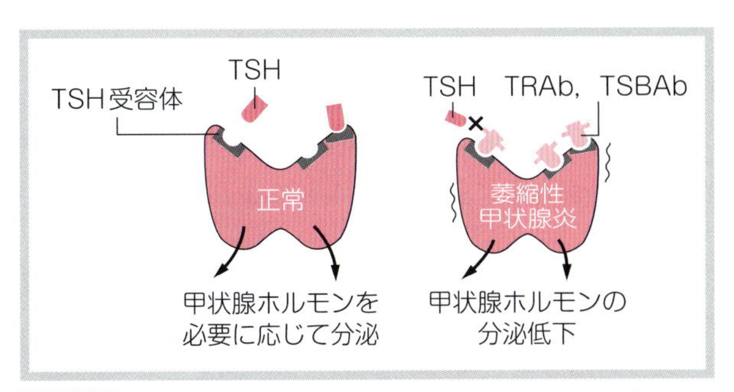

図18 TSBAbによる萎縮性甲状腺炎のメカニズム

その際の甲状腺の形状は，腫大とならず最初から萎縮していきます。

ここまでをまとめると，抗TSH受容体抗体が存在する場合には，まず基本的にTRAbが陽性となる可能性があります。さらにそのほかの抗体として，バセドウ病の要因となる，甲状腺刺激抗体：TSAbと萎縮性甲状腺炎：橋本病（広義）の要因となる，甲状腺刺激阻害抗体：TSBAbがあるわけです。ただし，TSBAb抗体が陽性となる頻度は低く，橋本病の多くはほかの免疫異常に起因する甲状腺細胞の破壊に起因するもので，免疫異常を反映する抗サイログロブリン抗体：TgAb，抗甲状腺ペルオキシダーゼ抗体：TPOAbが出現します。

基本的には，バセドウ病，橋本病患者のエコーはともに，形状がやや違えど腫大となる場合があり，橋本病においては，病期などにより多彩な変化が起こる可能性があるという点をまずおさえておきましょう。

甲状腺機能低下症の治療薬に関しても甲状腺ホルモン薬であるレボチロキシンナトリウムが主体となります。

ポイント3 甲状腺機能が亢進しているからといって必ずしもバセドウ病とは限らない

ポイント1，2では主に甲状腺機能低下症，甲状腺機能亢進症の代表的な病態である橋本病，バセドウ病のエコー画像について解説してきました。ポイント3ではこれらを踏まえて，そのほかの注意すべき甲状腺疾患である，亜急性甲状腺炎，無痛性甲状腺炎，プランマー病について解説していきます。

なぜこの3つに注意が必要なのかを最初に言うと，バセドウ病と比べ頻度は低いですが，いずれも甲状腺機能亢進症の原因疾患の代表的なものとしてあげられ，その病態と治療が各々で異なるからです。特に，破壊性甲状腺炎とよばれる亜急性甲状腺炎，無痛性甲状腺炎に至っては，チアマゾール，プロピルチオウラシルなどの抗甲状腺薬を用いると非常に大きなリスクを伴うので，注意が必要です。

1. 亜急性甲状腺炎

亜急性甲状腺炎とは，甲状腺のウイルス感染が原因となって生じると考えられている炎症性疾患です。これにより，甲状腺ホルモンをプールする役割の濾胞細胞（**図19**）に破壊が起こり，貯蔵されていた甲状腺ホルモンが血中に漏れ出すことにより症状が現れます。

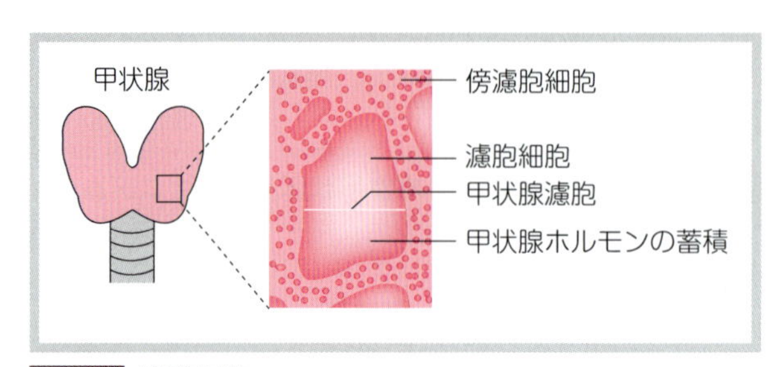

図19 濾胞細胞

貯蔵されていた甲状腺ホルモンが一気に血中に溢れ出すわけですから，当然症状としては動悸などの甲状腺機能亢進症の症状が現れます（**図20**）。

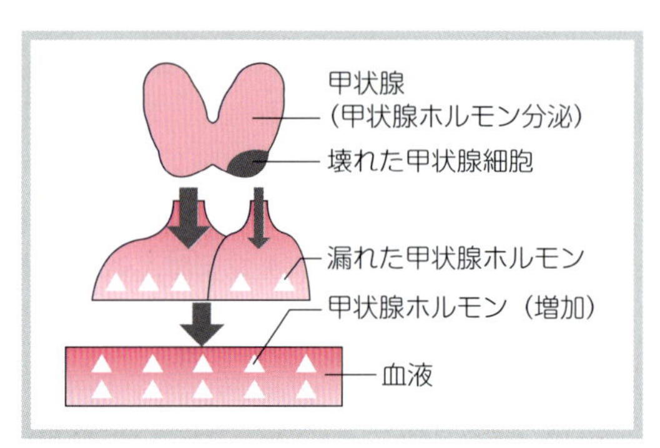

図20 亜急性甲状腺炎

また，発症当初は38度以上の発熱，のどの痛み，倦怠感など，かぜと同じような症状が出るのが特徴とされます。そのほかの症状として，主に甲状腺に片側性の硬いしこりができ，このしこりには強い圧痛があり，左右に移動したりします。エコー画像は**図21**のようになります。

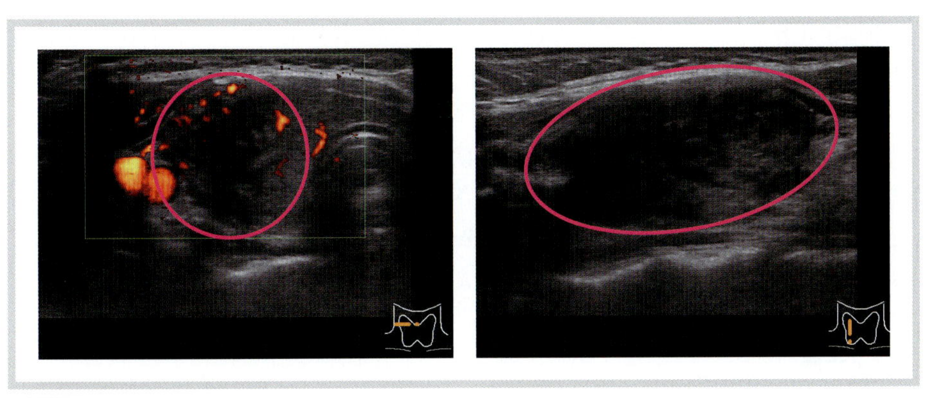

図21 亜急性甲状腺炎のエコー画像

○で囲んだ部分が少し黒く低エコーとなっているのがわかるでしょうか？　この部分が疼痛を伴うしこりの部分です。この低エコー部分は血流が低下するので，カラードプラでの確認も有用となります。しかし，治療には抗甲状腺薬を用いません。むしろリスクとなります。ここで重要なのがその発生機序です。濾胞細胞の破壊により，プールされた甲状腺ホルモンが一気に流れだし，亢進症症状が出るわけですが，その後は逆に枯渇し転じて低下する可能性があります（図22）。

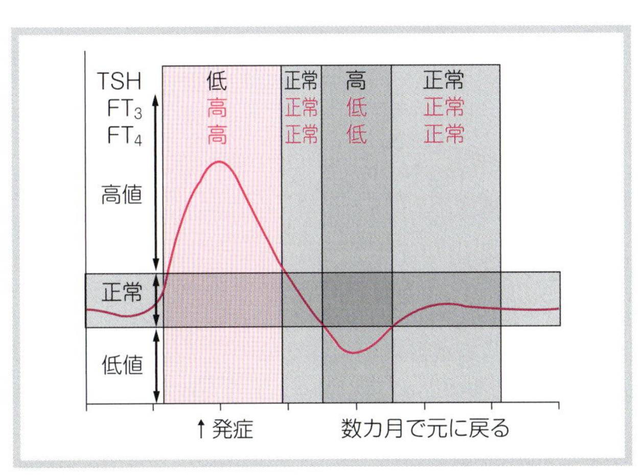

図22 亜急性甲状腺炎における血液中の甲状腺ホルモン値

よって，抗甲状腺ホルモン製剤の使用はリスクとなるわけです。治療薬は基本的にNSAIDsを使用し，症状が強いときはステロイドが考慮されます。

2. 無痛性甲状腺炎

無痛性甲状腺炎も亜急性甲状腺炎と同様に，濾胞細胞の破壊により，甲状腺ホルモンが血中に漏れ出すことで症状が現れます。

亜急性甲状腺炎とは何が違うのか？というと，その名のとおり痛みがないのが特徴です。その発生機序は不明とされていますが，もともと低下症を引き起こす橋本病を有している患者さんに多いとされています。

この無痛性甲状腺炎においても濾胞細胞の破壊が起こっているので，当然亜急性甲状腺炎と同様に抗甲状腺薬の使用はリスクとなるわけです。橋本病を有している患者さんが多いことを考慮すると，これのほうがさらにそのリスクが高いといえるかもしれません。

また，無痛性甲状腺炎は亜急性甲状腺炎と同様に，基本的には破壊が起こった箇所に低エコー領域が認められ，その箇所の血流も低下するとされています。そのほかの知識として，橋本病患者の出産後2～3カ月後に産後無痛性甲状腺炎を発症する例（産後一過性甲状腺機能低下症）があるということを知っておいてもよいかもしれません。

3. プランマー病

プランマー病は，病態としては甲状腺ホルモンをつくる性質のある良性の腫瘍（結節性甲状腺腫）が甲状腺にできることにより起こります（図23）。

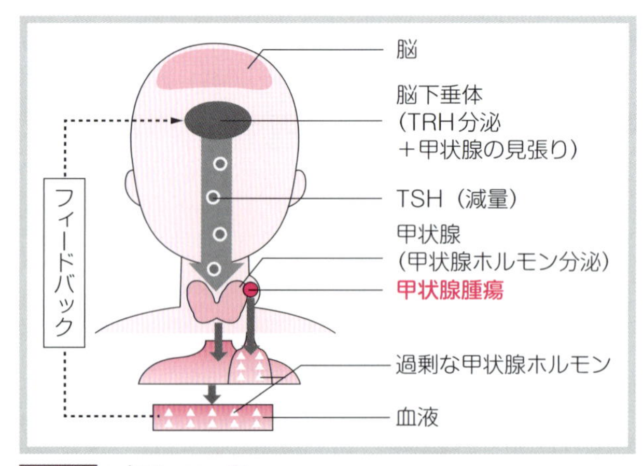

図23 プランマー病

この腫瘍はTSHコントロールによる制御を受けないので，甲状腺機能亢進症と同様の症状が引き起こされるわけです。エコー画像では図24に示すような腺腫が認められます。

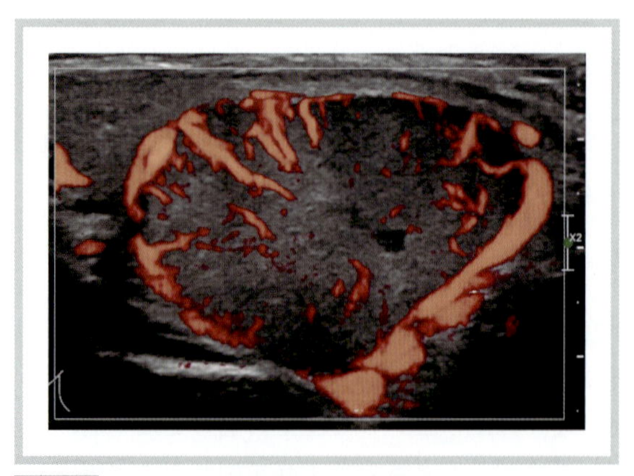

図24 プランマー病のエコー画像

（画像提供：医療法人野口病院　村上司院長）

確定診断にはヨードシンチグラム（^{123}I シンチグラフィ）が行われ，**図25**のように正常と比べプランマー病では限局したヨードの取り込みとなります。

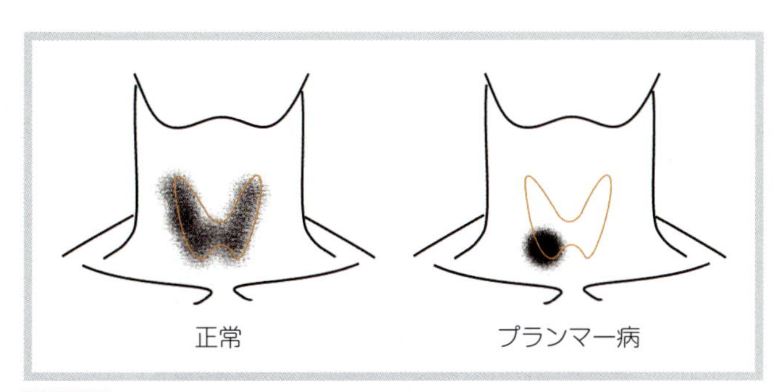

図25 ヨードシンチグラム

プランマー病の治療方法は基本的に手術による摘出となりますが，ほかにも状態によって，放射性ヨウ素内用療法（アイソトープ療法），抗甲状腺薬による薬物療法が選択されます。

腫瘍に関してはプランマー病以外の良性腫瘍，悪性腫瘍があり，その画像にも特徴があるのですが，これらに関しては解説すると長くなるので他書に譲ります。

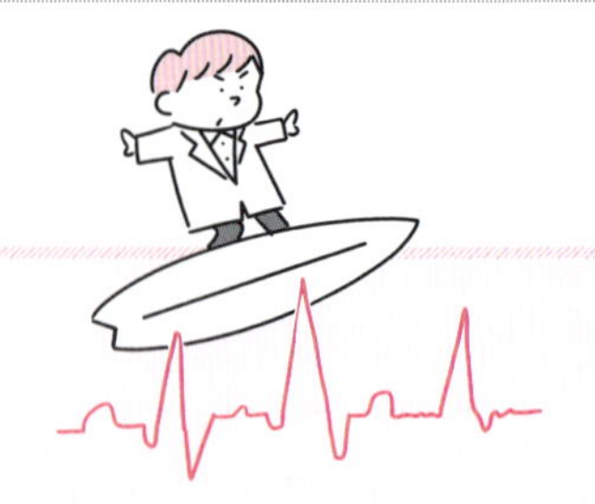

薬物治療でこう活かす！

亜急性甲状腺炎の診断にて入院した患者さんのステロイド治療が開始となりました。そのときの画像は**図26**です。

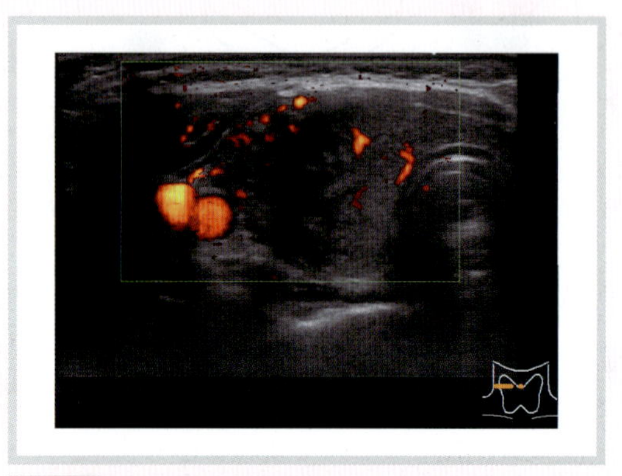

図26 亜急性甲状腺炎患者の入院時エコー画像

症状寛解にてステロイド治療を中止し，退院となり，以降の外来フォローにてエコー画像は**図27**のようになっていました。

甲状腺炎は，①改善，②増悪のどちらでしょうか？

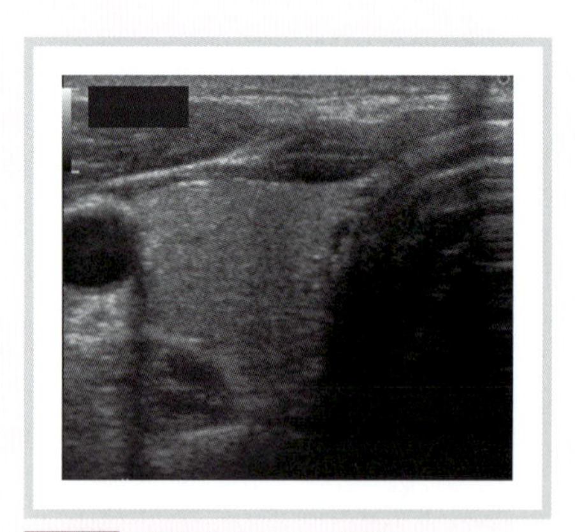

図27 退院後のエコー画像

正解は①改善です。いかがでしたでしょうか？　ここまで甲状腺，特に機能亢進症を中心にエコー画像について解説しました。これらのバセドウ病，無痛性甲状腺炎，亜急性甲状腺炎のもう少し詳しい解説と薬物治療への活かし方などについては，拙著〔大八木秀和・監：医師ともっと話せるようになるための基本的臨床医学知識．4．内分泌のしくみを理解する―甲状腺機能亢進症の病態から．じほう，2017〕を参照してください。

Question! 26

結晶誘発性関節炎が示唆される関節X線はどちらでしょうか？

①

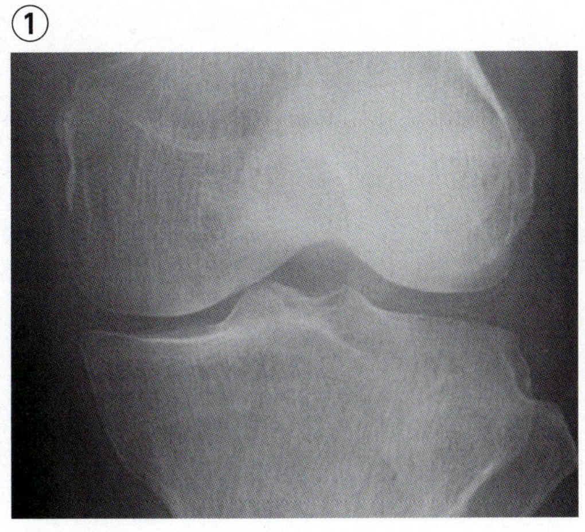

②

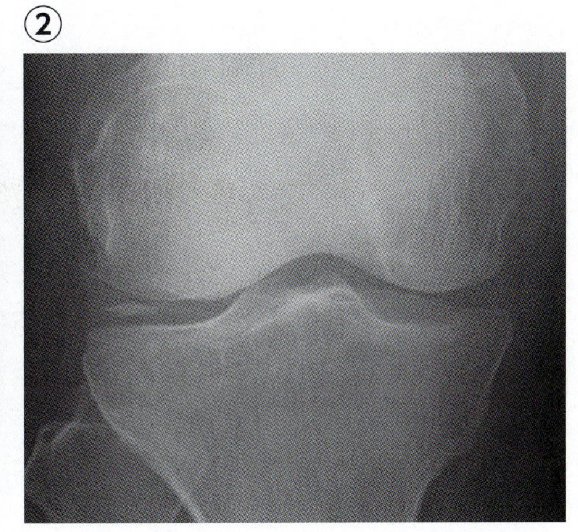

整形外科領域においてもモダリティの活用によって，画像から病態がよくわかります。関節X線を用いた偽痛風の確認方法と，関節X線とMRIを併用した特発性大腿骨頭壊死症の確認方法について解説していきます。

ポイント1 偽痛風のX線では軟骨の石灰化像が確認される場合がある

ポイント2 特発性大腿骨頭壊死症のX線では特徴的な画像が確認される場合がある

ポイント3 大腿骨頭壊死のMRIではT1，T2強調画像それぞれが特徴的な画像となる場合がある正解は②です。

ポイント1 偽痛風のX線では軟骨の石灰化像が確認される場合がある

早速，偽痛風のときの関節X線について解説していきます。しかし，その前に偽痛風と聞いて，耳馴染みがない，痛風と何が違うの？と思う方がいるかもしれません。そこでまずは，偽痛風について解説していきます。

偽痛風とは，関節に結晶が析出し結晶に反応して炎症反応が起こる，結晶誘発性関節炎の1つであり，関節内にピロリン酸カルシウム（calcium pyrophosphate dihydrate deposition disease；CPPD）結晶が析出することによって起こります。その要因についてはっきりしたことはわかってはいませんが，変形性関節症という加齢に伴った関節の変形が最も重要な要因と考えられています。また，比較的若い年齢の方では，遺伝性疾患，代謝性疾患（副甲状腺機能亢進症，ヘモクロマトーシス，低マグネシウム血症，低リン血症）などが偽痛風の原因となる場合もあるとされています。ちなみに，結晶誘発性関節炎を引き起こすものとして，最も有名なのが痛風です。痛風の場合は，皆さんご存じのとおり高尿酸血症が要因であり，その名のとおり関節内に尿酸塩結晶が析出します。そのほかに頻度はあまり多くはありませんが，関節炎を引き起こす結晶として塩基性リン酸カルシウム結晶，シュウ酸カルシウム結晶があります。

偽痛風の症状としては，急性・亜急性の関節炎によって患部の疼痛，熱感，腫脹のほか，高熱，末梢血白血球数，CRPの上昇，血沈の亢進など，全身性炎症反応を伴う場合もあり，敗血症や，化膿性関節炎，蜂窩織炎などの感染症との鑑別が臨床上問題となる場面にも多く遭遇します。focusのはっきりしない感染症の診断にて抗菌薬を長期使用していたけれども，実は偽痛風が要因だった，というケースに遭遇することもあるかもしれません。

偽痛風の関節X線の画像は，**図1**のようになります。

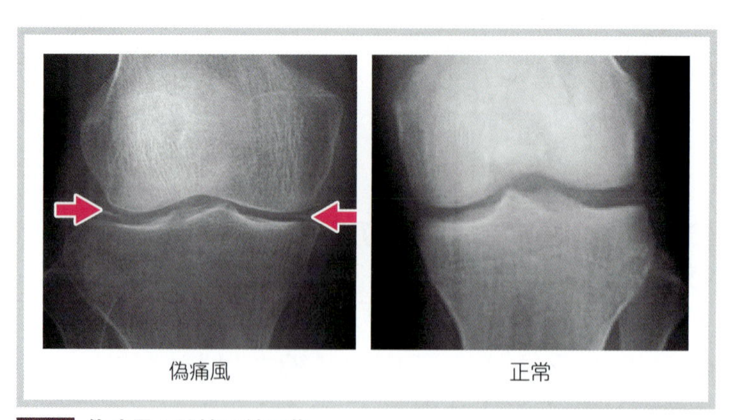

図1 偽痛風の関節X線画像

右側の正常画像と見比べると，→の部分に白い△のような形をしたものが認められるのがわかるかと思います。これは，ピロリン酸カルシウムが軟骨に沈着したものです。カルシウムが沈着→白く写るというと少しイメージしやすいでしょうか？　ではこれが認められればすべて偽痛風かというと，そういうわけではありません。先ほど言ったように，そのほかにも関節炎を引き起こす結晶として，塩基性リン酸カルシウム結晶，シュウ酸カルシウム結晶があります。そこで関節液が採取され，要因となっている結晶の成分を同定するのです。

痛風の場合，これは尿酸塩結晶なので，このような沈着は認められません。よって，痛風に特徴的なＸ線画像は基本的にはありません。しかし，症状が進行すると，骨破壊が起こり，**図２**の画像のような打ち抜き像（パンチアウト像）というものが認められる場合があります。

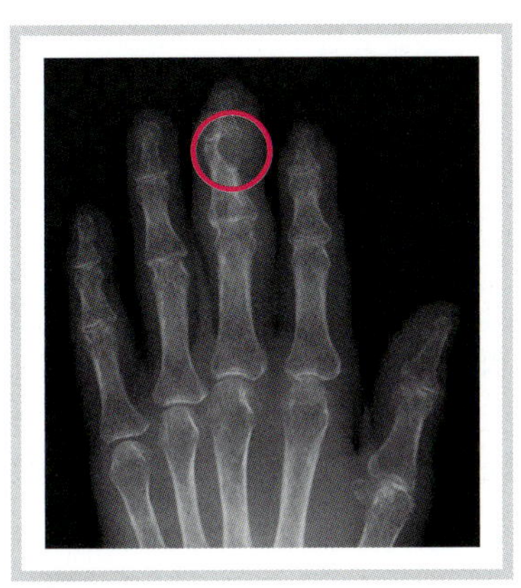

図２ パンチアウト像

ここまで進行する前に，薬物治療などで尿酸値がコントロールされる場合が多いので，あまり目にする機会はないと思いますが知っておいてもよいかと思います。そのほか，よく比較される痛風，偽痛風の違いについては**表１**にまとめます。

表１ 痛風と偽痛風の違い

	年　齢	性　別	症状が現れる関節	痛みの程度
偽痛風	高齢者（60～80歳）	男女差なし	膝関節が最も多く，次いで手，足，股，肘関節など	痛風より軽度
痛風	40歳前後	男性に圧倒的に多い	足首や足の親指のつけ根など	激しい痛み 歩くのが困難

偽痛風の薬物治療の基本は対症療法でNSAIDsの経口投与を行います。そのほかステロイドの関節注入，コルヒチンなどを用いることもあります。

ポイント２ 特発性大腿骨頭壊死症のＸ線では特徴的な画像が確認される場合がある

ポイント１では偽痛風を中心として結晶誘発性関節炎の画像について簡単に解説しました。ポイント２では特発性大腿骨頭壊死症のＸ線画像について解説していきます。特発性大腿骨頭壊死症と聞いても，偽痛風よりさらに耳馴染みがないかもしれません。ここもまずは，特発性大腿骨頭壊死症について解説していきます。

大腿骨頭壊死症とは，その名のとおり**図3**に示す大腿骨の骨頭の部分が血流の低下によって壊死し，潰れて（陥没変形）しまうことで痛みが出る難治性疾患です。

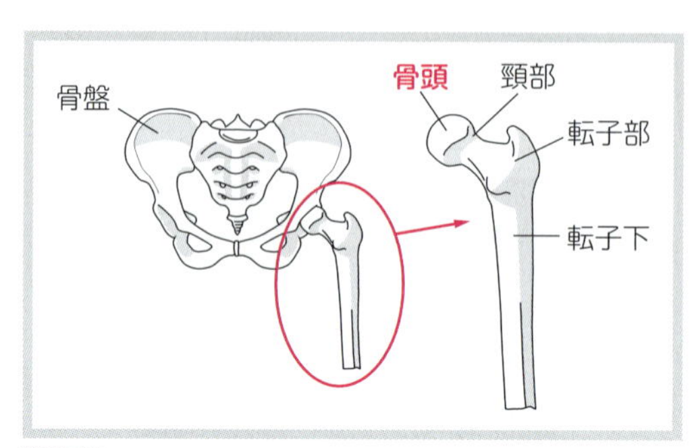

図3 大腿骨の骨頭

そのなかでも，特発性大腿骨頭壊死症は脱臼や骨折などの阻血原因が明らかである場合以外の原因がはっきりしていないものを指します。ただし，その危険因子としてステロイドやアルコールがあります。ステロイドに関しては，ステロイドパルス療法治療歴，プレドニゾロン（PSL）換算で，1日平均15mg程度以上の内服歴のある患者さんでは，発症するリスクが高くなるとされています。

骨頭が壊死してから，潰れて（陥没変形）しまうことで痛みが出るまで数年の時間差がある場合もあります。痛みが出た後に診断がついたものの壊死の危険因子であるステロイド治療歴が数年前にあったということもありうるので，薬歴確認などの際には注意が必要かもしれません。

そのX線画像は，病期の進行に伴い変化していきます（**図4**）。

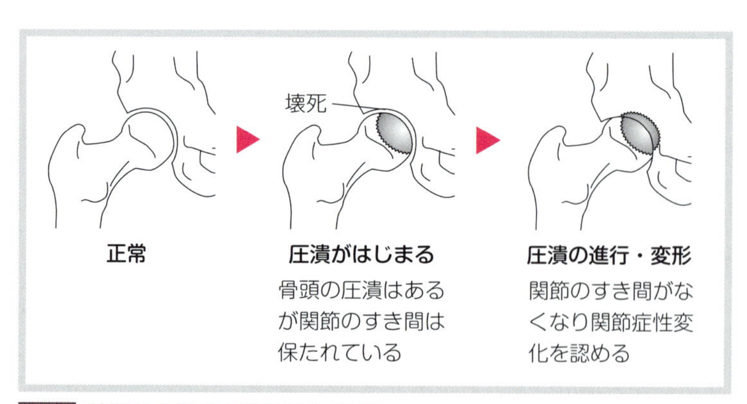

図4 特発性大腿骨頭壊死症の進行

まずわかりやすいのは，進行して圧潰があり隙間のなくなった画像です（**図5**）。正常と比べ，明らかに骨頭部が破壊されていることがわかります。

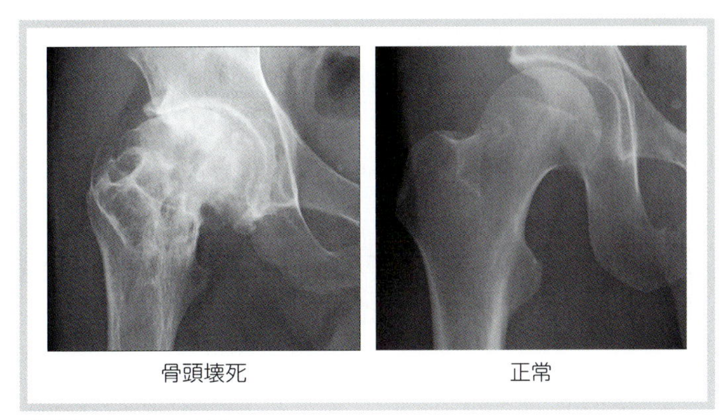

図5 骨頭部の圧潰

そのほかにX線画像で特徴的なものとして，crescent sign（骨頭軟骨下骨折線像）を呈するものがあります（図6）。これには文字どおり，骨頭軟骨の下側が骨折している像が反映されています（図7）。

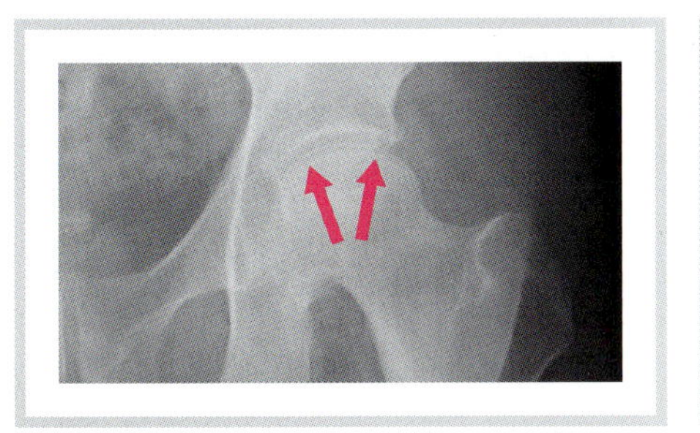

図6 crescent sign

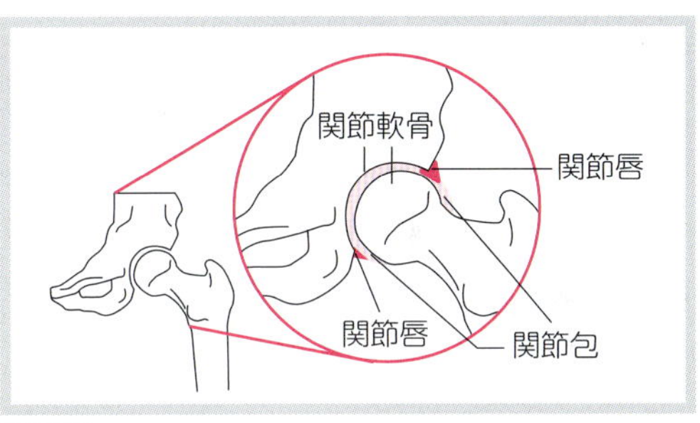

図7 骨頭軟骨

さらに，もう1つ特徴的なものとして骨頭内に帯状硬化像が形成される場合もあります（図8）。

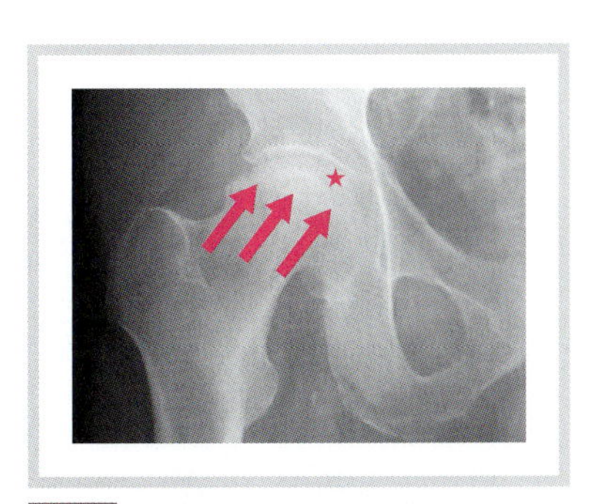

図8 骨頭内の帯状硬化像

これは，骨頭部が壊死（★の部分）しているため，その周囲が体重負荷により骨形成が促進され白い線として写っているものです。矢印の部分に示すように，白い線が帯状になっているのがわかるでしょうか？

大腿骨頭壊死について特に初期においてはX線画像ではっきりとわかる場合は少なく，別のモダリティであるMRIで評価されます。ポイント3では，このMRIでの評価について解説していきます。

ポイント3 大腿骨頭壊死のMRIではT1，T2強調画像それぞれが特徴的な画像となる場合がある

それでは，大腿骨頭壊死の場合のMRIでの変化について解説していきます。

MRIとは，磁気共鳴画像（magnetic resonance imaging）の略であり，X線は使用せず，強い磁石と電磁波を使って体内の状態を断面像として描写する検査です。その原理は非常に重要なのですが，ここでは割愛します。

ただ一点，撮影する対象物に水素原子を含むか否かが，MRI画像を理解するうえで重要な要素であるということをおさえておいてください。大前提として，水素原子を豊富に含まないものはMRIでは描出されません。描出されないものの例としてわかりやすいのは，空気，皮質骨です。逆によく描出されるものに，脂肪，水があげられるのは構造式からもわかりやすいかと思います。

MRI撮影では，基本的にT1強調画像・T2強調画像の2種類を撮影します。これらの2種の画像は，身体の中で強調される組織が異なります。次にそれらの特徴をまとめます。

1. T1強調画像

主に脂肪組織が白くみえ，水や液性成分は黒くみえます。このT1強調画像では，身体の解剖学的な構造がみやすいという特徴があります。

2. T2強調画像

基本的にT1強調画像とは逆に，脂肪組織は灰色〜白，水や液性成分・嚢胞は白くみえます。浮腫，炎症部位など病変は水を含むことが多く，水が白く写るので，T2は病変がわかりやすいと言われることがあります。

では，大腿骨頭壊死のMRI画像を確認してみましょう（図9）。

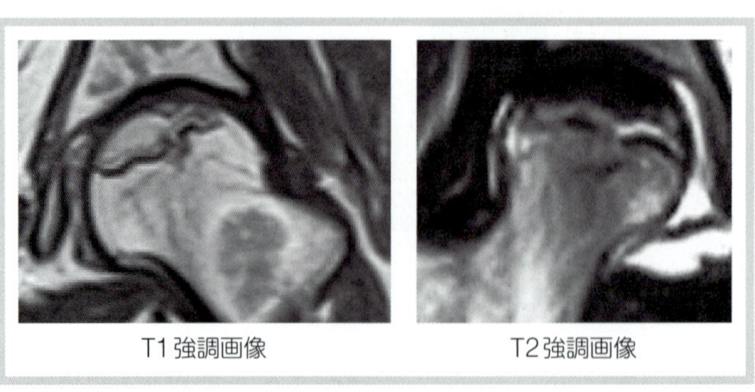

図9 大腿骨頭壊死のMRI画像

これをみて，あれっ？さっき骨は写らないと言ったはずでは？と思う方が多いかもしれません。この画像には，骨のイメージである皮質骨自体は写っていません。これは何かというと，骨髄が写っています（**図10**）。骨髄には脂肪，血流が豊富にあるので白く写っているのです。MRI画像について他書などで学習すると，この点で混乱しがちとなるかもしれないので，あえてこのような言い回しにしました。

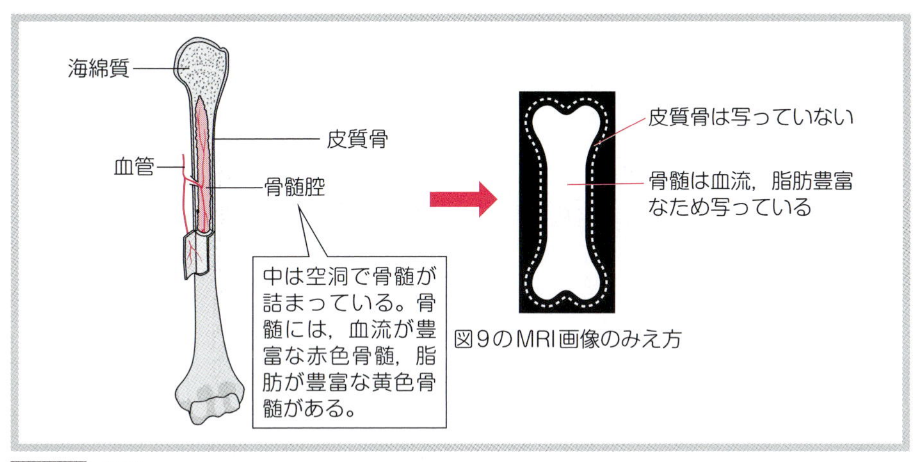

図10 骨髄

話を戻すと，T1強調画像では壊死部が高信号（白），壊死分界部は低信号（黒），周囲の正常骨組織は高信号（白）となるため，高信号（白）にはさまれた壊死分界部が帯状に低信号域（黒）となります。この帯状の低信号域はband patternとよばれ，大腿骨頭壊死に特徴的な画像です（**図11**）。T2強調画像では，低信号域の内側に高信号の線を認めることがあり，double line signとよばれ，これも大腿骨頭壊死に特徴的な画像となります（図11）。ただし，このdouble line signは必ずあるわけではなく，T1と同様に低信号の線のみとなる場合もあり，少しわかりにくいかもしれません。

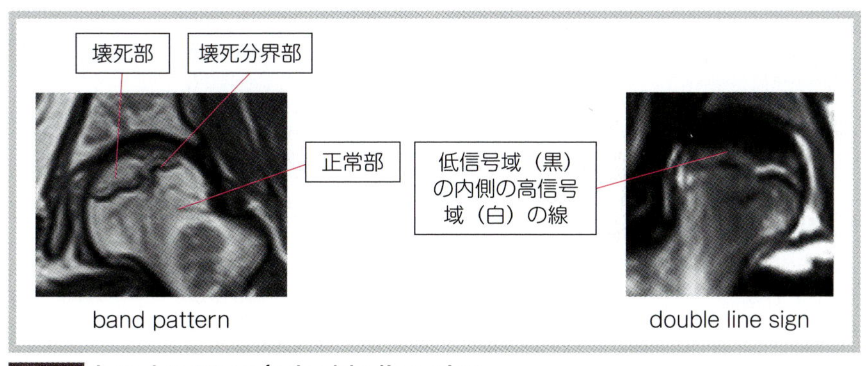

図11 band patternとdouble line sign

簡単に言うと，基本的には大腿骨頭壊死の場合，T1強調画像では骨頭内の壊死部と正常部の間に黒い線が，T2強調画像では黒い線と白い線の両方，もしくは黒い線のみが確認されることがあるということです。

大腿骨頭壊死の治療については，初期であれば保存療法として，安静にして杖を使い負担を減らし，疼痛に対しては消炎鎮痛薬などの薬物使用にて経過観察をします。しかし，自覚症状が強く圧潰の進行が予想される場合は手術が適応となります。若年者においては関節温存手術が第一選択となりますが，壊死範囲の大きい場合や骨頭圧潰が進んだ症例では人工関節置換術が必要となる場合があります。

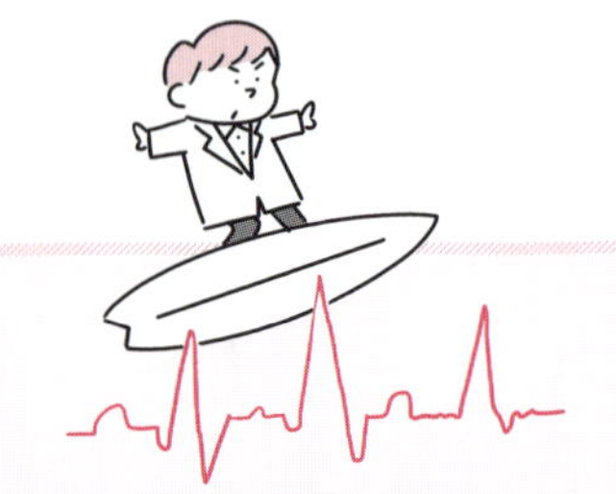

薬物治療でこう活かす！

Focusのはっきりしない発熱にて，抗菌薬が先行投与されている患者さんが，膝の痛み，腫脹を訴え関節X線を撮ることとなりました。**図12**の①，②どちらの画像が，偽痛風の可能性にて，関節液穿刺確認をし，抗菌薬使用の中止が検討される可能性が高いでしょうか？

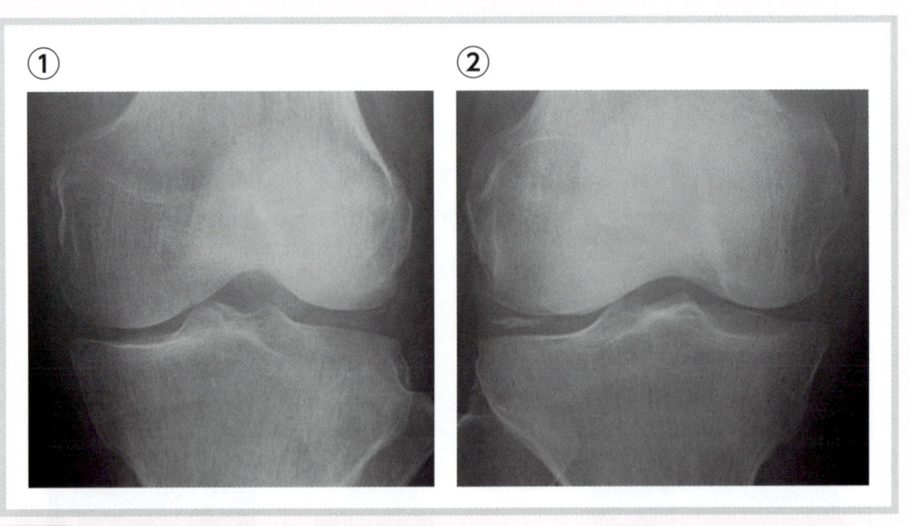

図12 膝の痛みと腫脹を訴える患者の関節X線

正解は②です。

Question! 27

くも膜下出血が示唆される頭部CTはどれでしょうか？

①

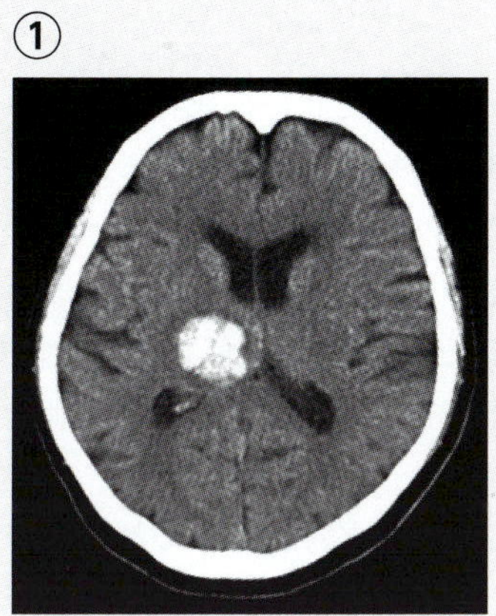

②

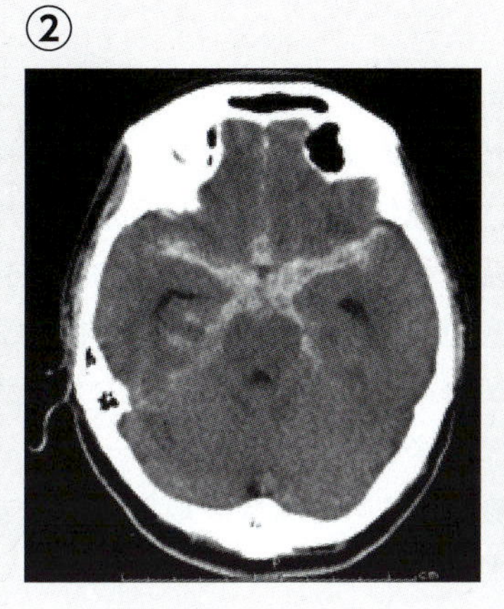

③

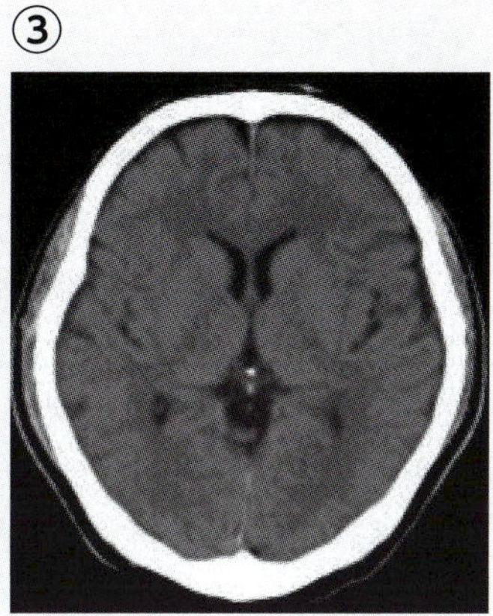

MRIを薬物治療に活かすことのできる領域として，脳血管障害があげられます。CTを併用すればその有用性が明らかにわかります。脳血管障害時の頭部CT，MRIの薬物治療への活かし方について解説していきます。

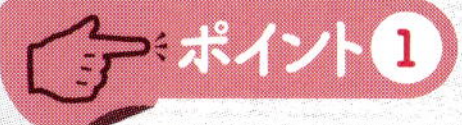

脳卒中超急性期の頭部CTでは脳出血，くも膜下出血を確認しやすい

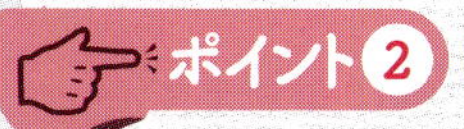

脳卒中超急性期の頭部MRIでは脳梗塞を確認しやすい

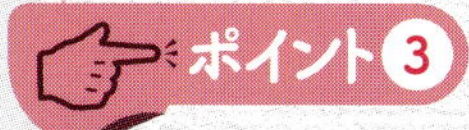

頭部MRIでも脳出血，くも膜下出血を確認できる

正解は②です。

ポイント1 脳卒中超急性期の頭部CTでは脳出血，くも膜下出血を確認しやすい

頭部CT，MRIの解説の前に，脳卒中について学生時代の記憶をよびさますために簡単におさらいをしておきましょう。

脳卒中とは，脳血管の閉塞，破綻などにより，突然神経症状が発現した状態の総称で，大きく脳梗塞，脳出血，くも膜下出血の3つに分けられます。脳梗塞はその病態により，さらにラクナ梗塞，アテローム血栓性脳梗塞，心原性脳塞栓症と分けられます。

脳卒中とは字のごとく急性発症なので，発症直後は出血か梗塞のどちらを発症したのかはわからない場合が多く，その判断に有用なツールとして画像評価（CTとMRIなど）があるわけです。治療に関して，当然出血と梗塞では薬物治療を含めて異なる治療が行われるので，その評価などを含めて画像変化を知っておいてもよいかと思います。

まずは頭部CTでの評価から解説していきます。最初に言ってしまうと，脳卒中の超急性期において，頭部CTでは脳出血を確認しやすいのですが，脳梗塞に関しては変化に乏しい場合が多く，確認しにくいです。

百聞は一見にしかず，脳出血の超急性期の際のCTを正常画像と見比べてみましょう（**図1**）。

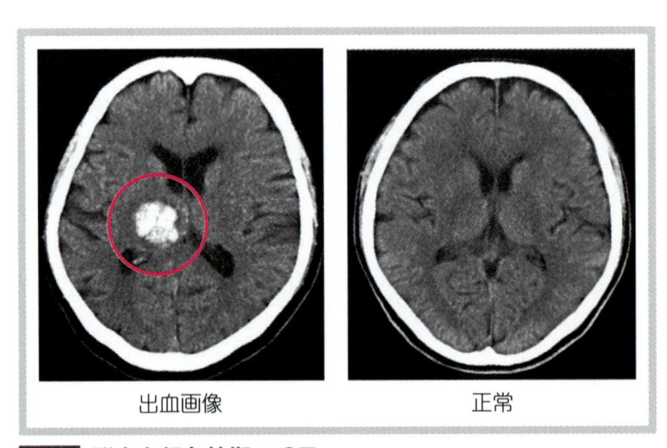

図1 脳出血超急性期のCT

いかかでしょうか？　○で囲んだ部分に明らかに異常とわかる箇所があると思います。この部分が脳出血を起こしている箇所です。

ちなみに正常画像においては何がみえているのか？というと**図2**左が解剖の基本になります。これを上から極端にざっくりとみたのが図2右です。脳室内が脳脊髄液という液体で満たされている点も後々必要な知識となるので，ひとまずここでおさえておきましょう。

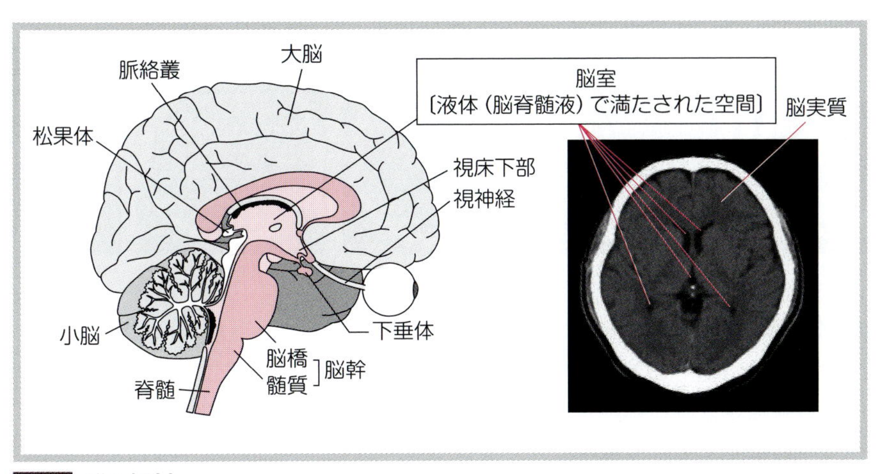

図2 **脳の解剖**

さて本題に戻りますが，よく考えると脳には血液がたくさんあるはずなのに，なぜ出血箇所のみが白く写るのか？と疑問に思うかもしれません。これは脳出血を来している箇所が，**図3**に示す血液成分のうち血漿が吸収され，血球成分が濃縮（ヘマトクリット値が上昇）しているからです。

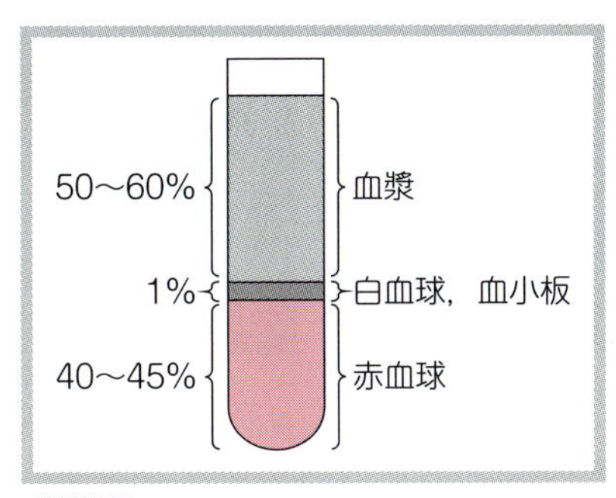

図3 **血液の成分**

ピンとこないかもしれません。まず前提として，CTではX線の透過しにくいものは白く写ります。これより，濃縮された（ヘマトクリット値が上昇）部分はX線の吸収が上昇し透過しにくくなるため，白く写るというイメージがわきやすくなるでしょうか？

この出血部位は血腫の溶解，吸収に伴って**図4**のような経時変化をたどっていきます。図4は発症当日に血腫除去術を行った後の残存した血腫の推移です。

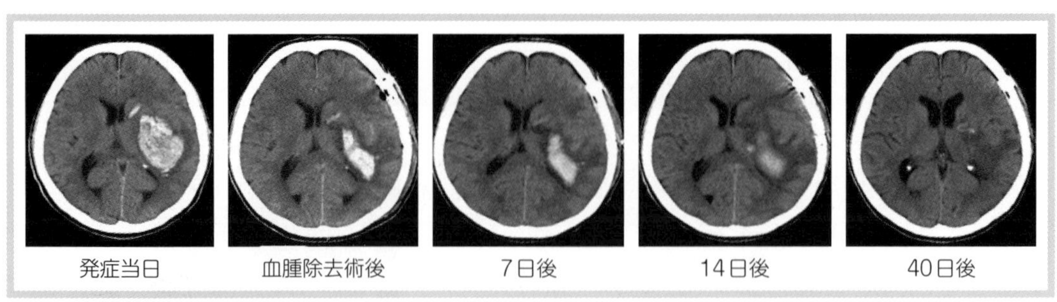

図4 出血部位の継時変化

このように血腫となった白い部分は徐々に消失していきます。ちなみに血腫の周囲にみられる黒い部分は浮腫を起こしている箇所です。

では，これらを踏まえてもう1つの出血の病態であるくも膜下出血のCTを確認してみましょう（**図5**）。

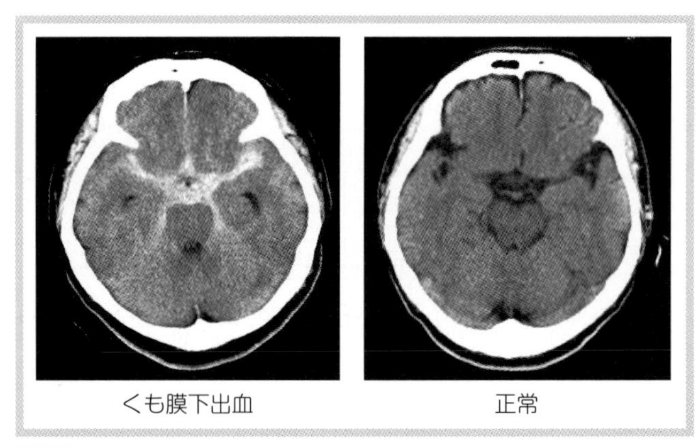

図5 くも膜下出血のCT

このCTも明らかに異常であることがわかりやすくなっていると思います。ただし，図4の脳出血の画像と比べると少し画像の変化が異なっています。何となく白い部分がヒトデ，もしくは★のような形をしているのがわかるかと思います。この形は，くも膜下出血を来したときのCTに特徴的な変化とされています。

なぜこのような画像になるかというと，またおさらいとなりますが，くも膜下出血とは，その名前のとおり，**図6**に示すくも膜下腔に存在する血管から出血が起こり（多くの要因は脳動脈瘤の破裂によるもの），くも膜下腔に血液が急激に流れ込む状態です。それにより頭蓋内圧が亢進し，脳が虚血状態に陥ってしまいます。

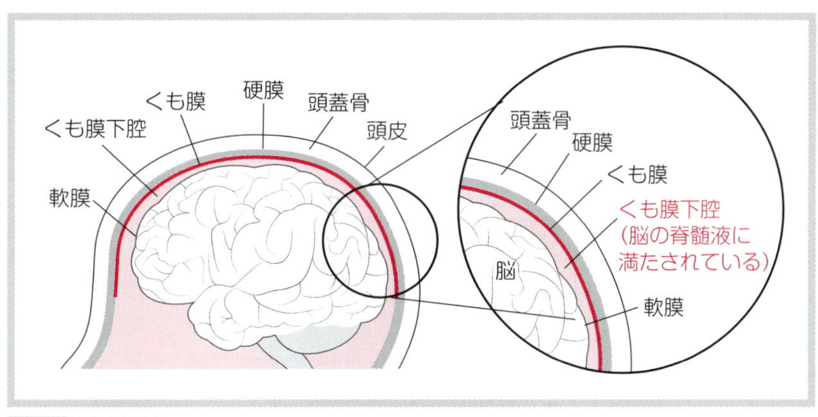

図6 脳の構造

くも膜下腔の解剖は頭を上からみると**図7**左のようになっており，先ほどの出血画像と比べると一致していることがよくわかるかと思います。

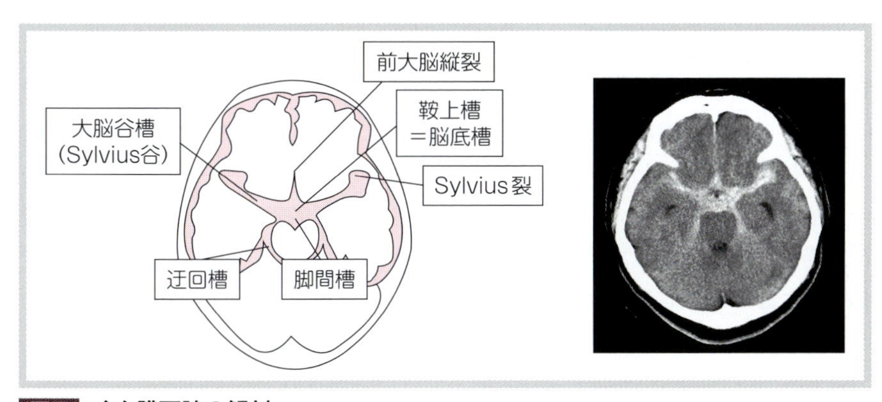

図7 くも膜下腔の解剖

最後に脳梗塞の超急性期のCTをみてみましょう（**図8**）。

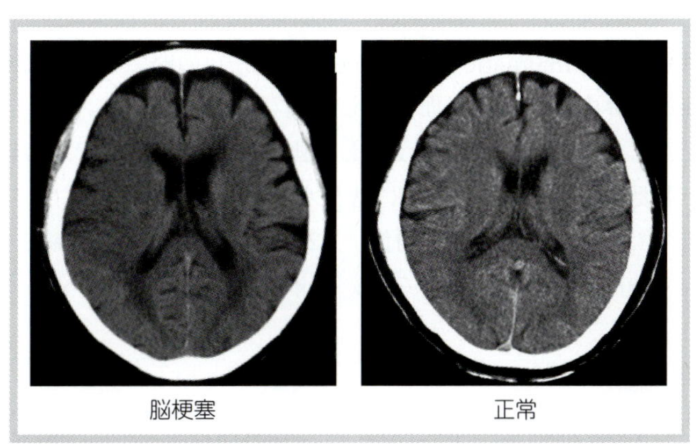

図8 脳梗塞超急性期のCT

これは，出血のときの画像と比べて非常にわかりにくいです。しかし，実はこの画像でもearly CT signという脳梗塞の急性期の画像変化が出ています。

どこが違うのかを言うと，図9の□で囲んだ部分をよくみると，逆側と比べて何となく黒っぽいのと，薄い灰色の部分と濃い灰色の部分が不明瞭となっているのがわかるでしょうか？

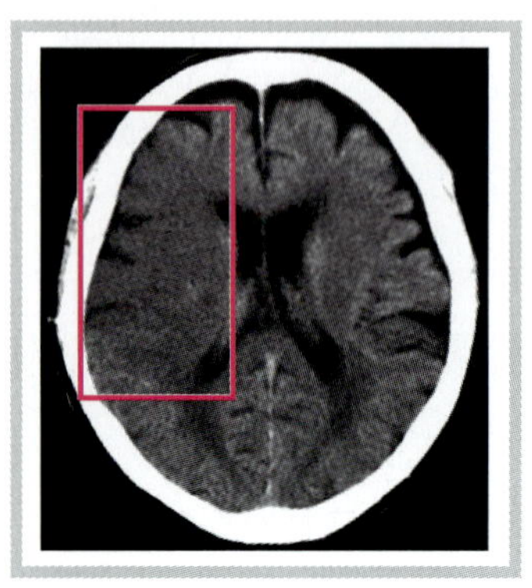

図9 early CT sign

このearly CT signは非常にわかりにくく，専門家がみてもその評価は難しいとされています。われわれ薬剤師は診断目的で画像を確認するわけではないのでこの変化を見抜く必要はありませんが，医師のカルテ記録を確認する際などにおいて，このような変化もあるということを知っておいてもよいと思い紹介しました。

脳梗塞の超急性期のCTにおいてはこのような画像変化が出ていれば良いほうで，ほぼ変化が認められない場合もあります。ではどうすればいいのでしょうか？　もっとわかりやすい方法で確認できれば，と思うかもしれません。そのわかりやすい方法がMRIなのです。

これに関しては，ポイント2で解説していきます。

ポイント2 脳卒中超急性期の頭部MRIでは，脳梗塞を確認しやすい

脳卒中超急性期での頭部MRIの画像変化について解説する前に，MRIについて少しおさらいしておきます。

MRIとは，磁気共鳴画像（magnetic resonance imaging）の略であり，X線は使用せずに，強い磁石と電磁波を使って体内の状態を断面像として描写する検査です。

水素原子核から発生するごく弱い電波を受信して画像化しているので，撮影する対象物に水素原子を含むか否かが重要な要素であり，豊富に含む水，脂肪，蛋白などは描出されやすいのです。

そして，MRI撮影では基本的にT1強調画像，T2強調画像の2種類を撮影します。この2種類の画像は，身体の中で強調される組織が異なり，簡単にまとめると次のような特徴があります。

1．T1強調画像（図10）

主に脂肪組織が白くみえ，水や液性成分は黒にみえます。このT1強調画像では，身体の解剖学的な構造がみやすい特徴があります。

2. T2強調画像（図11）

基本的にT1強調画像とは逆に，水成分が強調され，脂肪組織は灰色～白，水や液性成分・嚢胞は白くみえます。浮腫，炎症部位など，病変は水を含むことが多く白く写るので，T2強調画像は病変がわかりやすいと言われることがあります。

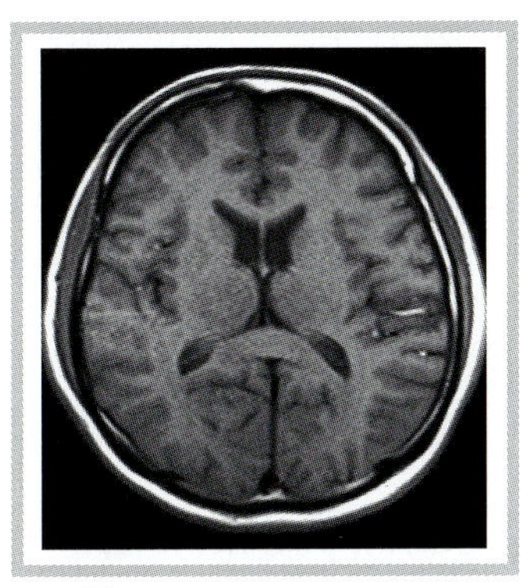

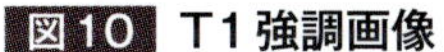

図10 T1強調画像

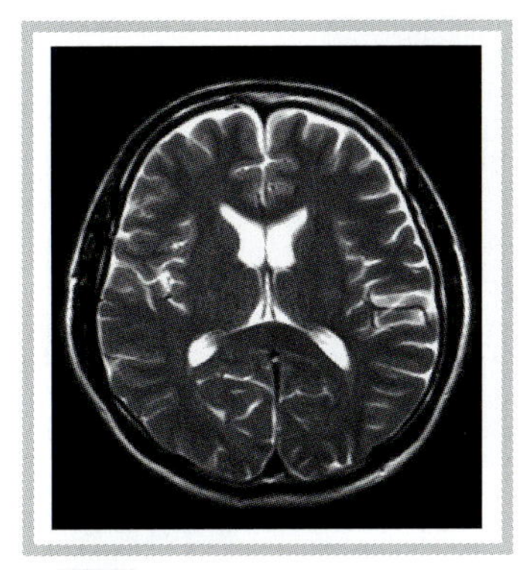

図11 T2強調画像

T1かT2かを簡単に見分ける方法としては，ポイント1で説明した脳室の液体である脳脊髄液があります。その色の違いをひとまず確認すればT1かT2かがわかります。**図12**右の○で囲んだ脳室の部分はT2では液体なので，白くなっています。

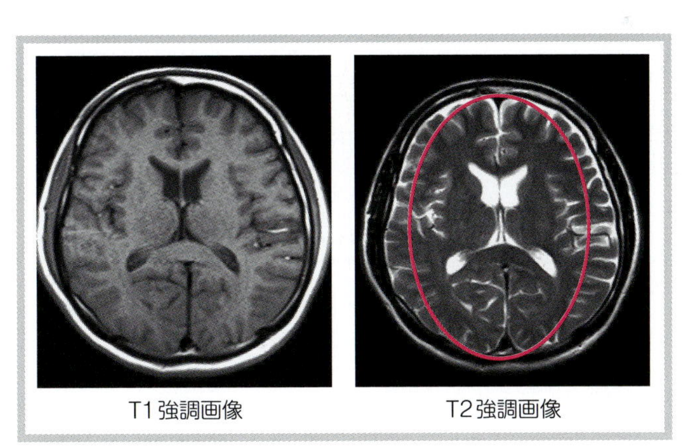

図12 T1強調画像とT2強調画像

ただし，脳梗塞のMRI画像の確認については，超急性期においてはこれらの撮影条件では変化をとらえることはできません。さらに撮影条件が増えてややこしくなりますが，拡散強調画像（diffusion weighted image；DWI）という条件で主に確認していきます。

3. DWI（図13）

この条件は，水分子の拡散運動を画像化したものです。簡単に言うと，水分子の動きやすさを反映した画像です。なぜこれがほかの画像条件と異なり，脳梗塞超急性期において有用かというと，超急性期の脳梗塞部は**図14**に示すように，細胞浮腫が生じることにより水分子の動きに制限がかかるためです。

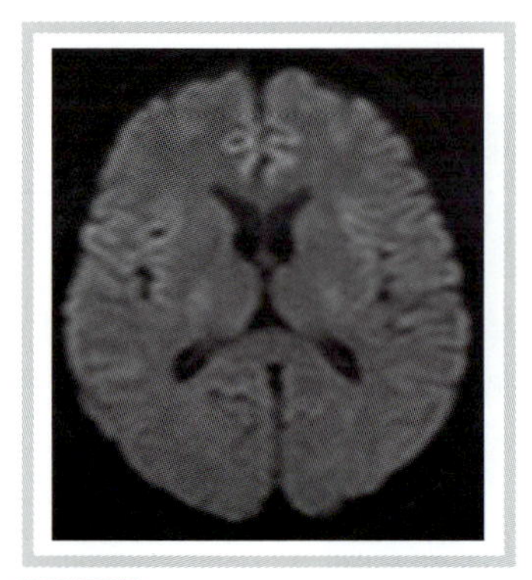

図13 DWI

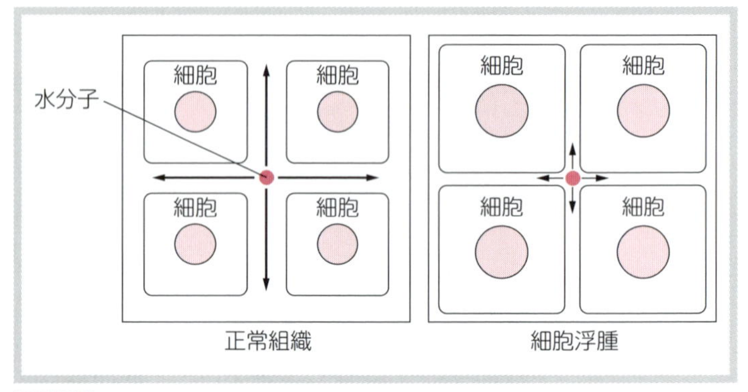

図14 細胞浮腫による水分子の動きの制限

DWI画像では，水分子が動きやすいと低吸収（黒）に写り，逆に動きにくいと高吸収（白）に写ります。**図15**の左側が脳梗塞超急性期のDWIです。明らかに異常があることがわかります。ちなみに図15右は同時に撮影したT2強調画像です。DWIと比べ変化に非常に乏しいことがわかるかと思います。

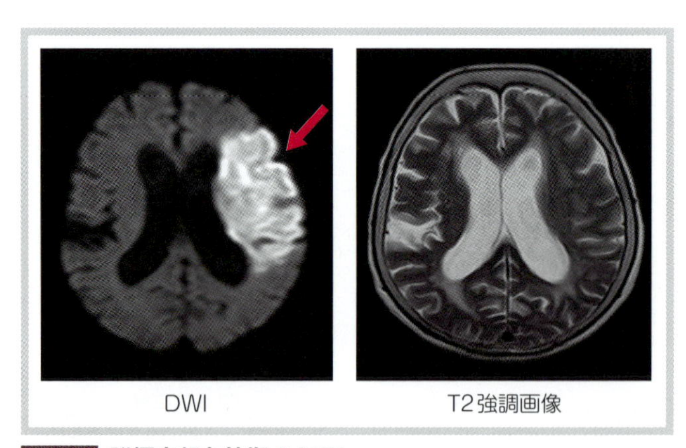

図15 脳梗塞超急性期のMRI

ただし1つ注意点があり，DWIで白く写れば，必ず脳梗塞の急性期か？というとそうではありません。その確認には，水分子の動きを定量画像化した，もう1つのMRIの画像条件であるADCとの兼ね合いがあるのですが，解説は他書に譲ります。

脳梗塞の場合はただ1つ，**図16**のようにDWIが高吸収（白）でADCは低吸収（黒）という逆の関係であれば，その可能性がさらに高くなるという点が重要であるということを知っておいてもよいかと思います。

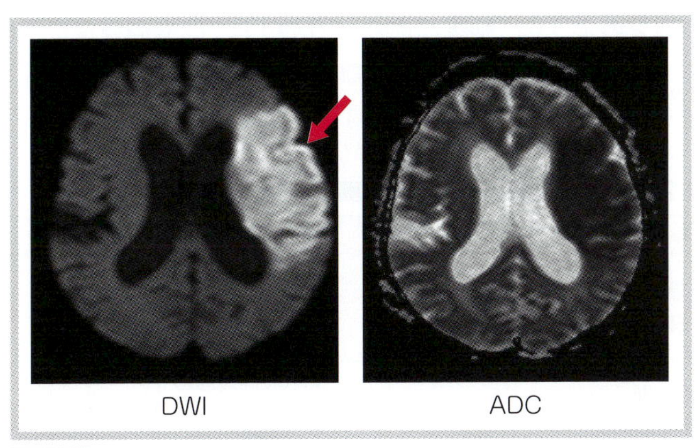

図16 DWIとADC

DWI，ADC両方とも高信号（白）となる現象はT2 shine throughとよばれ，脳梗塞ではなく，主に血管浮腫などにより細胞外腔が大きくなることで起こります（発生機序はここでは解説しませんが，調べてみるとMRIの理解がさらに深まり面白いかもしれません）。

超急性期以降は時期により，画像はさまざまな変化をしていくわけですが，すべてを解説するわけにはいかないので，**表1**をみてください。

表1 MRI画像の変化

病　期	DWI	ADC	T2強調画像	CT
超急性期 **1日以内**	高信号	低下	所見なし	Early CT Sign
急性期 **1週間以内**	高信号	低下	高信号	低吸収
亜急性期 **1カ月以内**	高信号	低下	高信号	低吸収
	等信号	上昇	高信号	低吸収
慢性期 **1カ月以上**	低信号	上昇	高信号	低吸収

ポイント3 頭部MRIでも脳出血，くも膜下出血を確認できる

ポイント2ではMRIの脳梗塞の画像変化について解説しました。では，MRIでは脳出血，くも膜下出血などの出血を確認できるのでしょうか？

結論から言えば確認可能です。超急性期の脳出血においては，MRIでは脳梗塞なのかその判断はわかりにくくCTのほうがはっきりしますが，以降の継時的変化はMRIのほうが変化に富んでいます。これは，出血部位のヘモグロビンの変化に伴うものです。

ヘモグロビンは，経時的変化に伴って，超急性期（1日以内）：オキシヘモグロビン→急性期（1週間以内）：デオキシヘモグロビン→亜急性期（1カ月以内）：メトヘモグロビン→慢性期（1カ月以上）：ヘモジデリンへと変化していきます。

この変化に伴って**表2**のように，病変部位のMRIのT1，T2強調画像が変化していきます。なぜこのような変化をするのか？の詳細は他書に譲るとして，これは簡単に言うとヘモグロビンの脱酸素変化などに伴う磁性の変化によるものです。

表2 脳出血病変部位のMRI，CT画像の変化

病期	T1強調画像	T2強調画像	CT
超急性期（1日以内）	軽度Low	軽度High	High
急性期（1週間以内）	軽度Low	Low（周囲に浮腫）	High
亜急性期（1カ月以内）	High	Low	High
亜急性期（後期）	High	High	High
慢性期（1カ月以上）	High	High	Low

これを踏まえて**図17**をみると，急性期〜亜急性期の画像ではないか？という印象をもつかと思います。

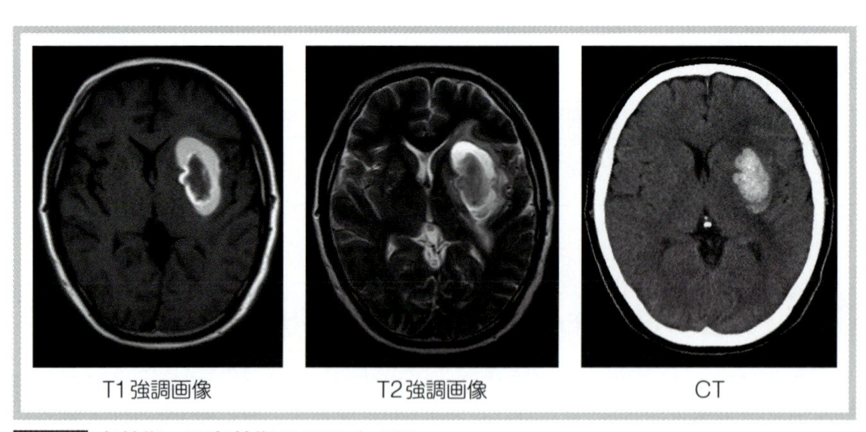

図17 急性期〜亜急性期のMRIとCT

これに関しては，このようになるものだということをひとまず知っておいてもよいと思います。

そしてこれに加え，一部の出血画像においてはさらに異なったMRIの撮影条件，FLAIR画像とT2*強調画像（読み方は「T2スター」）という条件が状況によっては有用されています。

では，各条件の特徴について解説していきます。

1．FLAIR画像

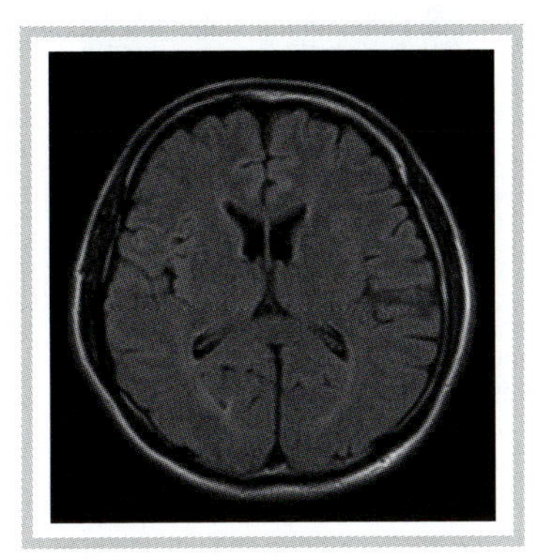

図18 **FLAIR画像**

FLAIR画像（**図18**）とは，簡単に言うとT2強調画像の水の部分が白くなるのを抑止（黒く）した画像です。それには何の意味が，と思うかもしれません。水の部分を抑止したものと言いましたが，正確には濁りのない純度の高い液体を黒くしたものです。濁りのあるものに関しては黒くなりません。脳の中で純度の高い液体といえば，脳脊髄液があります。脳脊髄液は，**図19**のように脳室内とくも膜下腔に存在します。赤い部分が脳脊髄液です。

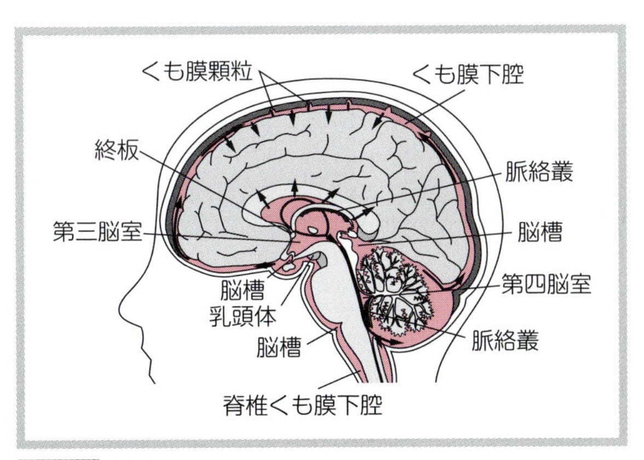

図19 **脳脊髄液**

くも膜下腔と聞いてピンとくるかもしれません。ポイント1で解説したようにくも膜下出血ではくも膜下腔に血液が流れ込んでくるので，くも膜下出血で脳脊髄液に血液が混ざればFLAIR画像で高信号（白く）となります。

図20はFLAIR画像ですが，CTの解説のときと同様に病変が★の形をしているのがわかるでしょうか？

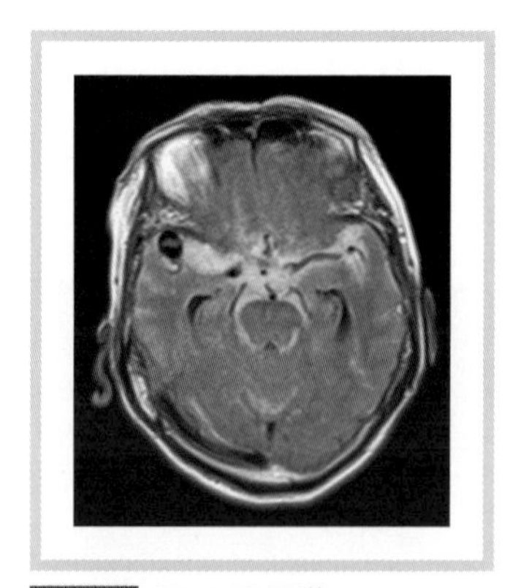

図20 FLAIR画像

当然，くも膜下出血の急性期の多くはCTで評価できますが，出血が少量であったり，時間が経過したくも膜下出血であればCTで写らない場合もあり，そのようなときはMRIのほうが有用となる場合があります。

脳梗塞などの病変部位が高信号（白）で写るT2強調画像においては，脳脊髄液がある脳室などと病変が接している場合，どちらも**図21**左のように，高信号に写ってしまうので，病変の同定が困難となってしまいます。しかし，FLAIR画像でみれば脳脊髄液を無信号にすることにより，病変だけを浮き彫りにすることが可能となります（図21右）。

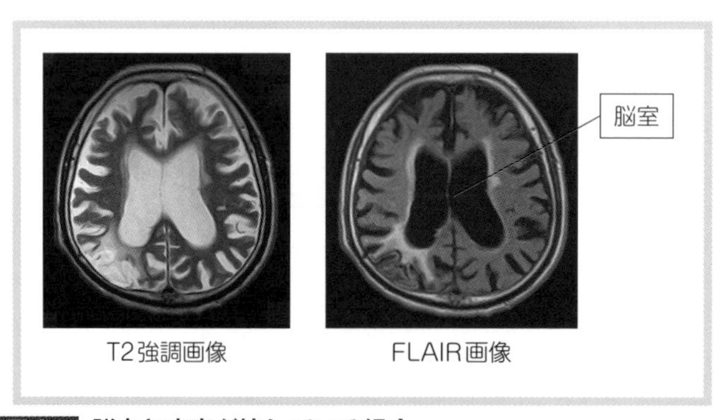

図21 脳室と病変が接している場合

2. T2*強調画像

これは教科書的には，「磁場の不均一を鋭敏に反映した画像」とされていますが，正直わかりにくいです。

これが脳出血の何に有用か？というと，ヘモグロビンの継時的変化の最後，ヘモジデリンの検出を鋭敏に行うことができるので，陳旧性の出血など出血病変の確認に有用です。また，デオキシヘモグロビンの検出も行うことができるため，比較的新しい出血の確認もできます。症状がまったく出ないまま出血している無症候性の微出血既往の確認に有用とされ，その画像は**図22**のように黒く写ります。ちなみに，この変化はmicrobleeds（マイクロブリーズ）とよばれます。

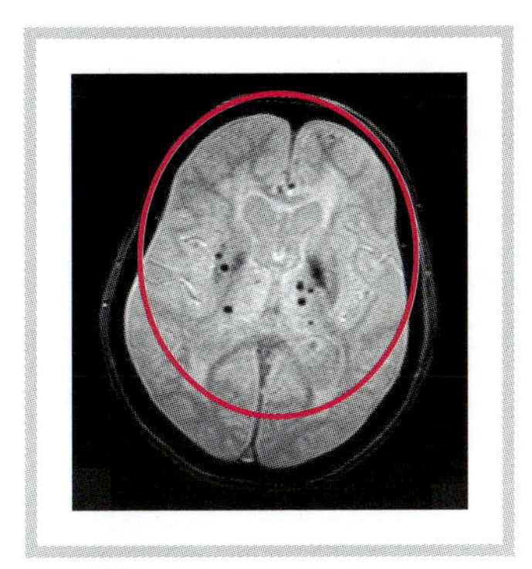

図22 T2*強調画像

ここまで，脳出血，脳梗塞のCT，MRIの画像変化の大枠について解説してきました。このようにCT，MRIによって脳卒中の梗塞，出血の鑑別から継時的変化まで多くの画像条件から判断していくという雰囲気が何となく伝わったでしょうか？　ここまでの解説は大枠であり，ここからさらに細かい判断がなされていきます。

なぜここまで，経時的な変化の情報が必要なのでしょうか？　経過時間に伴い，選択する治療方法が異なるためです。わかりやすい例として，薬物治療においては皆さんご存じのとおり，脳梗塞のときの治療薬rt-PAは発症4.5時間以内とされています。

また，くも膜下出血後第4～14病日に生じる遅発性脳血管攣縮の治療薬であるファスジルなどの開始の検討においても有用かもしれません。

脳卒中超急性期において，脳出血，くも膜下出血はCT，脳梗塞はMRIのDWIが基本的に有用です。そのほかおさえておきたいポイントとして，くも膜下出血での出血が少ない場合，時間が経過したものなどにおいてはFLAIR画像が有用で，陳旧性の古い脳出血を確認する場合に関しては，T2*強調画像が有用となるわけです。

これらに加えてCT，MRIでの各条件の継時的変化を知ることが重要です。いますぐこれを覚えましょうと言っているのではなく，大枠を伝えることを目的としているので，これから少し画像をみてみようかな？と思っていただければ十分です。

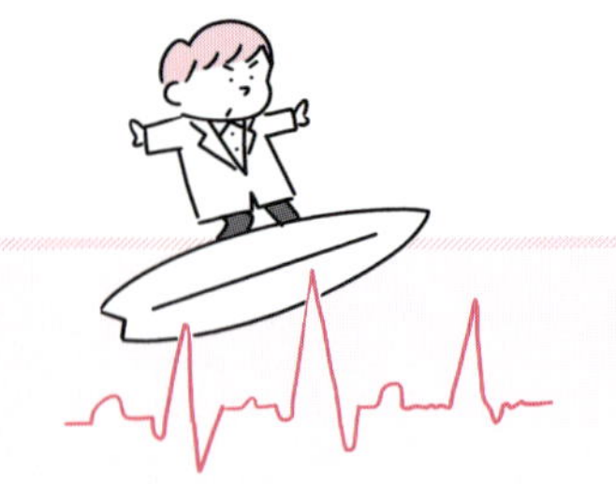

薬物治療でこう活かす！

脳卒中の疑いにて救急搬送された患者さんのCT，MRIが**図23**のようになりました。発症に関しては，3時間前に急に崩れるように倒れたとの情報がありました。図23の①，②どちらでrt-PAが投与される可能性が高いでしょうか？

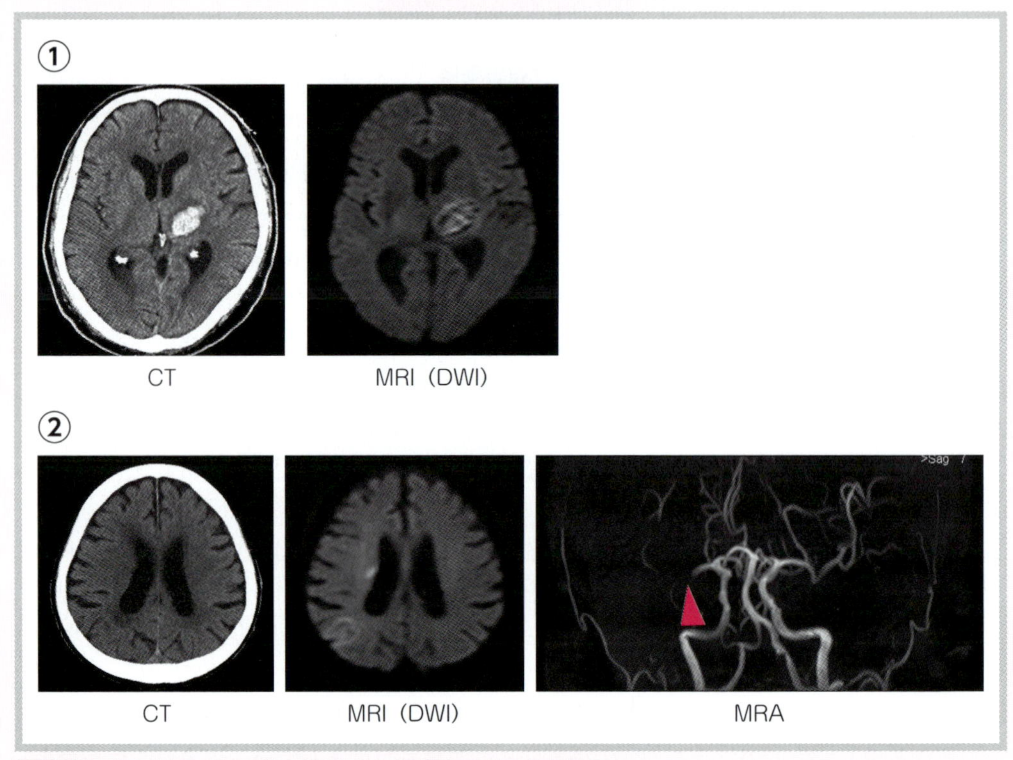

図23 脳卒中疑いにて救急搬送された患者のCTとMRI

正解は②です。少しMRI（DWI）での変化がみえにくいかと思います（**図24**）。

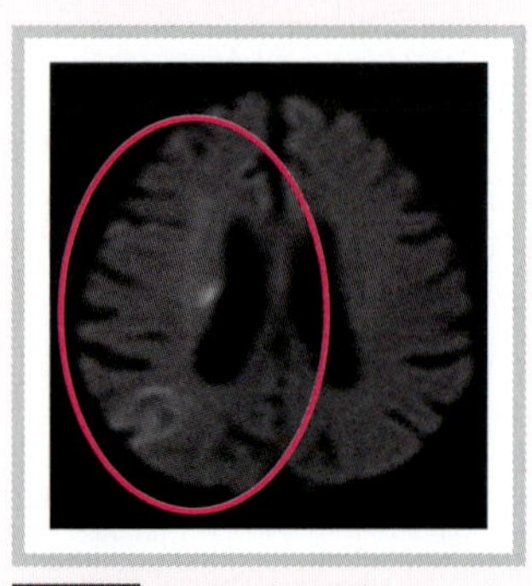

図24 MRI（DWI）

意地悪な問題を出したわけではなく，rt-PAの良い適応症例を紹介しようと思いあえてこの画像を載せました。なぜこの画像を選んだかという解説の前に，②の画像の横に見慣れない脳の血管らしき画像があるのが気になるかと思います。

これはMRAといって，MRI装置を使用した血管撮像（MR Angiography）のことです。このMRAをみれば，どこの血管が梗塞をしたのかがわかるわけです。今回，②の画像においてはMRAの矢印の部分の血管が詰まっています。本来であればこの部分に梗塞を起こしていれば，MRI（DWI）の変化は**図25**のようになっていてもおかしくありません。

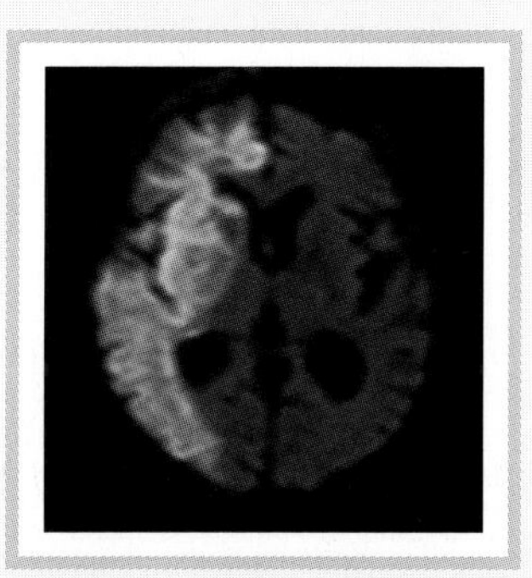

図25 MRI（DWI）の変化（脳梗塞）

しかし，そうでもないということは，MRI（DWI）に変化が出るさらに前の超急性期の状態であることが何となくイメージできるかと思います。このような場合においても，rt-PAの良い適応となる可能性が高くなります。いかがでしょうか？　4.5時間以内にMRI（DWI）の変化があったら即rt-PAの適応となるわけではないのです。

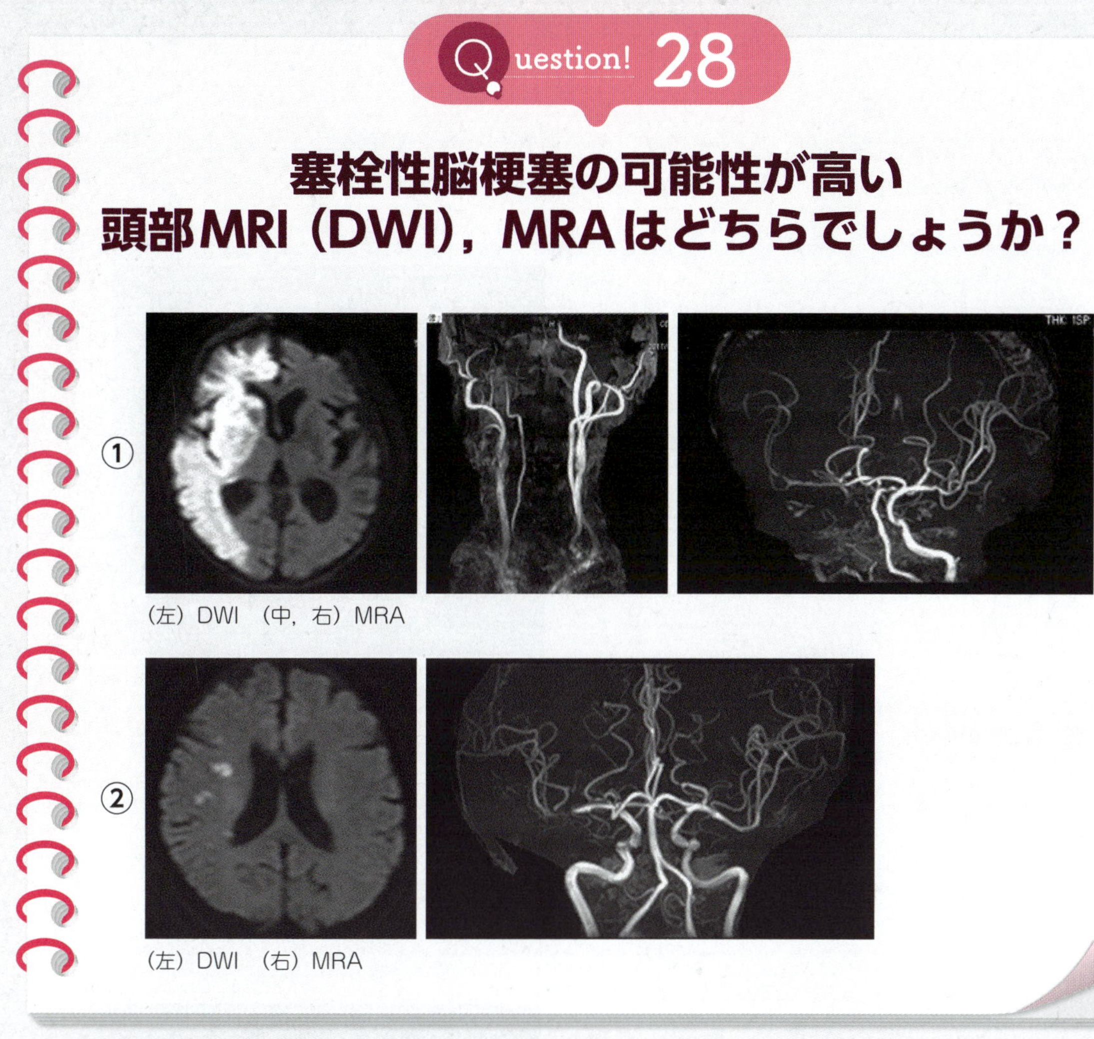

Question! 28

塞栓性脳梗塞の可能性が高い頭部MRI（DWI），MRAはどちらでしょうか？

①

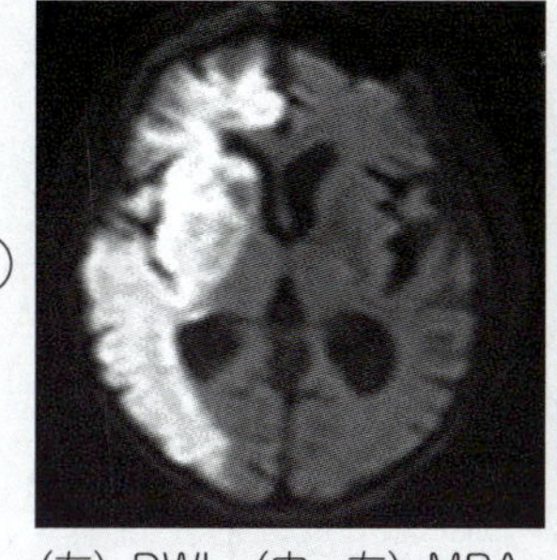

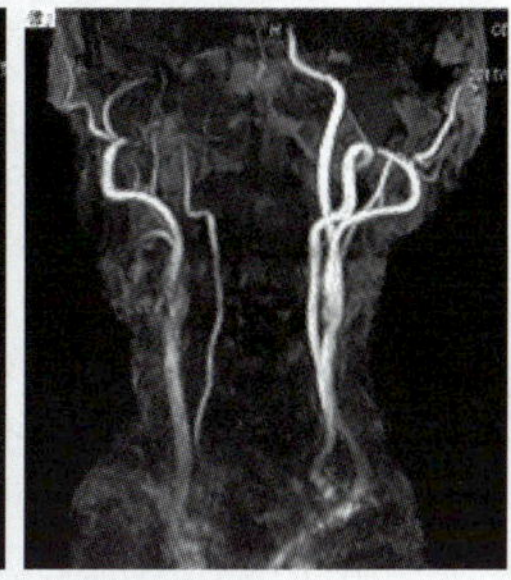

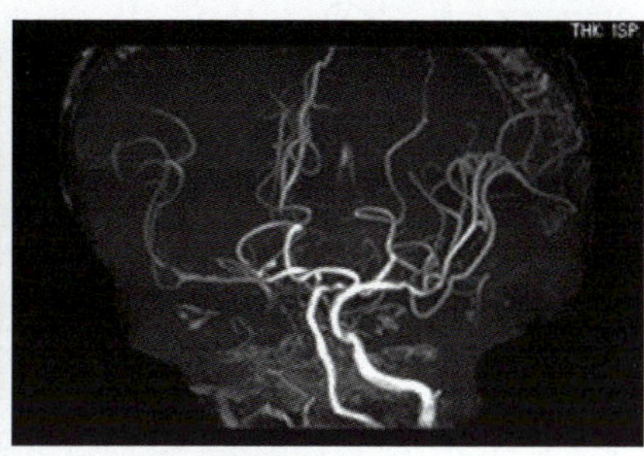

（左）DWI　（中，右）MRA

②

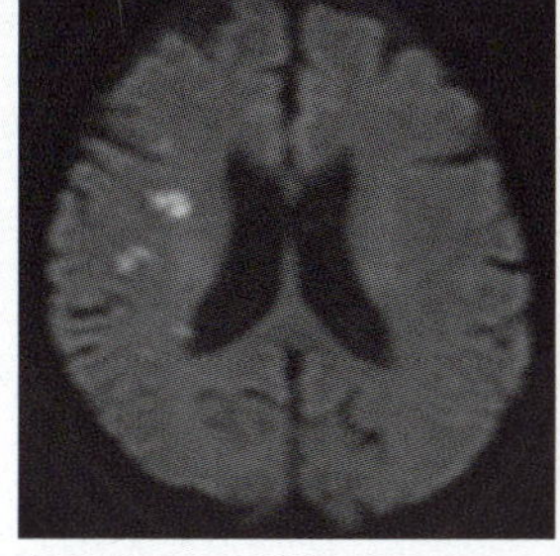

（左）DWI　（右）MRA

MRAの活用も脳卒中の薬物治療において重要です。特に脳梗塞のなかでも，アテローム血栓性脳梗塞，心原性脳塞栓症，ラクナ梗塞の違いを中心にMRA，MRI，CTでの画像変化について解説していきます。

ポイント1 アテローム血栓性脳梗塞よりも心原性脳塞栓症のほうが広範囲の梗塞巣となる場合が多い

ポイント2 頸動脈狭窄症はアテローム血栓性脳梗塞のリスク因子である

ポイント3 進行性の症状となるBADという特殊な脳梗塞がある

正解は①です。

まずはMRAも含めて確認していくうえで，脳の血管とその支配領域について解説していきます。脳の動脈系の血管支配は正面からみると**図1**のようになっています。

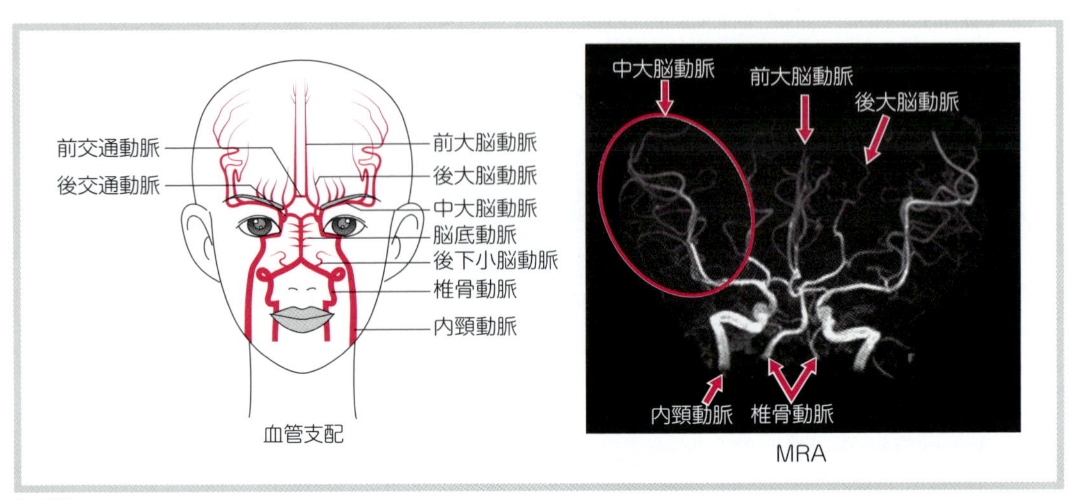

図1 脳動脈の解剖

この血管が図1右のMRAとして写っているわけですが，画像で確認すると少しゴチャゴチャした印象でわかりにくいかと思います。これは血管支配の前後が重なってみえているからです。どういうことか？というと，**図2**の血管支配の側面像をみてみましょう。

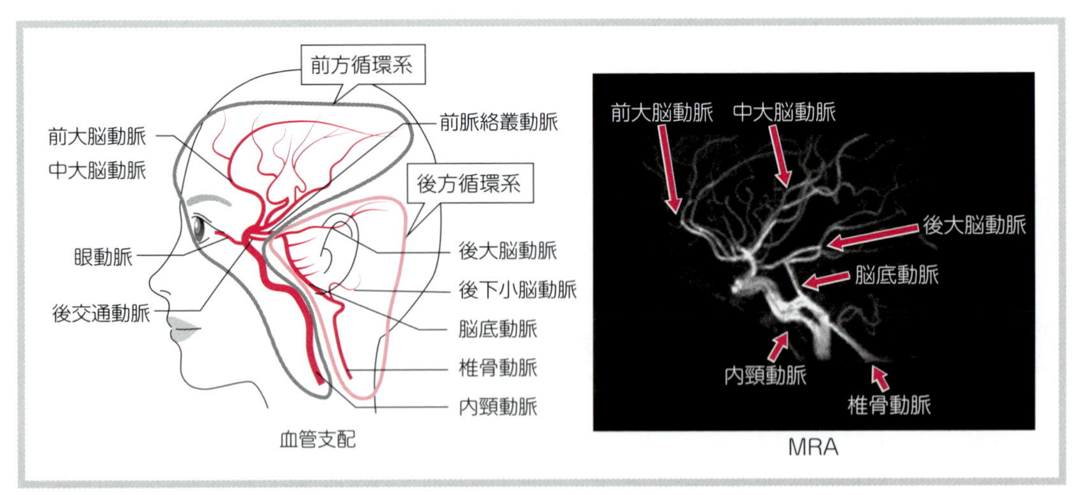

図2 血管支配の側面像

このように側面像からみるとわかりやすいと思います。脳血管は前方循環系と後方循環系に分けられます。これらが前面の血管支配ではどうなっているのかを分けてみると，**図3**のようになっているわけです。これらの2つが重なって，MRAの前面像が写っているわけです。

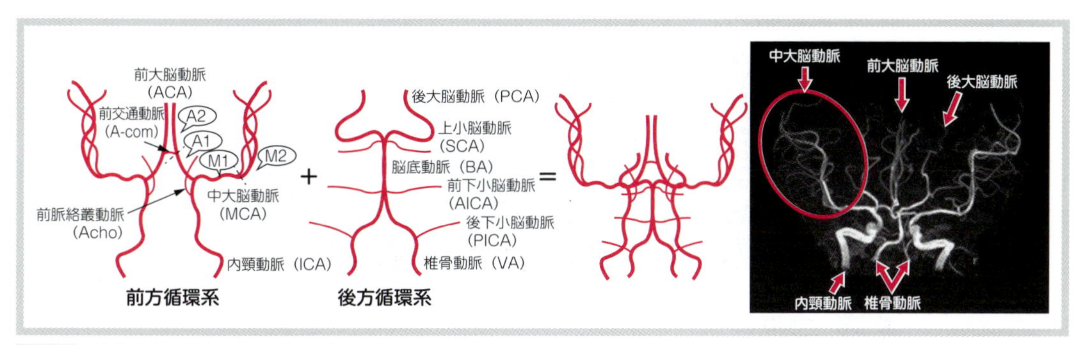

図3 前方循環系と後方循環系

このなかでひとまずおさえていただきたいのが血管の略語です。カルテの確認やカンファレンスなどにおいて略語が用いられる場合が多いので知っておいてもよいかと思います。さらに知っていただきたいことは，各血管が担う脳の支配領域が決まっている点です。

図4は基底核レベルのものですが，当然各レベルに応じて各々の血管の支配領域が異なります。各支配領域と梗塞が起きた場合の脱落症状については，解説するとそれだけで書籍ができてしまうほどの量となってしまうので，ここは紹介にとどめて他書に譲ります。

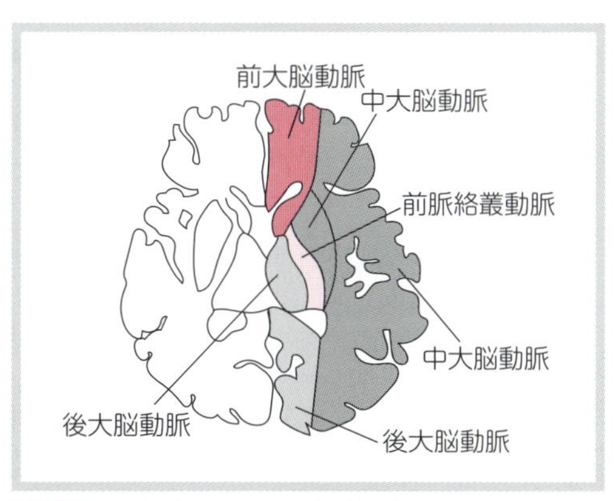

図4 脳動脈の支配領域（基底核レベル）

これらの支配領域からどこの血管が閉塞している可能性があるのか，○○の症状が出ているので○○血管の閉塞が起きているに違いない，などのように臨床症状の理解，確認，他職種との共通認識において有用と思われるので，一度学習してみてもよいかと思います。

このように，脳の血管支配は，三次元的にとらえることが重要となるわけです。そのため，図5のMRAのように立体視を利用して三次元的に画像をとらえる方法があります。右眼で左側にある画像をみて左眼で右側にある画像をみてください（交差法）。立体的にみえるでしょうか？

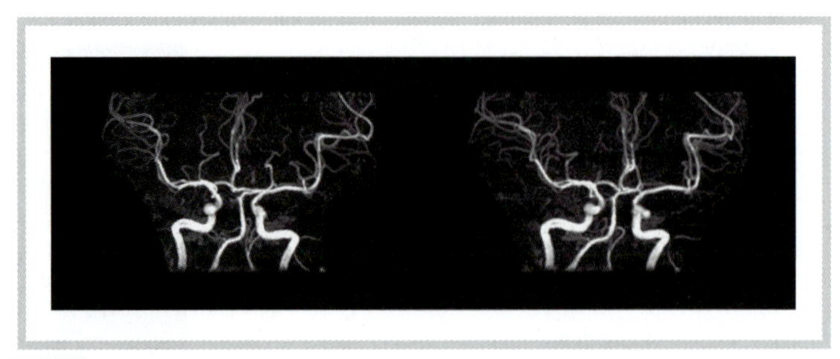

図5 三次元MRA

これらの知識を踏まえて各ポイントを解説していきます。

ポイント1 アテローム血栓性脳梗塞よりも心原性脳塞栓症のほうが広範囲の梗塞巣となる場合が多い

脳梗塞は，アテローム血栓性脳梗塞，心原性脳塞栓症，ラクナ梗塞の3つに大きく分けられます。では，各々の病態での画像はどのように変化するのでしょうか？　そして，それらの画像にはどのような特徴があるのでしょうか？

ポイント1では，アテローム血栓性脳梗塞と心原性脳塞栓症の病態の特徴からなる画像の違いについて解説していきます。

1．脳梗塞の発症機序

脳梗塞の発生機序は，血栓性，塞栓性，血行力学性の3つに分類されます。

(1) 血栓性

血栓性機序は，動脈硬化性病変の狭窄度が徐々に進行し，最終的に血栓により閉塞する病態です。不安定プラークの破綻により急性閉塞を来す場合もあります。症状は緩徐完成，進行，動揺することが多いとされています（**図6**）。

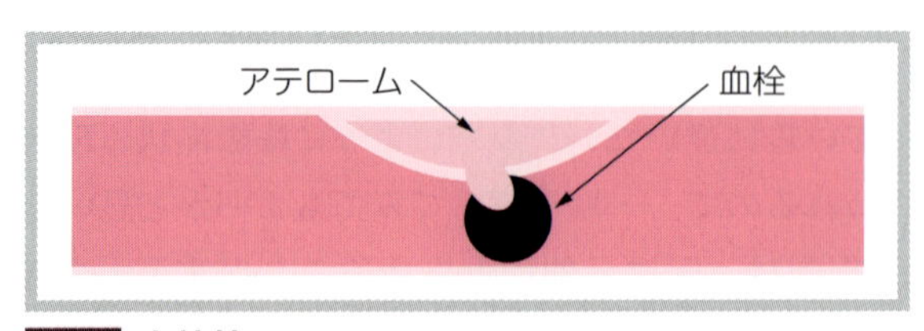

図6 血栓性

(2) 塞栓性

塞栓性機序は，近位部（塞栓源）から塞栓子がはがれ，遠位部の脳動脈に流入し急性閉塞する病態です。症状は突発的に発症することがほとんどです（**図7**）。

図7 塞栓性

(3) 血行力学性

血行力学性機序は，梗塞巣への灌流動脈の近位部に閉塞・高度狭窄があるものの，普段は症状が出ない程度の脳血流が残っている状態があり，血圧低下，脱水，貧血，低酸素血症が生じたときに最も血流の届きにくい部分が虚血，梗塞に陥る病態です。同じ症状の一過性脳虚血発作（transit ischemic attack；TIA）の既往がある場合が多いです（**図8**）。

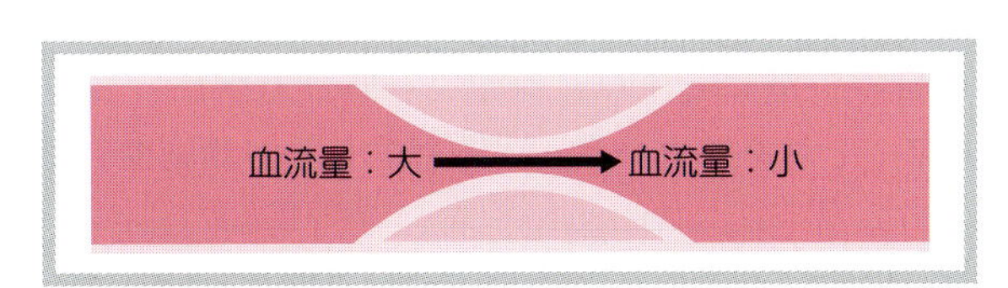

図8 血行力学性

2．アテローム血栓性脳梗塞/心原性脳塞栓症

ここからは，本題のアテローム血栓性脳梗塞と心原性脳塞栓症についてです。

(1) アテローム血栓性脳梗塞

アテローム血栓性脳梗塞は，その名のとおりアテローム硬化性病変（プラーク）を基盤として生じる脳梗塞です。このアテローム硬化性病変を起こしやすいとされている箇所を**図9**に示します。主に血管の分岐部付近に形成されやすいことがわかるかと思います。

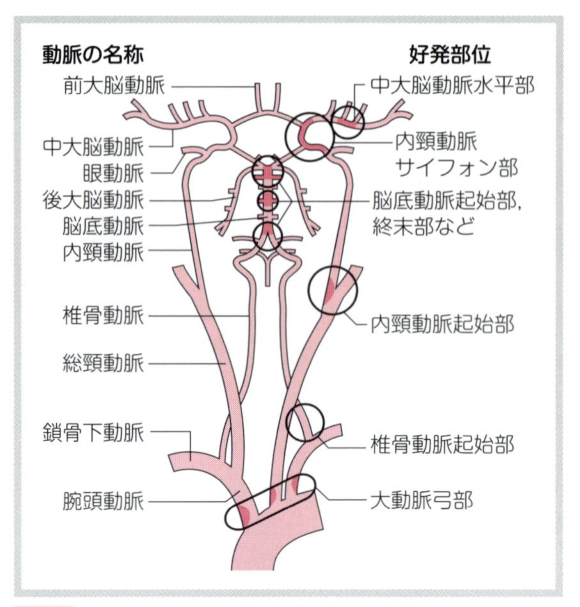

図9 アテローム硬化性病変の好発部位

アテローム血栓性脳梗塞の特徴としては，血栓性，血行力学性のものが多く，前述のように徐々に症状が進行するので，それをリカバリーする目的として側副血行路が発達しているという点があります。

よって，万が一脳梗塞が起こった場合には側副血行路があるので，その梗塞巣は図10のように狭い範囲に留まる場合が多いです。

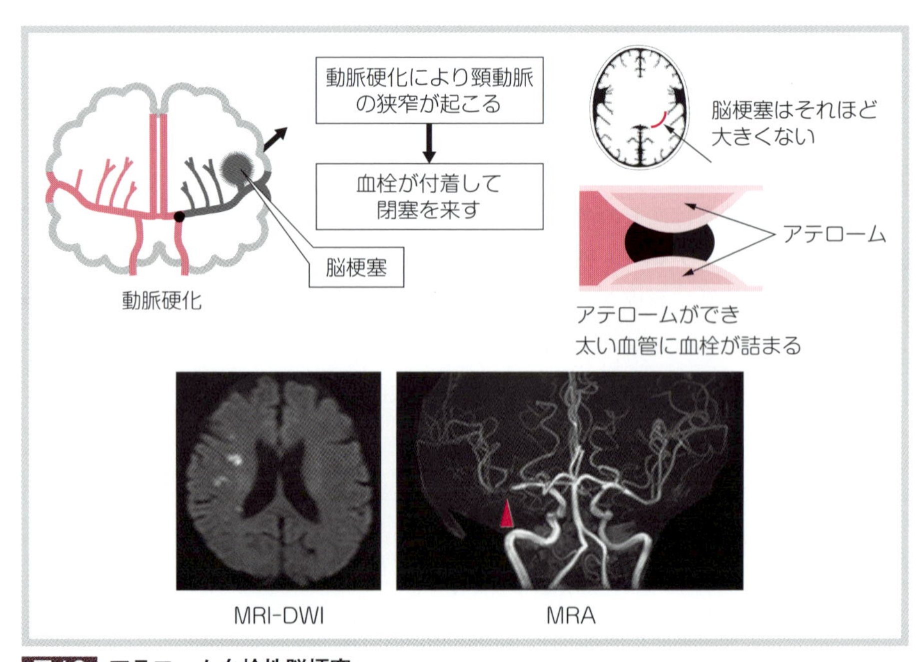

図10 アテローム血栓性脳梗塞

(2) 心原性脳塞栓症

心原性脳塞栓症は，心房細動などにより心臓にできた血栓が脳血管に飛ぶことで起こる脳梗塞です。当然アテローム血栓性脳梗塞とは異なり，側副血行路が発達する機序がはたらく前に突然脳梗塞が完成するので広範囲の梗塞となる場合が多くなります（**図11**）。

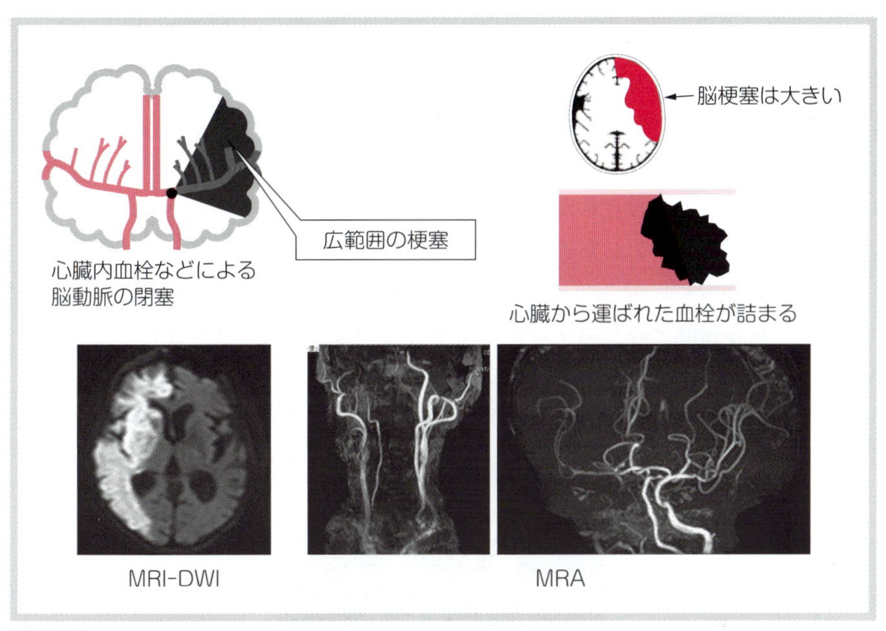

図11 心原性脳塞栓症

また，心原性脳梗塞症の特徴として，梗塞に陥った組織に血流の再開通が生じることによって出血性梗塞が起こる割合が高いという点もおさえておきましょう。心房細動による心原性脳塞栓症は，突如として広範囲に及ぶ可能性があることから，抗凝固薬のコントロールなどは特に重要であることがわかるかと思います（**図12**）。

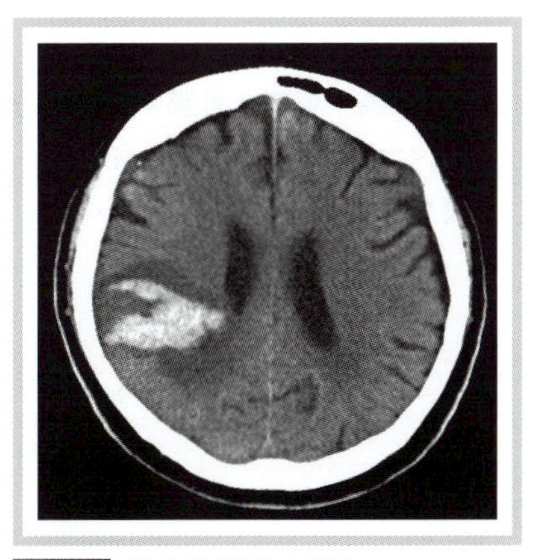

図12 出血性梗塞のCT

ポイント2 頸動脈狭窄症はアテローム血栓性脳梗塞のリスク因子である

ポイント1では心原性脳塞栓症とアテローム血栓性脳梗塞の違いについて解説してきました。ポイント2ではアテローム血栓性脳梗塞についてもう少し掘り下げます。

ポイント1では心原性脳塞栓症のほうが広範囲の梗塞となる可能性があることと，抗凝固薬の重要性について少し触れました。では，アテローム血栓性脳梗塞にはそこまでリスクがないのかというとそうではないです。当然塞栓性の梗塞を起こすわけですし，そもそも範囲の狭い梗塞巣だから大丈夫！というわけではありません。もちろんその治療薬である抗血小板薬の使用が非常に重要な位置づけとなります。しかし，心房細動のときの$CHADS_2$スコアなどのような指標がないため，やむを得ない中止などの際にそのリスクがわかりにくいかと思います。そこで，1つの指標として画像でそのリスクが確認できる場合があります。

アテローム硬化性病変の好発部位はポイント1の図9のようになっています。当然MRAでその狭窄をみれば，ある程度そのリスクがわかるかと思います。もう1つ注目していただきたいのが，頸動脈がその好発部位となっている点です。

図13に示すようにMRAでもその頸動脈狭窄は確認できますが，頸部エコーではさらにその性状などを含めリスク評価ができます。ここでは，頸動脈エコーの評価について解説していきます。

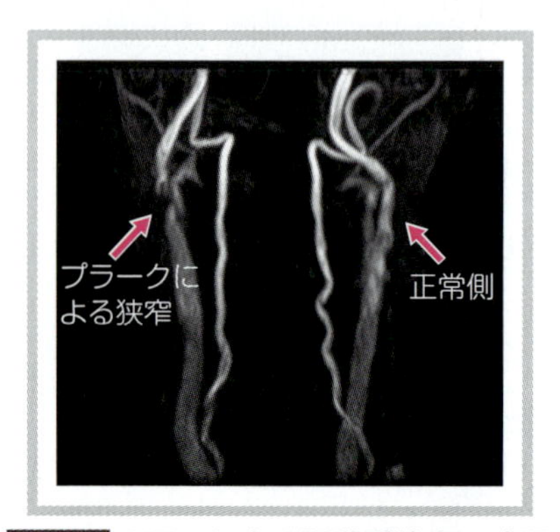

図13 MRAによる頸動脈狭窄の確認

頸動脈の壁は**図14**のように3層（内膜・中膜・外膜）からできています。そのうち，頸動脈エコーでは，内膜と中膜を合わせた内中膜複合体の厚さ（intima-media thickness；IMT）を測り，動脈硬化の有無を調べます（**図15**）。

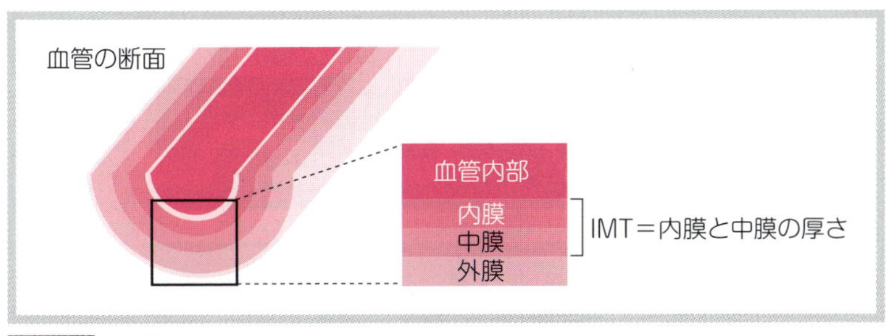

図14 IMT

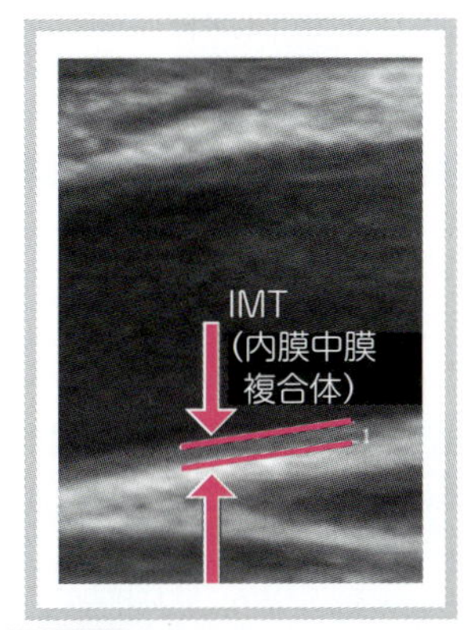

図15 頸動脈エコー（正常）

このIMTが1.1 mm以上の限局した隆起性病変をプラークと総称します（**図16**）。このうち，プラークの性状の評価対象とされているのは，IMT≧1.5 mmのものです。

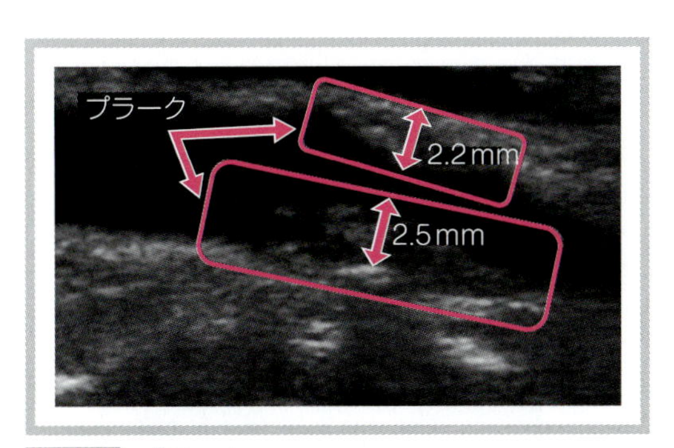

図16 プラーク

プラークの内部の性状は，エコーの輝度，均一性，表面の形態，可動性から評価されます（**図17～19**）。

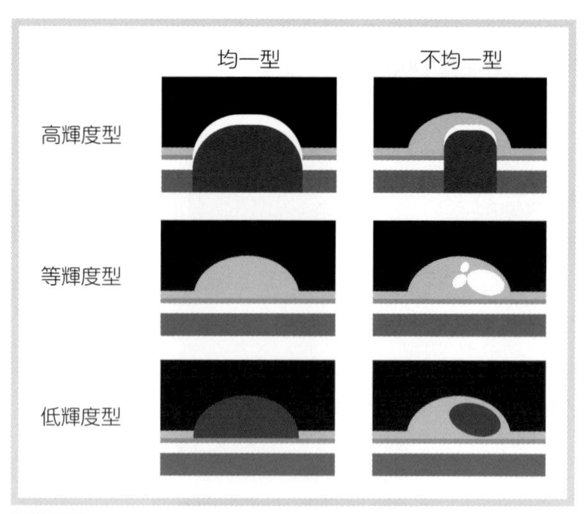

図17 プラークの輝度と均一性

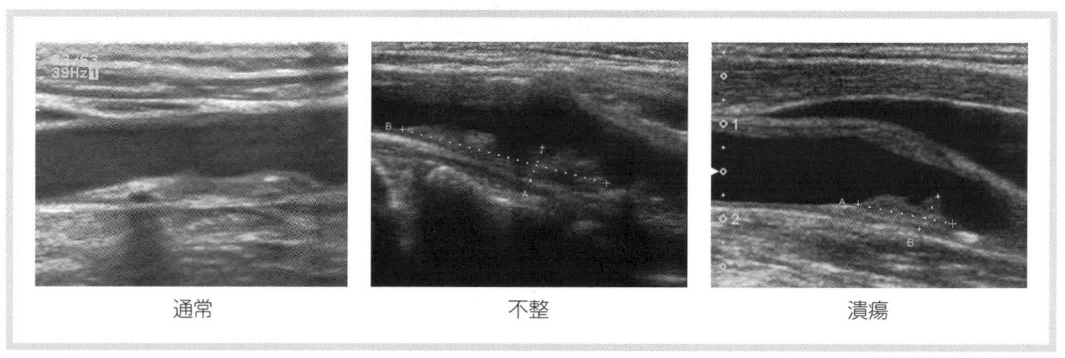

図18 プラーク表面の形態

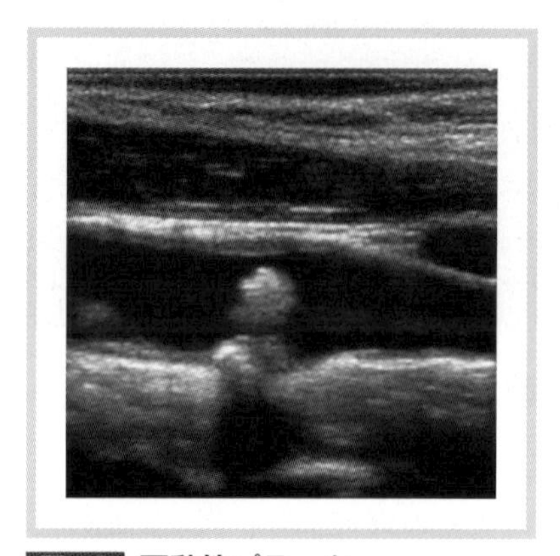

図19 可動性プラーク

プラークの輝度は，血流，周囲の内中膜や筋肉，骨を基準として評価され，低い（低エコー：黒い）場合は血栓やアテローム，等しい場合は線維成分，高い（高エコー：白い）場合は石灰化と対応しているとされています。これらから，低輝度型のものが高リスクとされていることのイメージがつくかと思います。均一性に関しては，エコー輝度が2種類以上混在しているものは不均一と表現され，不均一なほうが症候性の病変である頻度が高く，高リスクとされています。

プラーク表面の形態に関しては通常，不整，潰瘍の3つの型に分類されます。このなかで潰瘍型はプラークの一部の崩壊により形成されたものの可能性が高く，さらなる破綻，新たな血栓の形成リスクから高リスクとされています。

可動性プラークに関しては何となくイメージがつくとは思いますが，読んで字のごとく拍動に応じて可動するプラークを指します。これが認められた場合は，プラークの破綻やプラーク内出血を起こしていることが多いとされ，高リスクとされています。

そのほか，エコーで確認されるのが頸動脈の狭窄率です。この狭窄率の測定方法には，ECST（European Carotid Surgery Trial）法，NASCET（North American Symptomatic Carotid Endarterectomy Trial）法，Area法など，病態，治療方針によって使い分けられますが，解説すると長くなるので割愛します。

臨床的には径狭窄率70%以上が有意狭窄として評価されていますが，臨床比較試験により50%以上の狭窄がある場合に外科的な手術〔頸動脈内膜剥離術（carotid endarterectomy；CEA），頸動脈ステント留置術（carotid artery stenting；CAS）〕の優位性が確立されています。薬物治療に関しては，これらのプラーク性状，狭窄率などを加味したうえでの抗血小板薬などの使用が推奨されます。

ここまででぜひおさえていただきたい点としては，このように高リスクなプラークがあった場合や狭窄率が高い場合，CEAやCASの手術既往があった場合などにおいて抗血小板薬を中止するにはリスクを伴う可能性があるということです。

ポイント3 進行性の症状となるBADという特殊な脳梗塞がある

ポイント3では最後に残ったラクナ梗塞について解説していきます。

ラクナ梗塞とは，**図20**に示すように，主に穿通枝とよばれる脳の血管のなかでも細い血管が詰まることで起きる脳梗塞です。そのリスク因子は高血圧なので，図20のように脳梗塞になる範囲がアテローム血栓性脳梗塞や心原性脳塞栓症などと比べて狭いことが特徴とされています。

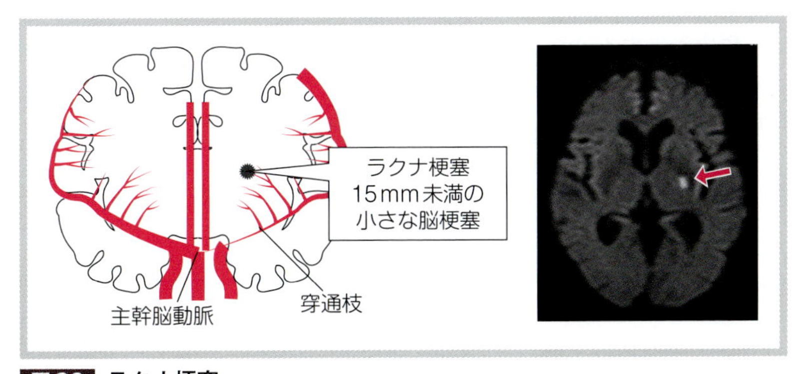

図20 ラクナ梗塞

穿通枝が詰まったときに壊死に陥る範囲は15mm未満とされ，その画像は図20右のように非常に小さな梗塞巣となります。

一方で，ラクナ梗塞とアテローム血栓性脳梗塞のちょうど中間くらいの梗塞に，分枝粥腫型梗塞（branch atheromatous disease；BAD）という進行性の症状となる特殊な梗塞があります。この梗塞は，ラクナ梗塞とは異なり穿通動脈の根元が梗塞を起こしたものです（**図21**）。

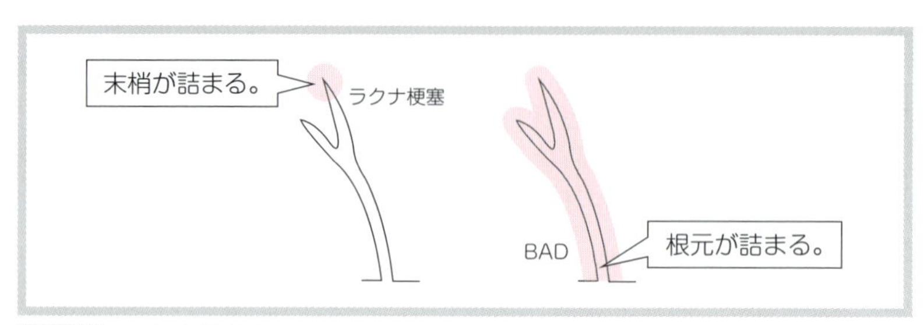

図21 ラクナ梗塞とBAD

したがって，画像は図21がそのまま反映され，ラクナ梗塞と比べ梗塞範囲が大きく，何スライスにもわたって梗塞が認められます（**図22**）。

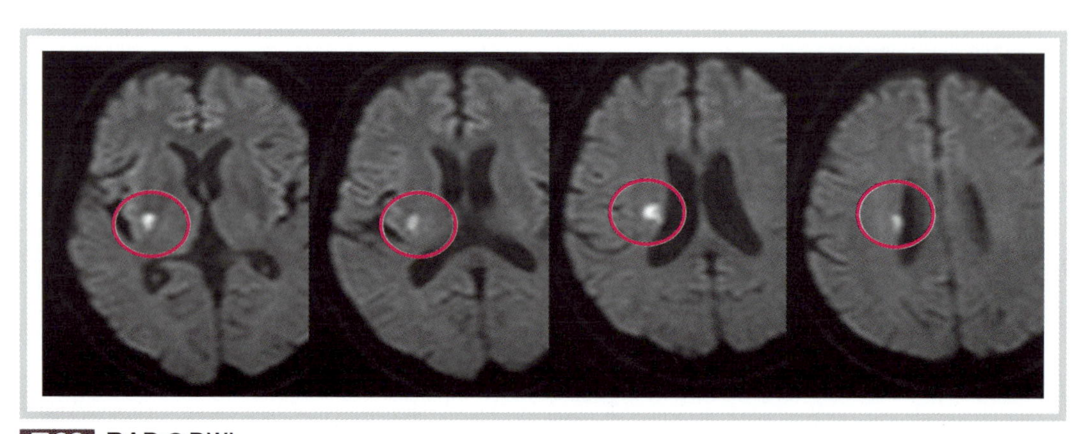

図22 BADのDWI

このBADは，病変が拡大することが多く，治療抵抗性で数日にわたり進行性に麻痺が増悪するなど，機能予後が不良な場合が多いとされています。治療に関してはアテローム血栓性脳梗塞と同等の治療が行われます。

薬物治療でこう活かす！

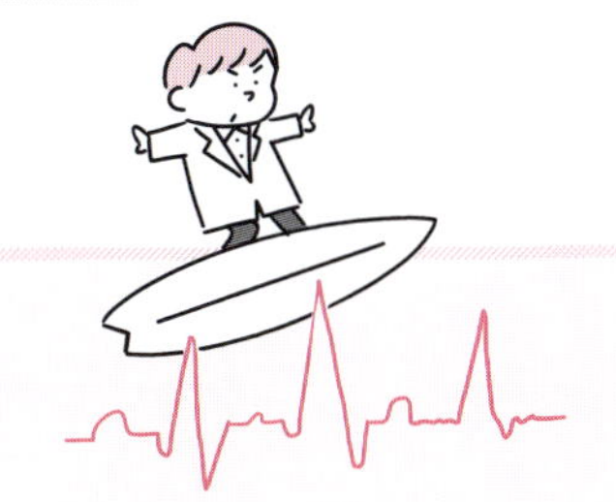

MRA，頸動脈エコー評価が**図23**の患者さんについて，抗血小板薬が下血にて一時中止指示となりました。図23の①，②どちらにおいて高リスクとなる可能性があるでしょうか？

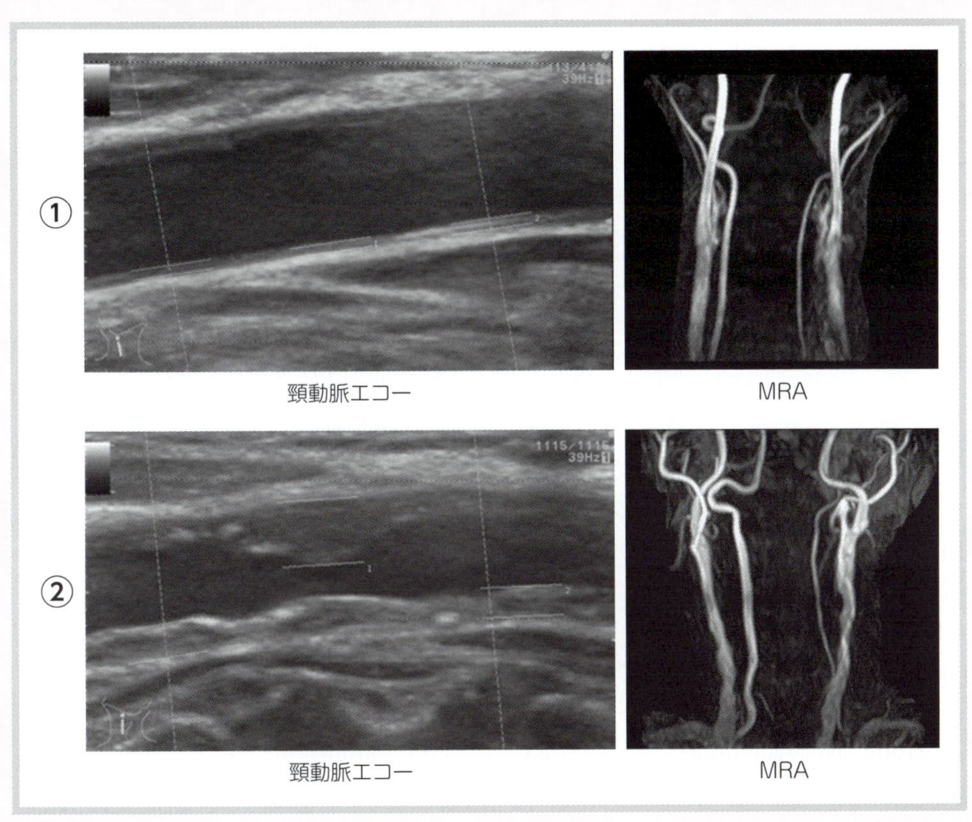

図23 頸動脈エコーとMRA

正解は②です。②の頸動脈エコーにプラークがあり，MRAでも左頸動脈の血流の低下が認められます。

いかがでしたでしょうか？　このように，抗凝固薬と同様に抗血小板薬を中止する際には多くのリスクを伴う場合があり，その評価において画像の確認は有用となると思います。さらに，中止リスクが高いということがわかれば（CAS後早期など），抗血小板薬を使用するうえで，出血などの副作用を予防する薬の重要性についても確認することが可能になるかと思います。

索　引

英数字

和文

あ

い

う

え

お

か

き

く

す

せ

そ

た

ち

ら

り

れ

ろ

わ

読者アンケートのご案内

本書に関するご意見・ご感想をお聞かせください。

下記QRコードもしくは下記URLから
アンケートページにアクセスしてご回答ください
https://form.jiho.jp/questionnaire/book.html

※本アンケートの回答はパソコン・スマートフォン等からとなります。
稀に機種によってはご利用いただけない場合がございます。
※インターネット接続料、および通信料はお客様のご負担となります。

モダトレ

X線、CT、心電図、エコー、MRI・MRAで薬物療法に強くなる！

定価　本体3,600円（税別）

2019年 7 月31日　発　行
2019年10月25日　第 2 刷発行
2021年 5 月15日　第 3 刷発行
2023年 7 月31日　第 4 刷発行

編　著　梶原(かじわら) 洋文(ひろふみ)

発行人　武田 信

発行所　株式会社　じ ほ う

101-8421　東京都千代田区神田猿楽町1-5-15（猿楽町SSビル）
振替　00190-0-900481
<大阪支局>
541-0044　大阪市中央区伏見町2-1-1（三井住友銀行高麗橋ビル）
お問い合わせ　https://www.jiho.co.jp/contact/

ISBN 978-4-8407-5203-9